Philipp Rauscher

Optimale Ernährung für Bodybuilder und Kraftsportler

Bibliografische Information der Deutschen Nationalbibliothek

Die Deutsche Nationalbibliothek verzeichnet diese Publikation in der Deutschen Nationalbibliografie. Detaillierte bibliografische Daten sind im Internet über http://d-nb.de abrufbar.

Für Fragen und Anregungen

info@rivaverlag.de

Wichtige Hinweise

Dieses Buch ist für Lernzwecke gedacht. Es stellt keinen Ersatz für eine individuelle medizinische Beratung dar und sollte auch nicht als solcher benutzt werden. Wenn Sie medizinischen Rat einholen wollen, konsultieren Sie bitte einen qualifizierten Arzt. Der Verlag und der Autor haften für keine nachteiligen Auswirkungen, die in einem direkten oder indirekten Zusammenhang mit den Informationen stehen, die in diesem Buch enthalten sind.

Ausschließlich zum Zweck der besseren Lesbarkeit wurde auf eine genderspezifische Schreibweise sowie eine Mehrfachbezeichnung verzichtet. Alle personenbezogenen Bezeichnungen sind somit geschlechtsneutral zu verstehen.

Originalausgabe
2. Auflage 2023

© 2018 by riva Verlag, ein Imprint der Münchner Verlagsgruppe GmbH
Türkenstraße 89
80799 München
Tel.: 089 651285-0
Fax: 089 652096

Umschlaggestaltung: Pamela Machleidt, München
Umschlagabbildung: iStockphoto/vuk8691
Lektorat: Anke Wellner-Kempf
Layout: Katja Muggli, www.katjamuggli.de
Satz: Satzwerk Huber, Germering, Lisa Killer
Bildnachweis: Hannes Futter: 168; iStockphoto: a_namenko: 24; AlexRaths: 95; Artem_Furman: 89; Lyashik: 108/109; Magone: 75; MRBIG_PHOTOGRAPHY: 146/147, 165; Nikolas_jkd: 145; Nobilior: 165; pilipphoto: 90/91; shevtsovy: 156/157; studiodr: 105; vadimguzhva: 151
Philipp Rauscher: 12, 34, 35, 38, 56, 61, 64, 66, 67, 72, 73, 79, 80, 82, 96, 112, 113, 124, 126, 135, 161, 163
Shutterstock: Alila Medical Media: 59; Antonina Vlasova: 70/71; bitt24: 48; chromatos: 51; Designua: 63; ellepigrafica: 30; Fascinadora: 77; joshya: 53; Lyashenko Egor: 149; Mountain Brothers: 139; Nejron Photo: 122/123; Nikolas_jkd: 8/9; Oleksandra Naumenko: 46/47; one photo: 132/133; Room 76: 22/23

Druck: Florjancic Tisk d.o.o., Slowenien
Printed in the EU

ISBN Print 978-3-7423-0300-4
ISBN E-Book (PDF) 978-3-95971-786-1
ISBN E-Book (EPUB, Mobi) 978-3-95971-787-8

Weitere Informationen zum Verlag finden Sie unter:

www.rivaverlag.de

Beachten Sie auch unsere weiteren Verlage unter www.m-vg.de

Philipp Rauscher

Optimale Ernährung für Bodybuilder und Kraftsportler

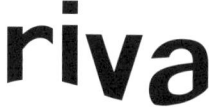

Inhalt

Das neueste Wissen zur Kraftsporternährung

Die Ernährung nimmt im Sport eine wichtige Rolle ein, insbesondere im Bodybuilding, Fitness- und Kraftsport. Oft genug heißt es sogar, dass 70 Prozent des Trainingserfolgs auf die richtige Ernährung zurückzuführen sind. Ob diese Zahl nun tatsächlich stimmt oder nicht – Tatsache ist, dass Ernährungsstrategien beim Kraft- und Muskelaufbau wie auch beim Fettabbau eine maßgebliche Rolle spielen. Ein Wettkampfbodybuilder ist daran interessiert, möglichst viel Muskelmasse aufzubauen und sich bei möglichst geringem Körperfettanteil in absoluter Bestform auf der Wettkampfbühne zu präsentieren. Der Kraftdreikämpfer und Gewichtheber legt seinen Fokus auf eine ideale Körperzusammensetzung, mit der er in seiner Gewichtsklasse seine bestmögliche Leistung abrufen kann. Und der Fitnesssportler, der in erster Linie an einer muskulösen Ästhetik interessiert ist, profitiert von der richtigen Ernährung zweifach, indem er lernt, seine Körperzusammensetzung gezielt zu steuern, und indem er sich auch in Training und Alltag rundum fit fühlt.

Obwohl die Ernährung in der Bodybuilding- und Kraftsportszene einen derart hohen Stellenwert hat, gibt es kaum einen Bereich, in dem mehr Mythen vorherrschen als in diesem. Dieses Buch soll damit aufräumen. Es thematisiert die wichtigsten Bereiche einer modernen Kraftsporternährung und beleuchtet sie von verschiedenen Seiten. Dazu gehören etwa die Ermittlung der richtigen Kalorienzufuhr für unterschiedliche sportliche Zielsetzungen sowie die Diskussion des tatsächlichen Proteinbedarfs von Kraftsportlern und Bodybuildern. Auch wie wichtig das Nährstoff-Timing für Fitnesssportler ist und worauf im Detail zu achten ist, wird besprochen. Von besonderer Bedeutung ist die richtige Ernährung dann in der finalen Woche vor einem Wettkampf. Wie sich Bodybuilder hier am besten verhalten und welche Vorgehensweisen zwar in der Praxis häufig Anwendung finden, allerdings vermieden werden sollten, wird exakt ausgeführt und erläutert.

Dieses Buch enthält keine vorgefertigten Ernährungspläne. Es präsentiert weder ein Zwölf-Wochen-Programm noch eine starr einzuhaltende Diätstrategie. Vielmehr bietet es dem Leser unentbehrliches Wissen mit relevanten ernährungswissenschaftlichen Fakten und Prinzipien für den Muskelaufbau und den Fettabbau. Damit erhält der Leser alles notwendige Wissen, um sich selbst einen für ihn passenden Ernährungsplan erstellen zu können, ob seine Zielsetzung nun der reine Muskelaufbau ist oder er eine optimale Fettreduktionsphase und eine unmittelbare Wettkampfstrategie im Visier hat. Zudem wird der Leser durch dieses Buch in die Lage versetzt, Diäten auf ihren Nutzen und ihre Sinnhaftigkeit zu prüfen. Themen wie die Ermittlung des Energiebedarfs oder der passenden Zufuhrmenge an Makronährstoffen, die Bedeutung von Mahlzeitenfrequenz und das Nährstoff-Timing werden ebenso erläutert wie der konkrete Nutzen sogenannter Peak-Week-Strategien für Bodybuilder.

Dieses Buch soll dem Leser bei seinem Bemühen unter die Arme greifen, das volle Potenzial aus seinen Bestrebungen nach mehr Muskelmasse und weniger Körperfett gezielt auszuschöpfen. Es handelt sich dabei nicht um eine weitere »magische« Diätstrategie oder die neuesten »Muskelaufbautricks«, wie man sie heute vielfach auf dem Markt findet. Vielmehr geht es um eine nüchterne Verknüpfung ernährungswissenschaftlicher Fakten, die dem Leser den einfachen Transfer in die Praxis ermöglicht, gemäß seinen individuellen Anforderungen.

Philipp Rauscher

»Der Preis des Erfolgs ist Hingabe,
harte Arbeit und unablässiger Einsatz für das,
was man erreichen will.«

Frank Lloyd Wright

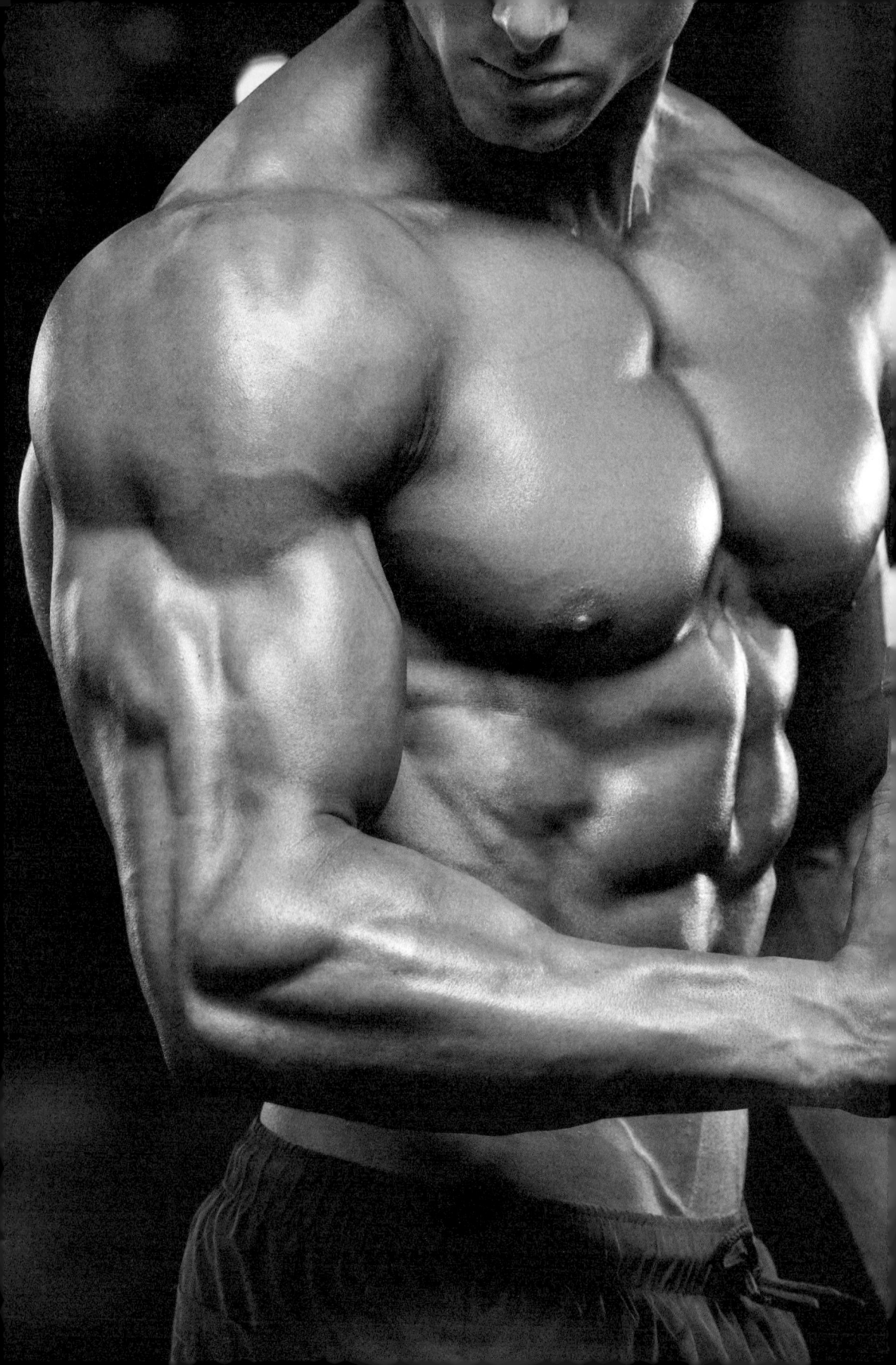

Die Energiebilanz

Bevor wir uns an die unterschiedlichen Nährstoffe und
Strategien heranmachen und diese genauer betrachten,
müssen wir uns zunächst mit den Grundlagen beschäftigen.
Denn egal, wie spektakulär eine Diät klingen mag,
am Ende entscheidet die Energiebilanz über Erfolg oder
Misserfolg. Im folgenden Kapitel beschäftigen wir uns eingehend
mit der Ermittlung des täglichen Kalorienbedarfs.

Grundlagen der Thermodynamik

Die Grundgesetze der Thermodynamik werden im Allgemeinen als Wärmelehre oder Energielehre verstanden. Die Thermodynamik beschäftigt sich mit den unterschiedlichen Möglichkeiten der Energieumwandlung. Es geht es also um die Frage, wie sich Wärme, Arbeit und Energie in einem System wie zum Beispiel dem menschlichen Körper verhalten. Kennt man die Grundzüge der Thermodynamik, versteht man besser, wie Diäten berechnet und bilanziert werden. Insbesondere der erste Hauptsatz der Thermodynamik ist für den an seiner Ernährung interessierten Sportler von großer Bedeutung. Mit ihm lassen sich viele Diätprinzipien besser erklären und diverse Ernährungsmythen entkräften. Die Grundgesetze der Thermodynamik formulieren somit auch die Grundgesetze der Energiezufuhr über unsere Ernährung. Da vor allem der erste Hauptsatz der Thermodynamik für das Verständnis der Kalorienbilanz von Bedeutung ist und die drei weiteren einen weniger entscheidenden Beitrag dazu liefern, wollen wir uns auf die Erläuterung des ersten Hauptsatzes beschränken.

Der erste Hauptsatz der Thermodynamik wird auch als Energieerhaltungssatz bezeichnet. Er sagt aus, dass Energien ineinander umwandelbar sind, jedoch weder neu gebildet noch vernichtet werden. Im weiteren Verlauf dieses Buches werden wir uns intensiv mit der Frage beschäftigen, welches die richtige Energiebilanz für die jeweilige Zielsetzung ist, ob eine Kalorie immer eine Kalorie ist, unabhängig davon, von welchem Nährstoff sie stammt, beziehungsweise ob Kalorien unterschiedlicher Nährstoffe nicht auch unterschiedlich verstoffwechselt werden. Um diese Frage beantworten zu können, werden wir uns den ersten Hauptsatz der Thermodynamik immer wieder vor Augen führen.

Was sind Kalorien?

Damit unser Körper funktionieren und seinen Stoffwechsel am Laufen halten kann, benötigt er Energie. Diese Energie bezieht er aus der Nahrung. Indem wir unserem Körper die Makronährstoffe Kohlenhydrate, Fett und Protein zuführen, liefern wir ihm diese überlebenswichtige Energie. Kalorien sind ein Maß der über die Nahrung zugeführten Energie. Offiziell wird die Nahrungsenergie in Kilojoule (kJ) gemessen, doch auch die Kilokalorien – umgangssprachlich nur als »Kalorien« bezeichnet – sind eine Einheit, mit der die in einem Nahrungsmittel enthaltene beziehungsweise unserem Körper zugeführte Energiemenge bestimmt wird.

Definiert wird die Energiemenge einer Kalorie über das Erhitzen von Wasser. Eine Kilokalorie ist die Menge an Energie, die benötigt wird, um 1 Gramm Wasser bei konstantem Druck von 14,5 °C auf 15,5 °C zu erwärmen. Diese Energiemenge entspricht etwa einem Energiewert von 4,18 Kilojoule. Umgekehrt entspricht 1 kJ 0,239 Kilokalorien (kcal). Auf den

Nährwertetiketten von Lebensmitteln werden in Deutschland beide Werte abgedruckt. Betrachtet man beispielsweise die Nährwertangaben auf einer Packung Reis, findet man beide Werte und kann sie zur Berechnung der eigenen Kalorienbilanz und der Menge der täglich benötigten Energie verwenden. In diesem Buch beschränken wir uns jedoch auf die Verwendung der umgangssprachlich einfach »Kalorien« genannten Kilokalorien.

Die Hauptenergielieferanten in unserer Nahrung sind die drei Makronährstoffe Kohlenhydrate, Fett und Protein. Sie liefern unterschiedliche Mengen Energie. Zu unterscheiden ist jedoch die Gesamtenergiemenge, die pro Maßeinheit in einem der Makronährstoffe enthalten ist, und die Energiemenge, die von unserem Körper tatsächlich genutzt werden kann. Es besteht also ein Unterschied zwischen dem physikalischen Brennwert eines Nährstoffes und dessen physiologischem Brennwert.

Physikalischer und physiologischer Brennwert

In der Physik ist es möglich, Nährstoffe mithilfe eines sogenannten Kalorimeters bis auf ihre Grundbestandteile zu verbrennen. Diese Grundbestandteile sind Wasser, Kohlendioxid und Mineralien. Die abgegebene Wärmeenergie lässt sich messen. In unserem Körper funktioniert das grundsätzlich recht ähnlich, allerdings kann der Körper nicht alle Nahrungsbestandteile komplett verwerten. So bleiben Rückstände übrig, die weitere, von

unserem Organismus jedoch nicht nutzbare Energie enthalten. Unserem Körper geht diese Energie verloren. Beim Abbau von Proteinen kann er beispielsweise lediglich bis zur Stufe des Harnstoffs oxidieren. Dieser enthält noch eine geringe Restenergiemenge, die zusammen mit dem Urin ausgeschieden wird. Auch über den Stuhl werden noch vom Körper ungenutzte Energiemengen ausgeschieden. Ungenutzt deshalb, weil unser Körper für manche Energiequellen schlichtweg keine passenden Enzyme besitzt, um sie aufnehmen zu können, wie wir im Kapitel über die Ballaststoffe noch genauer erfahren werden.

Bei Fetten und Kohlenhydraten entspricht der physikalische Brennwert dem physiologischen. Der menschliche Organismus kann demnach die gesamte in diesen Nährstoffen enthaltene Energiemenge für sich nutzen. Somit liefern Kohlenhydrate physikalisch und physiologisch eine Energiemenge von 4,1 Kalorien pro Gramm. Fette hingegen liefern mit 9,3 Kalorien pro Gramm mehr als doppelt so viel Energie. Proteine hingegen weisen einen physikalischen Brennwert von 5,4 Kalorien pro Gramm auf, deren physiologischer Brennwert beläuft sich jedoch wie der der Kohlenhydrate auf 4,1 Kalorien pro Gramm.

Die vorgestellten Nährstoffe sind die Hauptenergielieferanten für unseren Körper. Doch es gibt noch einen weiteren: den Alkohol. Alkohol liefert pro 1 Gramm ganze 7 Kalorien. Im Gegensatz zu den drei zuvor vorgestellten Nährstoffen verfügt unser Körper jedoch über keine Speichermöglichkeit beziehungsweise keine Depots für Alkohol und muss ihn daher sofort verbrennen. Auch die bereits angesprochenen Ballaststoffe liefern unserem Körper eine gewisse Energiemenge von etwa 2 Kalorien pro 1 Gramm. Die Ballaststoffe können zwar von den Enzymen unseres Körpers nicht gespalten, von diversen Darmbakterien aber vergärt und als kurzkettige Fettsäuren rückresorbiert werden. Wie gut dieser Mechanismus funktioniert oder wie wünschenswert dieser überhaupt ist, hängt in erster Linie von der Besiedlung unseres Darms mit unterschiedlichen Bakterienstämme und somit auch von unserer allgemeinen Darmgesundheit ab.

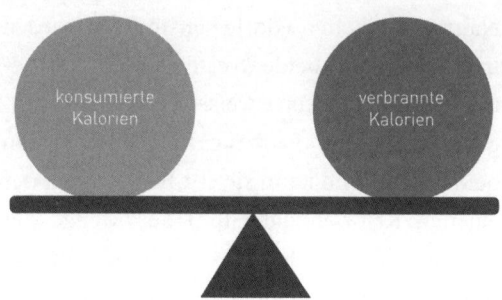

Eine ausgeglichene Kalorienbilanz ergibt sich dann, wenn gleich viele Kalorien konsumiert wie auch über den Tag verbrannt werden.

Das Wichtigste zur Energiebilanz

Die Differenz zwischen dem Energiebedarf und der Energiezufuhr ergibt die Energiebilanz. Sie kann negativ, ausgeglichen oder positiv ausfallen. Eine negative Energiebilanz wird dadurch definiert, dass mehr Energie verbrannt als über die Nahrung zugeführt wurde. Der Körper befindet sich dann in einem Zustand des Energiedefizits. Bei einer ausgeglichenen Energiebilanz wird die gleiche Menge an Energie über die Nahrung zugeführt, wie im Verlauf einer vordefinierten Zeitspanne von beispielsweise 24 Stunden verbrannt wird. Von einem Energieüberschuss spricht man, wenn mehr Nahrungsenergie zugeführt wird, als der Körper benötigt beziehungsweise verbrennt. Die Energiebilanz ist demnach positiv.

Bei einer ausgeglichenen Energiebilanz verändert sich die Körperzusammensetzung beziehungsweise das Körpergewicht nicht. Eine negative Energiebilanz führt dazu, dass der Organismus auf seine Speicherenergie zurückgreifen muss. Bei einem Energieüberschuss hingegen kann er diese Depots wieder auffüllen. Je nach sportlicher Zielsetzung sollte die Energiebilanz negativ, ausgeglichen oder positiv gestaltet werden. Wie hoch der Energiebedarf eines Sportlers tatsächlich ist, hängt von unterschiedlichen Faktoren ab.

Der Grundumsatz

Die Energiemenge, die der Körper benötigt, um seine Vitalfunktionen aufrechtzuerhalten, bezeichnet man als Grundumsatz. Dazu gehören beispielsweise Herztätigkeit, Atmung und Organfunktionen wie die Aufrechterhaltung der Gehirntätigkeit. Gemessen wird diese Energiemenge in liegendem Zustand, zwölf Stunden nach der letzten Nahrungsaufnahme bei einer konstanten Raumtemperatur von 20 °C. Der

Grundumsatz (GU), auch als basale Stoffwechselrate bezeichnet, findet sich in der Literatur häufig unter dem Begriff der Basic Metabolic Rate (BMR) wieder. Präzise ermitteln lässt sich dieser Wert hauptsächlich in wissenschaftlichen Einrichtungen. Gemessen werden dabei die Wärmeabgabe des Körpers und der Sauerstoffverbrauch während der GU-Messung. Dadurch lässt sich zudem herausfinden, welcher der genannten Nährstoffe primär verstoffwechselt wird. Man spricht hierbei vom respiratorischen Quotienten. Dieser Wert kann bei Sportlern auch über eine Spirometrie ermittelt werden. Dabei handelt es sich um einen Test der Lungenfunktion, in dessen Rahmen auch eine Atemgasanalyse durchgeführt werden kann. Anhand dieser Analysen können Rückschlüsse darauf gezogen werden, welche Nährstoffe vom Organismus zu welchem Anteil für die Energiebereitstellung genutzt werden.

Die Höhe des Grundumsatzes ist von unterschiedlichen Faktoren stark abhängig. Dazu zählen beispielsweise Geschlecht, Alter und Körpergewicht. Im Laufe des Lebens ändern sich mit zunehmendem Alter nicht nur das Körpergewicht und insbesondere auch die Körperzusammensetzung, sondern auch der Grundumsatz. Er ist also keine feste Größe, sondern ein variabler und flexibler Wert, der sich auch in Eigenverantwortung verändern lässt – wenngleich nur in geringem Maße. So stellt beispielsweise die Muskulatur ein sehr stoffwechselaktives Gewebe dar, das zur Aufrechterhaltung aller Körperfunktionen viel Energie benötigt, auch in Ruhe. Wer demnach

Muskelmasse aufbaut, erhöht gleichzeitig auch seinen Grundumsatz. Körperfett hingegen ist ein Gewebe, das sowohl in Ruhe als auch unter Belastung anders als die Muskelmasse keine großen Zusatzmengen an Energie benötigt. Dennoch steigt der Grundumsatz auch bei einer großen Menge Körperfett an. Das ist darauf zurückzuführen, dass der Körper – und somit vor allem die Muskeln – nun mehr Arbeit verrichten muss, um das zusätzliche Körpergewicht mit sich herumzuschleppen. Die ökonomischere und gesündere Vorgehensweise zur Steigerung des Grundumsatzes ist jedoch, zusätzliches Körpergewicht in Form stoffwechselaktiver Muskelmasse aufzubauen. Negativ kann sich auf den Grundumsatz hingegen das Einhalten strenger Reduktionsdiäten auswirken. Dies ist sogar dann noch der Fall, wenn die Reduktionsdiät eigentlich schon beendet wurde. Eine falsche Herangehensweise bei einer Reduktionsdiät kann sich nämlich auch lange nach einer Diät noch bemerkbar machen.

Neben diesen Faktoren, die einen direkten Einfluss auf den Grundumsatz haben, spielen noch weitere Faktoren eine wichtige Rolle, etwa die Gene oder stoffwechselrelevante Organe und Drüsen. Eine herausragende Bedeutung kommt in diesem Zusammenhang der Schilddrüse zu. Sie produziert die beiden Hormone Trijodthyronin (T3) und Tetrajodthyronin (T4); T4 ist die Vorstufe des eigentlich aktiven Schilddrüsenhormons T3. Diese Hormone wirken direkt auf den gesamten Energiestoffwechsel, also die Verstoffwechselung der

Makronährstoffe Kohlenhydrate, Fett und Protein, ein und beeinflussen den Sauerstoffverbrauch jeder Zelle des Körpers. Auch Wachstums- und Differenzierungsvorgänge werden durch die Schilddrüsenhormone reguliert. Ist die Schilddrüsenfunktion eingeschränkt, hat das vielfältige Auswirkungen auf den gesamten Körper – und damit auch auf den Grundumsatz. Dann zeigt sich, dass die Schilddrüsenfunktion in vielfältiger Weise mit zahlreichen Funktionen und Hormonen im Körper in enger Verbindung steht. Die Schilddrüsenaktivität ist in den Genen festgelegt, kann aber auch durch Ernährungs- und Verhaltensmaßnahmen gezielt in einem gewissen Rahmen beeinflusst werden, wie in den nachfolgenden Kapiteln noch genauer ausgeführt wird.

Der Leistungsumsatz

Den Energieumsatz, der über den Grundumsatz hinausgeht, bezeichnet man als Leistungsumsatz. Er wird ebenso von Alltagsaktivitäten wie auch von sportlichen Aktivitäten beeinflusst. Darunter fällt der gesamte Energiebedarf für alle Bewegungen, die zusätzlich zu den Grundfunktionen des Körpers ausgeführt werden. Je aktiver man seinen Alltag gestaltet und je mehr zusätzliche Arbeit der Körper verrichtet, etwa durch sportliche Betätigung, desto höher steigt sein Leistungsumsatz. Im Vergleich zum Grundumsatz, für den sich ein annäherungsweiser allgemeiner Richtwert angeben lässt, kann der Leistungsumsatz daher nicht pauschalisiert werden. Ein 80 Kilogramm schwerer Mann, der keinen Sport treibt und beruflich viel am Schreibtisch sitzt, hat einen

ganz anderen Leistungsumsatz als ein ebenfalls 80 Kilogramm wiegender Mann, der körperlich schwer arbeitet und zusätzlich Sport treibt. Doch gerade der Leistungsumsatz und die Bewegung im Alltag spielen eine enorm wichtige Rolle, wenn man seine Energiebilanz verändern möchte. Während sich der Grundumsatz nur geringfügig und eher mittel- bis langfristig eigenverantwortlich verändern lässt, bietet der Leistungsumsatz die Möglichkeit, direkt und kurzfristig auf die Energiebilanz des eigenen Körpers Einfluss zu nehmen.

Die nahrungsinduzierte Thermogenese

Für die Bestimmung des Energiebedarfs stellen auch die Nahrungsmittel selbst einen nicht zu vernachlässigenden Faktor dar. Denn auch die Verstoffwechselung der verschiedenen Nährstoffe benötigt Energie – was man als nahrungsinduzierte Thermogenese bezeichnet – und beeinflusst somit die Energiebilanz. Je nach Makronährstoff ist dieser Energiebedarf höher oder niedriger. Die höchste nahrungsinduzierte Thermogenese, auch postprandiale Thermogenese genannt, lässt sich bei Proteinen messen. Der menschliche Körper gibt 20 bis 30 Prozent der in ihnen enthaltenen Nahrungsenergie in Form von Wärmeenergie an die Umgebung ab. Bei Kohlenhydraten sind es im Durchschnitt 4 bis 7 Prozent Energie, die an die Umgebung verloren gehen, während sich bei Fetten die nahrungsinduzierte Thermogenese auf gerade einmal 2 Prozent beläuft. Bei einer durchschnittlichen Mischkost nach den Vorschlägen der Deutschen Gesellschaft für Ernährung (DGE) kann im Durchschnitt mit einer täglichen nahrungsinduzierten Thermogenese von etwa 8 bis 10 Prozent gerechnet werden. Zu dem eigentlich ermittelten Energiebedarf muss demzufolge noch ein Aufschlag um etwa diesen Wert hinzugerechnet werden.

Ist jede Kalorie gleich viel wert?

Wissenschaftler diskutieren schon seit langer Zeit darüber, ob eine Kalorie tatsächlich immer einer Kalorie entspricht. Grundsätzlich verändert sich natürlich an der Energiemenge einer Kalorie nichts, egal, ob diese von Proteinen, Fetten oder Kohlenhydraten stammt. Es geht vielmehr darum, wie Kalorien aus unterschiedlichen Quellen verstoffwechselt werden, also wie viel Nahrungsenergie aus unterschiedlichen Nährstoffen tatsächlich vom Organismus genutzt werden kann und in Form einer gesteigerten Wärmebildung respektive Thermogenese an die Umgebung abgegeben wird.

Gemäß dem ersten Hauptsatz der Thermodynamik kann Energie, auch die von Kalorien bereitgestellte Energie, nicht gebildet oder vernichtet, jedoch sehr wohl in andere Formen umgewandelt werden – in diesem Fall in Wärme an die Umgebungstemperatur. Eine proteinreiche Ernährung führt somit zu einer deutlich stärkeren Wärmeabgabe an die Umgebung als eine sehr fettreiche Ernährung. 20 bis 30 Prozent der in Proteinen enthaltenen Energie werden also von unserem Körper nicht zur Energiebereitstellung genutzt. Daher ist anzunehmen, dass eine sehr proteinbetonte Ernährung bei gleicher Gesamtkalorien-

zufuhr eher zu einer negativen Energiebilanz führt – verglichen mit einer proteinärmeren Ernährungsform mit demselben Kaloriengehalt. Einige Studien zu diesem Thema weisen auf diesen Sachverhalt hin, wie in den nachfolgenden Kapiteln zur optimalen Diätführung noch genauer erläutert wird.

Der Gesamtumsatz

Addiert man den Grundumsatz, den Leistungsumsatz und die nahrungsinduzierte Thermogenese, erhält man den Gesamtumsatz. Die Summe gibt den Gesamtenergiebedarf des Körpers wieder. Er entspricht der Energiemenge, die der Körper täglich benötigt, um eine ausgeglichene Energiebilanz zu erreichen und den aktuellen Istzustand zu erhalten.

Der Gesamtumsatz kann für einen einzelnen Tag oder einen überschaubaren Zeitraum von mehreren Tagen, etwa einer Woche, berechnet werden. Da die tägliche Stoffwechselrate schwankt, Ungenauigkeiten in der Kalkulation der Nährstoffe einzelner Nahrungsmittel unvermeidbar sind und sich ein menschlicher Stoffwechsel im Allgemeinen nicht exakt pauschal berechnen lässt, ist die zweite Variante eindeutig sinnvoller und sollte daher in der Praxis angewandt werden.

Auch um Erfolge und Fortschritte einer Nahrungsumstellung zu bewerten, den tatsächlichen Energiebedarf genau zu ermitteln und eventuell notwendige Veränderungen in der Energiezufuhr und somit der Ernährung vorzunehmen, ist eine mittelfristige Vorgehensweise über einen Zeitraum von 7 bis 14 Tagen äußerst ratsam.

Die Ermittlung des Energiebedarfs

Um bestimmen zu können, wie viel Energie sich ein Sportler zuführen muss, um seine Zielsetzung zu erreichen, muss er ermitteln, wie hoch sein aktueller oder durchschnittlicher Energieverbrauch ist. Hierzu stehen unterschiedliche Methoden mit unterschiedlichen Vor- und Nachteilen zur Verfügung, die nachfolgend beschrieben werden.

Die direkte Kalorimetrie

Bei der direkten Kalorimetrie wird die Wärmeabgabe eines Organismus bei standardisierten Bedingungen gemessen. Von diesem Wert ausgehend, lässt sich der Energieverbrauch berechnen. Diese Methode ist zwar recht genau, birgt jedoch in der Praxis einige Nachteile, denn sie ist zeit- und kostenaufwendig und lässt sich nur in einem gut ausgestatteten sportmedizinischen oder klinischen Institut durchführen. Zudem misst die direkte Kalorimetrie in erster Linie den Grundumsatz. Der komplette Leistungsumsatz eines typischen Tages inklusive Arbeit und Training lässt sich in diesem Rahmen nicht simulieren und muss von den ermittelten Werten abgeleitet werden. Die direkte Kalorimetrie hat daher für einen Kraftsportler oder Bodybuilder kaum Relevanz und wird an dieser Stelle nur der Vollständigkeit halber aufgeführt.

Die indirekte Kalorimetrie

Bei der indirekten Kalorimetrie wird die Wärme, die produziert und an die Umwelt freigegeben wird, berechnet. Dazu wird der Sauerstoffverbrauch in Ruhe oder unter Belastung als Grundlage herangezogen. Auch hier sind kostspielige Gerätschaften vonnöten, um die Berechnung ausführen zu können. Allerdings existieren in diesem Bereich mittlerweile Geräte, die häufig in Fitnessstudios und auch schon von Personal Trainern verwendet werden. Das Problem der theoretischen Berechnung des Gesamtumsatzes besteht jedoch, wie auch bei der direkten Kalorimetrie, weiterhin.

Die Berechnung des Grundumsatzes mittels einer indirekten Kalorimetrie bietet den Vorteil, dass alle Geräte, die den Sauerstoffverbrauch messen, auch den respiratorischen Quotienten ermitteln können. So lässt sich die Nutzung der unterschiedlichen Energiequellen im Körper im Verhältnis zueinander messen. Durch eine Messung des respiratorischen Quotienten kann man also herausfinden, ob man im Ruhezustand und unter Belastung vor allem Fette oder Kohlenhydrate verstoffwechselt. Diese Informationen können bei der Erstellung von Trainings- und Ernährungsplänen sowie zur Bestimmung von Trainingsfortschritten wie etwa der Verbesserung des Fettstoffwechsels hilfreich sein.

Obwohl die indirekte Kalorimetrie bereits um einiges praktikabler ist als eine direkte Kalorimetrie, ist auch diese Messung noch immer sehr aufwendig und steht nicht jedem zur Verfügung.

Die Berechnung des Energiebedarfs mittels mathematischer Formeln

Eine deutlich praktikablere Variante zur Berechnung des Energiebedarfs einer Person ist die Verwendung mathematischer Formeln. Die genauesten Methoden bieten die Harris-Benedict-Formel und die Mifflin-St.-Jeor-Formel. Insbesondere die mittels der Mifflin-St.-Jeor-Formel ermittelten Werte weichen nur um etwa 10 Prozent von dem durch indirekte Kalorimetrie errechneten Ruheumsatz ab.

Die Harris-Benedict-Formel wurde im Jahr 1918 eingeführt und zieht zur Berechnung des Grundumsatzes das Körpergewicht (m), die Körpergröße (l) und das Alter (t) heran. Die genauen Formeln zur Berechnung des Grundumsatzes für Männer und Frauen lauten wie folgt:

Grundumsatz bei Männern (Kalorien je Tag)
66,47 + (13,7 × Körpergewicht in kg) + (5 × Körpergröße in cm) – (6,8 × Alter in Jahren) = Grundumsatz

Grundumsatz bei Frauen (Kalorien je Tag)
655,1 + (9,6 × Körpergewicht in kg) + (1,8 × Körpergröße in cm) – (4,7 × Alter in Jahren) = Grundumsatz

Der Unterschied der beiden Formeln lässt sich vor allem auf die unterschiedliche Masse an Muskulatur bei Männern und Frauen zurückführen. Die errechneten Werte geben den Energiebedarf in Kalorien an.

Die Mifflin-St.-Jeor-Formel stellt eine etwas modernere Berechnung dar, weil sie die Veränderungen im Lebensstil, die sich im Laufe des letzten Jahrhunderts realisiert haben, berücksichtigt. Vorgestellt wurde diese Formel 1990. Sie gilt als etwa 5 Prozent genauer als die Harris-Benedict-Formel. Auch hier werden Körpergewicht (m), Körpergröße (l) und Alter (t) in die Berechnung mit einbezogen und unterschiedliche Berechnungsgrundlagen für Männer und Frauen herangezogen.

Grundumsatz bei Männern (Kalorien je Tag)
10 × Körpergewicht in kg + 6,25 × Körpergröße in cm – 5 × Alter in Jahren + 5

Grundumsatz bei Frauen (Kalorien je Tag)
(10 × Körpergewicht in kg) + (6,25 × Körpergröße in cm) – (5 × Alter in Jahren – 161)

Eine einfache Abschätzung, die zwar weniger genau, jedoch noch alltags- und praxistauglich ist, kann durch Multiplizieren des eigenen Körpergewichts mit dem Faktor 24 für Männer beziehungsweise 23 für Frauen erfolgen. Dies ist die einfachste Formel für die mathematische Ermittlung des Grundumsatzes.

Der PAL-Wert

Die beschriebenen Berechnungen des Energiebedarfs ergeben, wie auch die Ergebnisse der direkten und indirekten Kalorimetrie, zunächst lediglich den Grundumsatz, also die Energie-

Tätigkeit	PAL-Wert
Nachtruhe	0,95
Überwiegend sitzende Tätigkeit, keine Freizeitaktivität	1,2
Überwiegend sitzende Tätigkeit mit geringer Freizeitaktivität (z. B. Büroangestellte mit wenig Bewegung in der Freizeit)	1,3–1,5
Überwiegend stehende oder langsam gehende Tätigkeit (z. B. Verkäufer)	1,6–1,7
Körperlich aktive Personen mit überwiegend gehender Tätigkeit und körperlich fordernder Arbeitsweise (z. B. Handwerker)	1,8–1,9
Körperlich sehr anstrengende Tätigkeiten (z. B. Leistungssportler oder Bauarbeiter)	2,0–2,4

menge, die der Körper in absoluter Ruhe benötigt, um sämtliche Vitalfunktionen am Laufen zu halten. Da dies jedoch nicht dem typischen Alltag einer normal aktiven Person entspricht, muss zusätzlich der Leistungsumsatz ermittelt werden. Hierzu dient der sogenannte PAL-Wert, wobei PAL für Physical Activity Level, das Niveau der körperlichen Aktivität, steht. Er wird wissenschaftlich über ein Aktivitätsmonitoring und epidemiologische Untersuchungen ermittelt und anschließend mit dem Grundumsatz multipliziert. Hierfür wird der Tag in einzelne Phasen der Tätigkeit aufgeteilt.

Ein Beispiel: Ein 80 Kilogramm schwerer Mann mit überwiegend sitzender Tätigkeit als Büroangestellter und einer überwiegend gehenden Freizeitgestaltung. Zudem trainiert diese Person täglich etwa eine Stunde intensiv mit Gewichten. Der übliche Nachtschlaf dauert acht Stunden. Der Gesamtumsatz dieser Person würde wie folgt berechnet:

Grundumsatz: $80 \times 24 = 1920$ kcal
Leistungsumsatz:
8 Stunden Schlaf = $8 \times 0{,}95$
8 Stunden Bürotätigkeit = $8 \times 1{,}2$
7 Stunden aktive Freizeitgestaltung = $7 \times 1{,}8$
1 Stunde intensives Training = $2{,}2$

Um den Leistungsumsatz als PAL-Wert zu ermitteln, wird anhand der Aufstellung der Mittelwert errechnet, indem die PAL-Werte der einzelnen Stunden eines Tages addiert und durch 24 Stunden dividiert werden:

$$[(8 \times 0{,}95) + (8 \times 1{,}2) + (7 \times 1{,}8) + (1 \times 2{,}2)]/24 = 1{,}33$$

Dieser Wert wird anschließend mit dem Grundumsatz multipliziert:
Gesamtumsatz = 1920 kcal $\times 1{,}33 = 2553{,}6$ kcal

Die Berechnung des Gesamtumsatzes unserer Beispielperson ergibt, dass diese an einem typischen Trainingstag mit einer Stunde intensivem Hanteltraining einen Energiebedarf von rund 2550 Kalorien hat. Mit diesem Wert kann der Sportler nun weiterrechnen und seine Ernährungspläne erstellen.

Ungeklärt ist jedoch die Frage der Genauigkeit. Ähnlich wie die Berechnung des Grundumsatzes ist auch dieser Wert des Gesamtenergieverbrauchs nicht hundertprozentig exakt. Denn der menschliche Stoffwechsel lässt sich nicht präzise berechnen und in Zahlen fassen. Diese mathematischen Berechnungen sollen uns vielmehr dazu dienen, uns eine »Startposition« für unsere Ernährungsumstellung zu ermitteln.

Das Ernährungstagebuch

Eine etwas zeitaufwendigere, jedoch deutlich praxisnähere Methode zur Ermittlung des Energiebedarfs ist das Führen eines Ernährungsprotokolls oder Ernährungstagebuchs. Wie so ein Protokoll für einen Tag aussehen könnte, ist auf Seite 20 dargestellt. Dabei protokolliert der Sportler über einen Zeitraum von drei bis fünf Tagen alles, was er zu sich genommen hat, im Idealfall aufs Gramm genau. Unbedingt zu beachten ist, dass man während des Protokollierens der Ernährung auf keinen Fall seine Essgewohnheiten ändert, um die Ergebnisse nicht zu verfälschen. Dasselbe gilt für die sportliche Betätigung während

dieser Zeit: Das normale Trainingspensum und die normale Trainingsintensität sollten beibehalten werden, und auch die Alltagsaktivität sollte sich nicht ändern, während man sein Ernährungstagebuch führt, damit es den regulären Energieverbrauch möglichst genau erfasst. Ein weiterer wichtiger Punkt ist, dass unter den protokollierten Tagen mindestens ein Wochenendtag einbezogen werden sollte. Denn häufig verändert sich am Wochenende das Ernährungsverhalten im Vergleich zu normalen Wochentagen.

Letztendlich sollte man aber sein Körpergewicht während dieser Zeit im Auge behalten. Idealerweise wiegt man sich täglich morgens mit leerem Magen nach dem Gang zur Toilette und notiert sein Gewicht im Ernährungsprotokoll des jeweiligen Tages. Anhand der Entwicklung des Körpergewichts lassen sich schon nach wenigen Tagen erste Aussagen darüber machen, ob die zugeführte Menge an Nahrungskalorien zum gesetzten Ziel führt. Bleibt das Gewicht während des Protokollierens stabil, kann man davon ausgehen, dass sich die Energiezufuhr mit dem täglichen Energieverbrauch deckt. Man hat somit den Wert der Erhaltungskalorien ermittelt. Sinkt das Körpergewicht im Verlauf von drei bis fünf Tagen, kann man davon ausgehen, dass man sich in einer negativen Kalorienbilanz befindet, man also mehr Kalorien verbrennt, als man sich über die Nahrung zuführt. Hat man hingegen mehr Kalorien zu sich genommen als verbrannt, kommt es zu einer leichten Gewichtssteigerung im Verlauf des Testzeitraums.

Ernährungsprotokoll

Tag 1					
Datum: _____					
Gewicht: _____					
Mahlzeit	Uhrzeit	Lebensmittel	Portionen	Kalorien	Anmerkungen
Frühstück					
Mittagessen					
Abendessen					
Snacks					
			Kalorien gesamt		

Wie man das Ernährungstagebuch analysiert

Um aus dem Ernährungstagebuch brauchbare Werte ermitteln zu können, muss es mittels einer Kalorientabelle, einer Ernährungssoftware oder einer der zahlreichen Fitness- und Ernährungs-Apps analysiert werden. Dazu gibt man alle Lebensmittel in die Software oder App der Wahl ein, sodass diese den Wert der verzehrten Kalorien, Makro- und Mikronährstoffe errechnen kann. Diese Daten können später zur Ernährungsplanung herangezogen werden. Mit hoher Wahrscheinlichkeit wird man nicht jeden Tag die gleiche Menge Kalorien, Protein, Kohlenhydrate und Fett zu sich nehmen. Daher ist es sinnvoll, mit dem Durchschnittswert der vergangenen Tage weiterzuarbeiten. Insbesondere die Kalorienzufuhr spielt hierbei eine entscheidende Rolle. Um den durchschnittlich aufgenommenen Kalorienwert der letzten Tage zu bestimmen, addiert man die Kalorien der einzelnen Tage und dividiert das Ergebnis durch die Anzahl der Tage, über die man das Ernährungstagebuch geführt hat. Das Ergebnis vergleicht man mit dem Gewichtsverlauf und bekommt eine Ahnung davon, wie viele Kalorien man sich täglich zuführen muss, um sein Gewicht zu halten, zu reduzieren oder um neues Gewicht aufzubauen.

Anwendung in der Praxis

Mit welcher Methode man seinen täglichen Energiebedarf ermittelt, ist weniger wichtig als häufig angenommen. Denn letztlich geben alle Berechnungen und Analysen nur einen ungefähren kalorischen Wert wieder. Viel entscheidender als ein exakter Wert sind die Anpassungen, die man an seiner Kalorien- und Nährstoffzufuhr vornimmt, um dem gewünschten Ziel Schritt für Schritt näherzukommen. Am besten wählt man daher die Berechnungsgrundlage, die für einen am bequemsten ist oder mit der man am besten klarkommt.

Proteine und Aminosäuren

Nachdem Sie nun wissen, wie Sie Ihren Energiebedarf ermitteln und diesen Wert Ihrer persönlichen Zielsetzung anpassen können, wird es Zeit, diese Zahl mit Nährstoffen in Verbindung zu bringen. In diesem Kapitel widmen wir uns in erster Linie dem primär als Baustoff fungierenden Nährstoff Protein, das auch als Eiweiß bezeichnet wird. Beide Begriffe können synonym verwendet werden. Dieses Kapitel erklärt, was Protein ist, wofür wir es benötigen, worauf wir bei der Wahl der Proteinquellen achten sollten, wie wir den an unserer persönlichen Zielsetzung orientierten Proteinbedarf ermitteln und mit unserer Ernährung decken können.

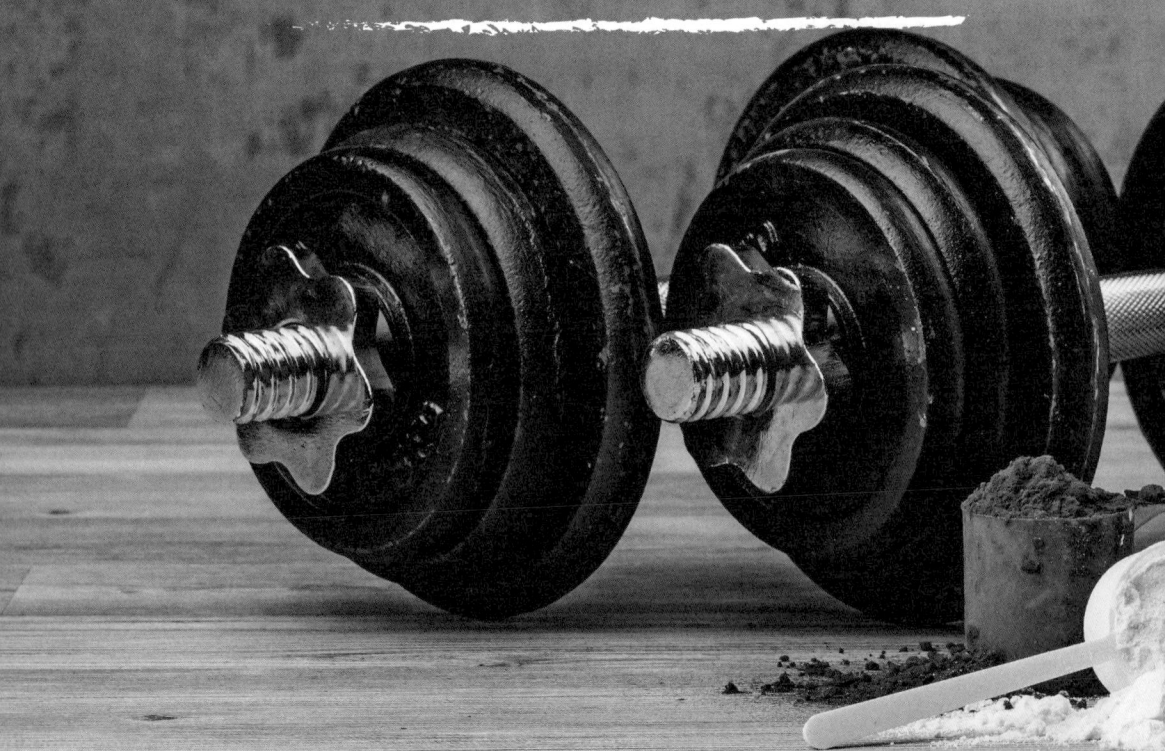

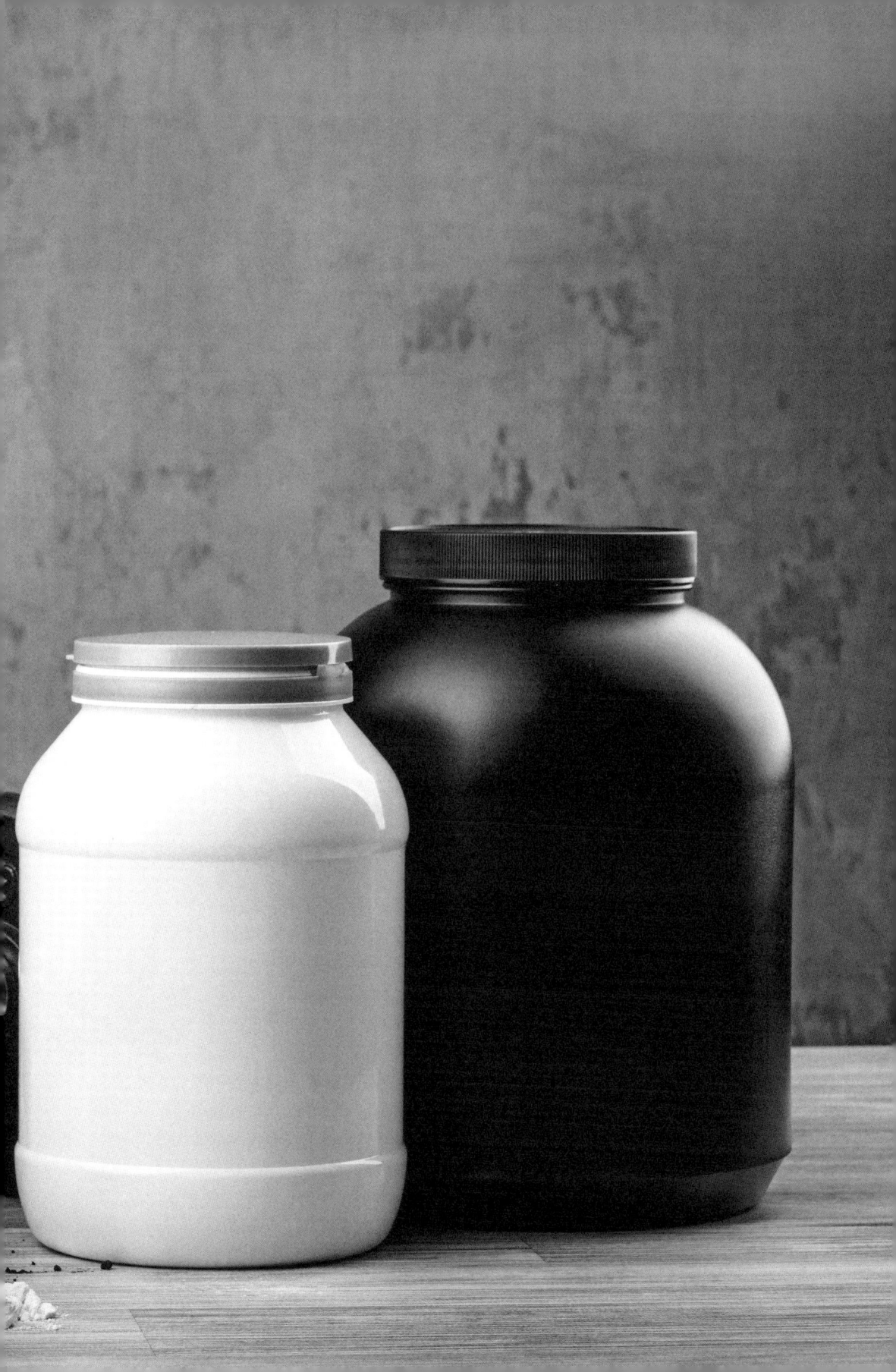

Was ist Protein?

Proteine sind organische Verbindungen aus Kohlenstoff, Wasserstoff, Sauerstoff und Stickstoff. Sie sind die einzigen dem Körper über die Ernährung zur Verfügung stehenden Stickstoffquellen. Das macht sie im Vergleich zu den beiden anderen Makronährstoffen Kohlenhydrate und Fette auch so besonders. Zwar mangelt es auf unserem Planeten nicht an Stickstoff, denn unsere Luft besteht zu rund 78 Prozent daraus. Doch diesen können wir nicht aufnehmen und verwerten. Wir sind auf die Zufuhr von Stickstoff über die Nahrung

angewiesen. Wir brauchen ihn, weil er in vielen Bereichen und an vielen Prozessen unseres Körpers beteiligt ist. Beispielsweise benötigen wir ihn für unsere DNA, den Bauplan unseres Körpers, er ist Bestandteil vieler wichtiger Enzyme, Hormone und hormonähnlicher Substanzen und selbst unser Immunsystem kann ohne Stickstoff nicht optimal arbeiten.

Um Proteine synthetisieren zu können, benötigt unser Körper außerdem einige Aminosäuren, sogenannte proteinogene Aminosäuren, von denen man 20 unterscheidet. Sie sind also die Grundbausteine der Proteine.

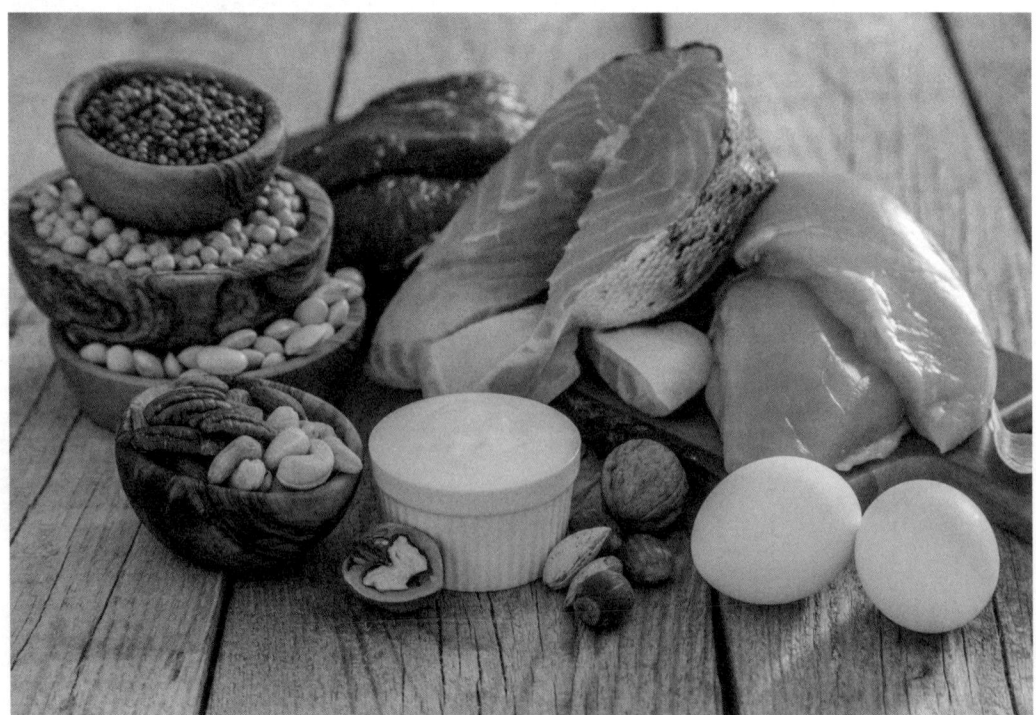

Reichlich wertvolles Protein ist vor allem in Fleisch, Fisch, Eiern, Hülsenfrüchten und Nüssen enthalten.

Zwar gibt es noch weitaus mehr davon, doch für den Aufbau neuer Eiweißstrukturen, wie etwa Muskelmasse, Haut, Haare, Fingernägel, Hormone, Enzyme oder Immunzellen, sind in erster Linie die 20 proteinogenen Aminosäuren erforderlich. Diese unterteilt man dann noch einmal in essenzielle, semiessenzielle und nicht essenzielle Aminosäuren.

Essenzielle Aminosäuren

Essenzielle Aminosäuren müssen mit der Nahrung aufgenommen werden. Auch wenn der menschliche Organismus sehr gut darin ist, Aminosäuren auf- oder umzubauen, kann er diese Aminosäuren nicht selbst herstellen. Kommt es zu einem Mangel, kann dies schwerwiegende Folgen haben. Aus diesen essenziellen Aminosäuren, auch als unentbehrliche Aminosäuren bezeichnet, lassen sich semiessenzielle und nicht essenzielle Aminosäuren synthetisieren. Von den 20 proteinogenen Aminosäuren sind neun unentbehrlich und deshalb essenziell. Das sind:

1. Histidin
2. Isoleucin
3. Leucin
4. Lysin
5. Methionin
6. Phenylalanin
7. Threonin
8. Tryptophan
9. Valin

Semiessenzielle Aminosäuren

Semiessenzielle Aminosäuren sind streng genommen nicht essenziell. Der Körper kann diese Aminosäuren nach Bedarf selbst synthetisieren. Allerdings kann es zu Situationen kommen, in denen der Bedarf dieser Aminosäuren die körpereigene Syntheserate übersteigt. Der Körper kommt dann also sprichwörtlich mit der Herstellung dieser Aminosäuren »nicht mehr hinterher«. In einer solchen Situation wird aus einer eigentlich nicht essenziellen Aminosäure vorübergehend eine essenzielle. Dies ist vor allem bei Krankheit oder in postoperativen Phasen der Fall – oder immer dann, wenn der Körper besonders hohen Anforderungen gegenübersteht wie einer besonders intensiven Trainingsphase einer Wettkampfvorbereitung. Es kommt häufig vor, dass Athleten genau dann krank werden oder mit ihrem Immunsystem zu kämpfen haben. Die Zufuhr einiger semiessenzieller Aminosäuren kann dann Abhilfe schaffen, wie wir später noch sehen werden. Die semiessenziellen Aminosäuren sind:

1. Arginin
2. Asparagin
3. Cystein
4. Glutaminsäure
5. Glycin
6. Prolin
7. Tyrosin

Nicht essenzielle Aminosäuren

Die restlichen proteinogenen Aminosäuren sind nicht essenzielle Aminosäuren. Unser Körper kann diese Aminosäuren selber bilden. Dieser Vorgang findet vor allem in der Leber statt. Die nicht essenziellen Aminosäuren sind:

1. Alanin
2. Arginin*
3. Asparagin*
4. Cystein*
5. Glycin
6. Glutaminsäure*
7. Prolin*
8. Serin
9. Tyrosin*

* = semiessenziell

Die vielseitigen Aufgaben der Proteine

Einige Funktionen der Proteine haben wir bereits kennengelernt. In diesem Abschnitt soll diese Thematik vertieft werden. Die Proteine haben vor allem strukturelle Funktionen. So dienen sie beispielsweise als Grundbausteine der Muskulatur. Für Kraftsportler und Bodybuilder ist dies natürlich besonders interessant. Denn mehr als in jeder anderen sportlichen Disziplin geht es gerade bei diesen Sportarten um Muskelmasse. Doch auch die Strukturen unserer Organe, wie etwa des Herzens, oder die Bindegewebsstrukturen unserer Blutgefäße bestehen aus Proteinen. Daher wäre es falsch, sich beim Thema Protein einfach nur auf die Muskelmasse zu konzentrieren. Vielmehr müssen Sie bei Ihrer Ernährungsplanung immer berücksichtigen, dass auch weitere Strukturen mit Proteinen versorgt werden wollen und die Muskelmasse das schwächste Glied der Kette ist. Wenn Sie Ihrem Körper zu wenig Protein zuführen, bedeutet das, dass Ihr Körper als Erstes die Proteinreserven Ihrer Muskelmasse »anzapft«, um lebenswichtige Organe wie etwa den Herzmuskel zu schonen.

Doch das ist noch lange nicht alles. Einige unserer wichtigsten Stoffwechselhormone bestehen aus Aminosäuren. Man nennt diese Hormone Peptidhormone. Peptide sind Verknüpfungen einzelner Aminosäuren zu langen Ketten. Bekannte Beispiele sind die Hormone Insulin, Glukagon, das Wachstumshormon oder der insulinähnliche Wachstumsfaktor 1 (IGF-1). Die Synthese der Stresshormone Adrenalin und Noradrenalin ist stark abhängig von der Aminosäure Tyrosin, ebenso wie die Synthese unserer Schilddrüsenhormone. Aminosäuren und Proteine stehen also nicht nur mit dem Aufbau und dem Erhalt von Muskelmasse in Verbindung, sondern sie übernehmen in unserem Körper die vielfältigsten Aufgaben.

Ebenfalls häufig vernachlässigt wird die Tatsache, dass einzelne bioaktive Peptide, die aus unterschiedlichen Proteinen stammen, direkten Einfluss auf unsere Gesundheit haben können. So können Peptide aus dem Casein, einem Teil des Kuhmilch-Proteins, unser Immunsystem positiv beeinflussen. Diese Tatsache sollte bei der optimalen Ernährungsplanung für Kraftsportler und Bodybuilder nicht unbeachtet bleiben. Aufgrund ihrer unterschiedlichen Zusammensetzungen sind jedoch nicht alle Nahrungsproteine gleich. Mithilfe unterschiedlicher Messmethoden und Skalen lässt sich die Qualität eines Nahrungsproteins direkt bestimmen. Die am häufigsten angewendete Methode ist die Angabe der biologischen Wertigkeit.

Die biologische Wertigkeit

Die biologische Wertigkeit ist ein Qualitätsmaß für einzelne Proteine. Sie gibt an, wie viel Gramm Körperstickstoff durch Nahrungsstickstoff ersetzt oder gebildet werden können. Man spricht hier von einer Untersuchung der Stickstoffbilanz. Diese kann ähnlich wie die Energiebilanz positiv, negativ oder ausgeglichen sein. Berechnet wird die biologische Wertigkeit, indem die vom Körper über ein Nahrungsprotein gespeicherte Stickstoffmenge durch die insgesamt über dieses Eiweiß aufgenommene Stickstoffmenge dividiert und mit der Zahl 100 multipliziert wird. Wie hoch die biologische Wertigkeit eines Proteins ist, hängt eng mit der Menge und dem Verhältnis unterschiedlicher Aminosäuren, die in einem Protein enthalten sind, zusammen: Je höher die Menge an essenziellen Aminosäuren, desto höher auch die biologische Wertigkeit.

Das Einzelprotein mit der höchsten bisher gemessenen biologischen Wertigkeit ist das Volleiprotein. Ihm wurde der Wert 100 zugeschrieben. Lediglich Molkenprotein weist mit einer biologischen Wertigkeit von 104 einen noch höheren Wert als Einzelprotein auf. Molkeneiweiß kommt jedoch in der Natur nicht isoliert vor, sondern immer nur in Kombination mit Casein im Milcheiweiß, weshalb das Vollei auch weiterhin die Proteinquelle mit der höchsten natürlich vorkommenden biologischen Wertigkeit darstellt. Eine weitere Steigerung der biologischen Wertigkeit lässt sich nur noch durch die Kombination unterschiedlicher Proteinquellen erreichen. Begründet werden kann dies über den Ausgleich sogenannter limitierender Aminosäuren. Häufig wird hier auch von vollständigen und unvollständigen Proteinen gesprochen. Als limitierende Aminosäure wird in einem Protein die Aminosäure bezeichnet, die in Bezug auf ihren Bedarf in der geringsten Menge vorhanden ist. Fehlt eine essenzielle Aminosäure in einem Nahrungsprotein komplett oder ist sie nur in sehr geringer Menge vorhanden, spricht man von einem unvollständigen Protein. Sind alle essenziellen Aminosäuren in ausreichender Menge, ähnlich dem Vorkommen im menschlichen Organismus, vorhanden, dann spricht man von einem vollständigen Protein. Limitierende Aminosäuren schränken damit die biologische Wertigkeit eines Nahrungseiweißes ein.

Problematisch wird diese Tatsache vor allem für Kraftsportler und Bodybuilder, die sich rein pflanzlich ernähren. Denn im Gegensatz zu tierischen Proteinquellen, wie etwa Fleisch, Fisch, Eiern oder Milchprodukten, die allesamt als vollständige Proteine eingestuft werden können, sind ein Großteil der veganen Proteinquellen unvollständige Proteine. Hierbei gibt es nur wenige Ausnahmen, wie etwa Sojaprotein oder Protein aus Hanf. Die nachfolgenden Tabellen zeigen die biologische Wertigkeit unterschiedlicher proteinhaltiger Lebensmittel.

Tierische Proteine		Pflanzliche Proteine	
Vollei	100	Soja	84
Rindfleisch	92–96	Roggen	76
Milch	88	Bohnen	72
Käse	85	Reis	70
Thunfisch	83	Kartoffeln	70
Lachs	75	Linsen	60
Geflügel	70	Erbsen	56

Proteingemisch in %		Biologische Wertigkeit
Vollei und Kartoffel	35 : 65	136
Vollei und Milch	71 : 29	122
Vollei und Weizen	68 : 32	118
Milch und Weizen	75 : 25	105
Bohnen und Mais	52 : 48	101

Das bedeutet jedoch nicht zwangsläufig, dass eine Ernährungsform, die sich auf tierische Proteinquellen beschränkt, einer veganen Sporternährung überlegen sein muss. Entscheidet man sich für eine ausschließlich pflanzliche Ernährung, spielt vor allem die Kombination verschiedener Eiweißlieferanten eine Rolle. So liefert zum Beispiel das Protein aus Weizen einen sehr hohen Methioninanteil. Der Gehalt an Lysin hingegen ist sehr gering. Lysin wird dadurch zur limitierenden Aminosäure. Leguminosen wie etwa Erbsen haben hingegen einen hohen Lysingehalt, jedoch nur einen geringen Anteil an Methionin. Kombiniert man diese beiden Proteinquellen miteinander, so gleichen sich die limitierenden Aminosäuren gegenseitig aus. Für die biologische Wertigkeit bedeutet dies nun, dass eine derartige Kombination einzelner eher »minderwertiger« Proteinquellen zusammen eine höhere biologische Wertigkeit aufweist als ein hochwertiges Einzelprotein. Die höchsten Werte konnten jedoch bei einer Kombination aus tierischen und pflanzlichen Proteinen gemessen werden, wie die zweite Tabelle mit den Proteingemischen zeigt.

In der Praxis muss die Kombination der einzelnen Eiweiße nicht unbedingt in ein und derselben Mahlzeit erfolgen. Man kann sich die einzelnen Nahrungsproteine auch im Verlauf eines Tages zu unterschiedlichen Mahlzeiten zuführen. Für eine optimale Versorgung des Körpers mit essenziellen Aminosäuren ist also eine abwechslungsreiche Ernährung mit regelmäßig rotierenden Proteinquellen am besten. Die Eiweiße sollten aus verschiedenen Quellen stammen und sich sowohl aus tierischen als auch pflanzlichen Proteinen zusammensetzen. Wer seine Nahrungsproteinzufuhr hingegen nur wenig abwechslungsreich gestaltet, sollte stärker auf tierische als auf pflanzliche Proteinquellen zurückgreifen, da diese als Einzelproteine eine höhere biologische Wertigkeit aufweisen und es sich, mit Ausnahme von Kollagenen, um vollständige Proteine handelt.

Der Proteinstoffwechsel

Da Sie nun wissen, wie wichtig die richtige Proteinqualität ist, und Sie zwischen hochwertigem Protein und minderwertigeren Alternativen, zwischen vollständigen und unvollständigen Proteinen unterscheiden können, sind Sie in der Lage, bei Ihren Proteinlieferanten und deren Kombinationen die richtige Wahl zu treffen. Verschaffen Sie sich nun einen genaueren Einblick in den Weg der Proteine durch Ihren Körper, also den Proteinstoffwechsel vom Nahrungsprotein zum körpereigenen Protein oder zu dem Stoffwechselprodukt, das Ihr Körper daraus macht.

Wie Proteinverdauung und Resorption ablaufen

Um den Prozess der Verdauung und Aufnahme der Proteine beziehungsweise Aminosäuren so einfach wie möglich zu erklären, ziehen wir als Beispiel eine reine Proteinmahlzeit heran. Der erste Schritt ist also, dass wir dieses Protein essen. Im Mund beginnt zwar die Proteinverdauung nicht, aber das Kauen, also die mechanische Verkleinerung und das Einspeicheln der Nahrung, ist ein wichtiger erster Schritt im Proteinstoffwechsel. Anders als etwa bei Kohlenhy-

draten beginnt der eigentliche Stoffwechselprozess der Proteine erst im Magen. Dort trifft das Nahrungsprotein auf einen sehr sauren pH-Wert von etwa 2 bis 4. Das inaktive Enzym Pepsinogen, welches für den Abbau von Proteinstrukturen verantwortlich ist, wird hier in seine aktive Form umgewandelt: das Pepsin. Pepsin wirkt hier wie eine Schere, die die großen Proteinmoleküle in kleinere Ketten unterschiedlicher Länge zerlegt. Bei Aminosäurenketten mit einer Länge von über 100 Aminosäuren spricht man von Polypeptiden. Sind die Ketten kürzer, mit einer maximalen Länge von 10 bis 100 Aminosäuren, spricht man von Oligopeptiden. Diese Poly- und Oligopeptide verbleiben nun zunächst im Magen. Unterschiedliche Proteinlieferanten verbleiben unterschiedlich lang im Magen. Um den Vorgang einfacher und anschaulicher, wenngleich auch schematischer zu erläutern, gehen wir hier wie gesagt von einer reinen Proteinmahlzeit aus.

In der Praxis nimmt man die Proteine jedoch meist in einer gemischten Mahlzeit zusammen mit anderen Nährstoffen zu sich. Das hat jedoch Einfluss auf die zeitliche Abfolge des Prozesses. So können sehr fettreiche und/oder ballaststoffreiche Nahrungsmittel die Magenverweildauer des gesamten Mageninhalts verzögern. Nach und nach werden jedoch immer wieder kleine Portionen des Speisebreis vom Magen an den Dünndarm abgegeben. Dort findet die hauptsächliche Verdauung der Proteine statt, mittels der Enzyme Trypsin und Chymotrypsin. Die noch verhältnismäßig langen Aminosäurenketten werden hier in

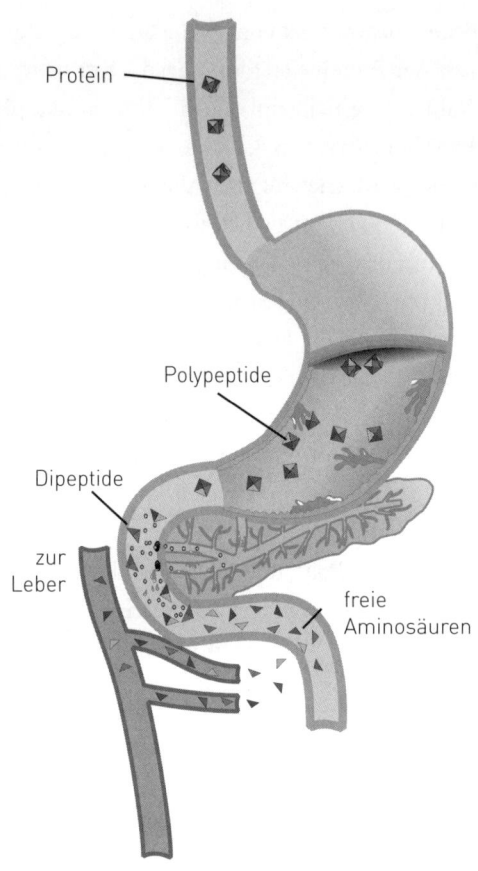

Protein

Polypeptide

Dipeptide

zur Leber

freie Aminosäuren

Nahrungsproteine werden im Magen zu Polypeptiden zerlegt und über den Dünndarm in Form freier Aminosäuren aufgenommen und zur Leber transportiert.

keine ganzen Proteinstrukturen aufnehmen kann, ist eine Art Selbstschutz. Denn ganze Proteinstrukturen im Inneren unseres Körpers würden sofort zu einer Immunantwort führen.

Nachdem die Verdauungsarbeit von der großen Proteinstruktur zu kleinen Peptiden erfolgt ist, werden diese über die Zellen des Dünndarms aufgenommen. Dazu sind bestimmte Aminosäurentransporter notwendig. Jeder dieser Transporter kann nur ganz bestimmte Aminosäuren, in der Regel jedoch mehrere, transportieren. Für den gesunden Kraftsportler spielen der genaue Transportprozess und die unterschiedlichen Transporter keine Rolle. Wichtig ist nur zu verstehen, dass Aminosäuren mithilfe ganz spezifischer Transporter vom Dünndarm in den Körper gelangen. Ihr nächstes Ziel ist dann die Blutbahn.

viel kleinere Verknüpfungen bis hin zu einzelnen freien Aminosäuren abgebaut. Denn ein gesunder Darm ist kaum in der Lage, vollständige Proteine aufzunehmen, und kann nur freie Aminosäuren, Dipeptide oder Tripeptide resorbieren. Bei Dipeptiden handelt es sich um zwei noch miteinander verbundene Aminosäuren, bei Tripeptiden entsprechend um drei. Die Tatsache, dass der Darm in der Regel

Doch nicht alle mit der Nahrung aufgenommenen Aminosäuren kommen auch wirklich im Blut der Pfortader an. Ein nicht geringer Anteil der Aminosäuren wird von den Darmzellen für die Energiebereitstellung oder die Synthese unterschiedlicher Hormone und Proteine (wie etwa Enzyme, die selbst auch aus Proteinen bestehen) einbehalten. Ein typisches Beispiel ist die Aminosäure Glutamin. Die Zellen des Darmtraktes nutzen diese Aminosäure größtenteils, um für sich selbst Energie bereitzustellen. Die Menge der von den Darmzellen genutzten Aminosäuren ist stark abhängig von der verfügbaren Menge, ihrer

Qualität und dem Vorhandensein weiterer Nährstoffe. Es wird diskutiert, ob die Darmzellen nicht sogar in der Lage sind, Aminosäuren vorübergehend zu speichern, um diese dann später bei Bedarf ins Blut abzugeben.[1] Das hätte sozusagen einen Aminosäuren sparenden Effekt, da ein sehr plötzlich und sehr stark ansteigender Aminosäurenspiegel im Blut einen starken Anstieg der Aminosäurenoxidation zur Folge hätte.[2, 3] Demzufolge würden die Aminosäuren nicht mehr zur Synthese körpereigener Proteine zur Verfügung stehen.

Aminosäuren und Proteine, die nicht über den Dünndarm resorbiert wurden, werden in den Dickdarm weitergeleitet, wo sie entweder von Darmbakterien für deren Metabolismus herangezogen oder über den Stuhlgang ausgeschieden werden.[4] Dieser Verlustwert ist jedoch in gesundem Zustand zu vernachlässigen. Laut einer Veröffentlichung des National Research Council, einer US-amerikanischen Non-Profit-Organisation, die unter anderem für die Verbreitung naturwissenschaftlicher Forschungsergebnisse zuständig ist, liegt die Verdaulichkeit von hochwertigen Proteinquellen wie beispielsweise dem Vollei bei einer Effizienz von durchschnittlich 97 Prozent; bei einer allgemeinen Mischkost-Diät liegt die Effizienz der Proteinverdauung bei 96 Prozent.[5]

Die absorbierten Aminosäuren werden anschließend über die Pfortader zur Leber transportiert. Die Pfortader ist eine Vene, die das nährstoffreiche Blut von den Verdauungsorganen zur Leber befördert. Die Leber, das wichtigste Stoffwechselorgan des Organismus, »entscheidet« dann, was mit den Aminosäuren geschieht. Ein großer Teil davon wird abgebaut, beispielsweise zu α-Keto-Säuren. Diese können entweder in den Zitronensäurezyklus eingeschleust werden, wo sie dann der Energiegewinnung, oder als Grundgerüst für die Synthese nicht essenzieller Aminosäuren dienen. Nicht abgebaute Aminosäuren werden zur Synthese neuer Proteine herangezogen, die entweder in der Leber bleiben oder über das Blut zu den Zielorganen geleitet werden.

Die Leber ist somit auch das Organ mit der höchsten Konzentration an Enzymen, die für die Verarbeitung von Aminosäuren notwendig sind – mit Ausnahme der drei verzweigtkettigen Aminosäuren (BCAA), die überwiegend in Muskelzellen verstoffwechselt werden.[6, 7] Diese Tatsache zeigt, wie wichtig die verzweigtkettigen Aminosäuren für Kraftsportler und Bodybuilder sind. Diese Aminosäuren bilden auch den Großteil der von der Leber ins Blut freigesetzten Aminosäuren, die dann in die Peripherie transportiert werden. Wie bereits angesprochen, sind es vor allem die Muskelzellen, die sich gerne an den BCAA bedienen. Man kann bei diesen Aminosäuren also bildlich von der Lieblingsspeise der Muskeln reden. Sie sind echtes »Muskelfutter«, wie auch in wissenschaftlichen Untersuchungen gezeigt werden kann. Werden BCAA intravenös, also über die Blutbahn in die Venen, zugeführt, nehmen die Muskeln bis zu 70 Prozent der Aminosäuren aus dem Blut auf. Ein Großteil der weiteren Aminosäuren wird in der Leber verstoffwechselt.[8]

Die Aminosäuren im intrazellulären sowie im extrazellulären Raum, die für den Aufbau neuer Proteinstrukturen zur Verfügung stehen, werden als Aminosäurenpool bezeichnet. Er wiegt rund 130 Gramm und ist die einzige »Speicherform« freier Aminosäuren im Körper.[9] Dieser Pool setzt sich aus Aminosäuren zusammen, die über die Nahrung aufgenommen werden und aus dem Abbau von Proteinstrukturen im Körper stammen. In der Regel wird er jeden Tag drei- bis viermal komplett umgesetzt und kann daher als aktiv und dynamisch bezeichnet werden. Das bedeutet, dass aus der Gesamtmenge der im Aminosäurenpool enthaltenen Aminosäuren täglich reichlich neue Proteinstrukturen synthetisiert, jedoch in ähnlichem Maße auch wieder abgebaut werden. Die Qualität des Aminosäurenpools bleibt hingegen konstant. Es ist also letztlich nicht auszumachen, ob eine Aminosäure aus einer körpereigenen Struktur stammt und zu einem neuen Protein resynthetisiert wurde oder ob sie aus der Nahrung oder einem Aminosäurensupplement stammt.[10]

Der Einfluss von Aminosäuren auf die Muskelmasse

Kraftsportler interessiert in erster Linie, was der Körper mit den Aminosäuren konkret anfängt, wenn es um den Aufbau oder den Erhalt von Proteinstrukturen in der Muskulatur geht, und welchen Einfluss die Aminosäuren auf das Muskelwachstum haben. Wie im Abschnitt zuvor angesprochen, wird der Aminosäurenpool täglich mehrfach umgesetzt. Das bedeutet, dass in unserem Körper permanent Protein auf- und wieder abgebaut wird, auch in unserer Muskulatur. Man spricht in diesem Zusammenhang von der Proteinsynthese und der Proteinabbaurate. Wer mehr Muskelmasse aufbauen möchte, sollte langfristig mehr Proteinstrukturen in den Muskeln synthetisieren als abbauen. Das leuchtet ein. Man spricht dann von einer positiven Proteinbilanz. Werden hingegen mehr Proteinstrukturen abgebaut als aufgebaut, kommt es zu einem Nettoverlust an Proteinstrukturen. Man spricht in diesem Fall von einer negativen Proteinbilanz. Halten sich beide Vorgänge die Waage, liegt eine ausgeglichene Proteinbilanz vor. Welcher Zustand erstrebenswert ist, hängt von der Zielsetzung des Sportlers ab.

Während einer Muskelaufbauphase, wenn genug Energie und Protein über die Ernährung zugeführt werden und zeitgleich intensiv und vor allem progressiv trainiert wird, besteht das Ziel ganz klar in einer positiven Proteinbilanz. Liegt hingegen eine negative Energiebilanz vor, steigt auch die Gefahr des Abbaus von Muskelmasse. Es kommt zu einer verstärkten Proteinoxidation. In erster Linie gilt es nun, eine überhöhte Abbaurate von Proteinstrukturen zu verhindern und zumindest eine ausgeglichene Proteinbilanz in der Skelettmuskulatur zu erreichen.

Steuerung über die Ernährung Am einfachsten lässt sich dieser Auf-und-Abbauprozess über die Ernährung beeinflussen. Eine Mahlzeit kann die Proteinsynthese steigern und gleichzeitig einen erhöhten Proteinabbau verhindern. Der Anstieg des Aminosäurenspiegels im Blut, bei dem das Vorhandensein von essenziellen Aminosäuren und insbesondere der BCAA eine wichtige Rolle spielt, führt zu einer Steigerung der Proteinsyntheseaktivität, während Insulin, ein wichtiges Stoffwechselhormon zur Senkung des Blutzuckerspiegels, die Proteinabbaurate zu unterdrücken vermag.[11] Der Effekt von Insulin kann die Proteinsyntheseaktivität sogar noch optimieren, da Insulin die Aufnahme von Aminosäuren in die Muskelzelle fördern kann. Insulin selbst spielt bei der Stimulierung des Proteinaufbaus jedoch keine wichtige Rolle.[12] Kommt es zu einer Erhöhung des Insulinspiegels, ohne dass gleichzeitig die Aminosäurenkonzentration im Blut ansteigt, wird lediglich der Proteinabbau heruntergefahren, nicht jedoch der Neuaufbau von Proteinstrukturen im Muskel angeregt.[13] In der Praxis bedeutet das, dass die Zufuhr von Proteinen durch eine Mahlzeit das wichtigste Mittel, ist um die Proteinsyntheserate im Körper zu steigern, während proteinarme Mahlzeiten hier keine direkte Wirkung zeigen.

Die Qualität des Proteins ist wichtig

Ebenfalls eine wichtige Rolle bei der Stimulierung der Proteinsynthese spielt die Proteinqualität. Zwar wird das volle Aminosäurenspektrum benötigt, um Muskeln aufzubauen und neue Proteinstrukturen im Körper zu synthetisieren, der Schlüsselfaktor ist jedoch das Vorhandensein einer ausreichenden Menge essenzieller Aminosäuren.[14] Hier kommt der bereits angesprochenen biologischen Wertigkeit eine wichtige Rolle zu. Denn die biologische Wertigkeit eines Nahrungsmittels steht direkt mit der Menge der enthaltenen essenziellen Aminosäuren und deren Ausgewogenheit in Verbindung. Das wiederum wirkt sich unmittelbar auf den gesamten Proteinbedarf aus, wie noch im Detail besprochen wird. Sicher ist jedoch: Je höher die Wertigkeit der zugeführten Proteine, desto weniger Gesamtprotein wird theoretisch auch benötigt. An dieser Stelle kommen die BCAA noch einmal ins Spiel. Denn sie haben einen direkten Einfluss auf die Steigerung der Proteinsyntheseaktivität in der Muskulatur. Sie sind nicht nur »Muskelfutter« – ein Großteil der Proteinstrukturen der Muskulatur besteht aus BCAA –, sondern auch verantwortlich dafür, dass der Syntheseprozess überhaupt erst in Fahrt kommt. Insbesondere die Aminosäure Leucin ist in diesem Zusammenhang von Bedeutung.[15] Aminosäuremischungen, deren limitierender Faktor auf das Vorhandensein von BCAA und vor allem Leucin zurückgeht, sind weitaus ineffektiver in der Stimulierung der Proteinsyntheseaktivität.[16]

Die kritische Leucinschwelle

Wieder auf die Praxis übertragen, bedeutet das: Wer seine Muskelproteinsynthese steigern und einen wichtigen ersten Schritt zum Aufbau neuer Muskelsubstanz tun möchte, sollte sich auf Lebensmittel mit einer hohen biologischen Wertigkeit konzentrieren, denn diese sorgen dafür, dass mit einer normalen Verzehrmenge ausreichend essenzielle Aminosäuren und BCAA bereitgestellt werden. Allerdings bringt mehr nicht zwangsläufig mehr: Man spricht von einer kritischen Leucinschwelle. Unterhalb dieser Schwelle steigt mit zunehmender Zufuhr essenzieller Aminosäuren die Proteinsyntheseaktivität stetig an. Wird die kritische Leucinschwelle erreicht oder sogar überschritten, wird die Proteinsynthese nicht weiter gesteigert. Diese kritische Schwelle liegt bei etwa 3 Gramm Leucin pro Einzelzufuhr.[17, 18]

Wird deutlich mehr Leucin beziehungsweise eine deutlich größere Menge Aminosäuren zusätzlich zugeführt, werden diese größtenteils durch die Leber abgebaut und oxidiert, wie bereits erklärt. Man bezeichnet dieses Phänomen als Muscle-Full-Effect. Dieser hält für etwa drei Stunden nach Verzehr einer proteinreichen Mahlzeit an. Während dieser Zeit werden vermehrt Aminosäuren ins Blutplasma abgegeben, sodass sich der Aminosäurenspiegel im Blut dauerhaft erhöht.[19, 20] Die anabolen Reaktionen der Muskelproteinsyntheseaktivität scheinen jedoch nicht per se auf große Mengen Aminosäuren im Blut zu reagieren, sondern vielmehr auf den abrupten Anstieg der zur Verfügung stehenden Aminosäuren.[21] Daraus lässt sich schließen, dass die ständige Versorgung des Organismus mit Aminosäuren zum Muskelaufbau nicht nur unnötig ist, sondern auch

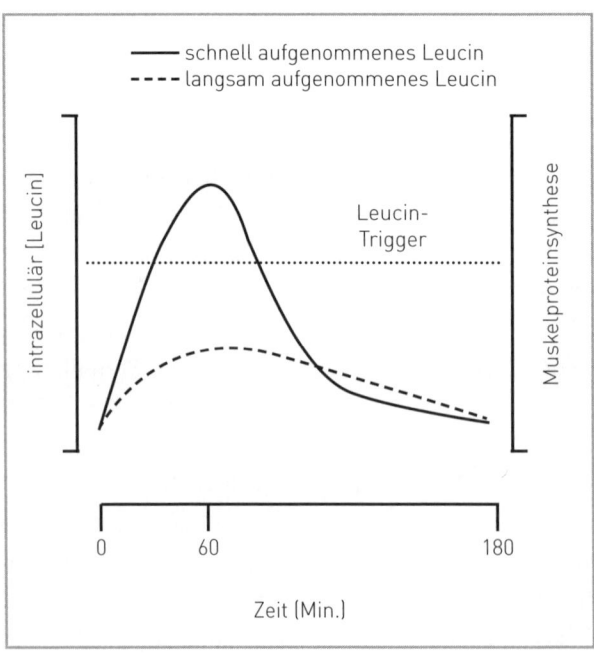

Zur maximalen Stimulation der Muskelproteinsynthese muss eine bestimmte Leucinschwelle überschritten werden. Die Aufnahmegeschwindigkeit des Leucin ist zu beachten.

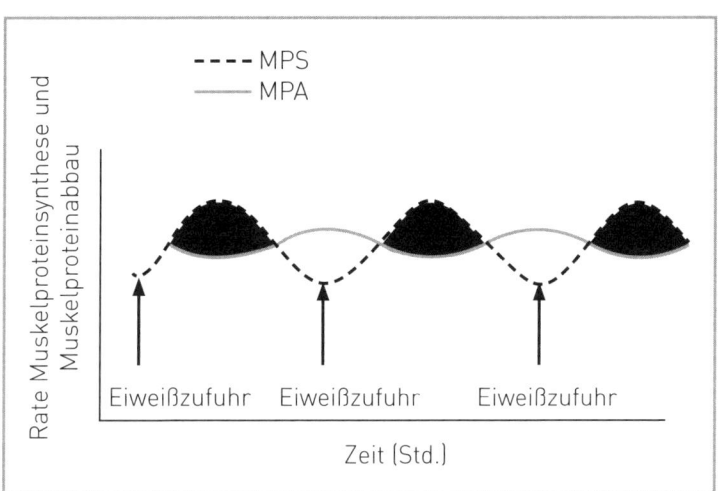

Die tägliche Eiweißzufuhr beeinflusst die Rate der Muskelproteinsynthese und somit auch die Netto-Proteinbilanz pro Tag.

keinen praktisch relevanten Mehreffekt bietet. Eine permanente Proteinzufuhr über die Ernährung, etwa alle zwei bis drei Stunden, wie es in der Praxis häufig der Fall ist und jahrzehntelang vor allem von Bodybuildern empfohlen wurde, bringt also dem ambitionierten Sportler, der Muskelmasse aufbauen will, keinen Mehrwert. Die Mahlzeitenfrequenz hat demzufolge also einen deutlich geringeren Einfluss als lange Zeit angenommen. Viel sinnvoller ist wohl, den Abstand zwischen den Mahlzeiten etwas zu vergrößern. Wir wissen, dass die Proteinsyntheseaktivität über etwa 180 Minuten konstant bleibt, selbst wenn weitere Aminosäuren zugeführt werden.[22] Danach sinkt die Muskelproteinsyntheseaktivität wieder, unabhängig von der Aminosäurenzufuhr. Folglich ist es sinnvoll, mit der nächsten Mahlzeit vier bis fünf Stunden zu warten, wenn es insbesondere der rapide Anstieg der Aminosäurenkonzentration im Blut ist, der die Proteinsynthese stimuliert.

Möchte man nun sicherstellen, dass man sich ausreichend Eiweiß zuführt, um die kritische Leucinschwelle zu erreichen, muss man das Pferd von hinten aufzäumen. Weiß man, wie viel Leucin ein Lebensmittel enthält, kann man errechnen, wie viel davon man benötigt, um die Muskelproteinsynthese maximal auszureizen. Ein gutes Whey-Protein enthält beispielsweise einen Leucinanteil von rund 12 Prozent pro Gramm Protein. Das bedeutet, dass man 25 Gramm Protein aus Whey-Protein braucht, um sich 3 Gramm Leucin zuzuführen. Rindfleisch hingegen hat einen Leucinanteil von etwa 8 Prozent im Proteinanteil. Demzufolge sind rund 38 Gramm Protein notwendig, um die kritische Leucinschwelle zu erreichen. Mit einem Proteingehalt von etwa 21 Gramm pro 100 Gramm Rindfleisch müsste man demnach ein Steak von 180 Gramm verzehren, um auf 38 Gramm Protein zu kommen. Diese Menge liefern die für einen maximalen Proteinaufbau im Muskel erforderlichen 3 Gramm Leucin. Die Tabelle auf Seite 37 zeigt den Leucingehalt unterschiedlicher proteinreicher Lebensmittel. Wirft man nun noch einmal einen Blick auf die biologische Wertigkeit der einzelnen Lebensmittel, stellt man fest, dass die Lebensmittel mit der höchsten biologischen Wertigkeit auch den höchsten Leucingehalt aufweisen. Verzehrt man also Lebensmittel mit niedriger biologischer Wertigkeit beziehungsweise einem geringen Anteil an essenziellen Aminosäuren und Leucin, wie dies in der Regel bei einer veganen Ernährung der Fall ist, so muss man sich pro Mahlzeit entsprechend mehr Protein zuführen, um denselben Effekt zu erzielen wie bei einer nicht veganen Ernährung. Für die Praxis bedeutet dies, dass eine vegane Ernährung sehr wohl für den Aufbau von Muskelmasse geeignet sein kann, jedoch eine wesentlich höhere Proteinzufuhr erfordert, da die Konzentration essenzieller Aminosäuren und vor allem der BCAA beziehungsweise des Leucins der meisten veganen Proteinquellen vergleichsweise gering ist. Es ist demnach etwas mehr Planung gefragt.

Die Verdauungsgeschwindigkeit unterschiedlicher Proteinquellen

Sie wissen nun, dass vor allem der rapide Anstieg der Konzentration der essenziellen Aminosäuren im Blutplasma für die Steigerung der muskulären Proteinsynthese sorgt. Naheliegend ist nun die Frage, welche Bedeutung die Verdauungsgeschwindigkeit der einzelnen Nahrungsproteine hat. Gibt es so etwas wie schnelle und langsame Proteine und wenn ja, hat dies einen Einfluss auf die Muskelproteinsynthese?

Die Verdauungsgeschwindigkeit von Proteinen wird vor allem im Hinblick auf die unterschiedliche Aufnahmegeschwindigkeit der beiden Proteinkomponenten der Milch diskutiert, nämlich das bereits erwähnte Molkeprotein, oft auch als Whey-Protein bezeichnet, und das Casein. Whey-Protein wird dabei als »schnelles« Protein bezeichnet, während Casein eher ein »langsames« Protein ist. Daher wird auch meist empfohlen, Whey-Protein morgens direkt nach dem Aufstehen zu konsumieren, um dem Körper eine schnelle Proteinquelle zuzuführen und ihn mit ausreichend Eiweiß zu versorgen, und Casein eher vor dem Schlafengehen zu sich zu nehmen, um während der nächtlichen Fastenphase ausreichend mit Aminosäuren versorgt zu sein.

In der Praxis wird dies so umgesetzt, dass ein Proteinshake, bestehend aus einem Molkeprotein, fester Bestandteil des Frühstücks ist, und eine Milchproteinquelle (Milchproteine bestehen zu etwa 80 Prozent aus Casein), wie etwa Quark, Hüttenkäse oder ein Eiweißpulver auf Milchproteinbasis, am Abend verzehrt wird. Doch wie verhalten sich die beiden unterschiedlichen Proteinkomponenten im Körper? Um diese Frage zu beantworten, haben Wissenschaftler einer Probandengruppe nach einer zehnstündigen Fastenphase 30 Gramm Whey-Protein und einer zweiten Gruppe 43 Gramm Casein verabreicht. Anschließend haben sie untersucht, wie sich die Aminosäu-

Proteinquelle	Leucingehalt im Protein in %	Proteinmenge, um auf über 3 Gramm Leucin zu kommen	Menge des Nahrungsmittels
Rind	8	40 g	ca. 135 g
Geflügel	7,5	43 g	ca. 140 g
Schwein	8	40 g	ca. 135 g
Vollei	8,6	37 g	ca. 300 g
Fisch	8,1	40 g	ca. 135 g
Whey-Protein	12	27 g	markenabhängig
Casein	9,3	34 g	markenabhängig
Milch	9,8	33 g	ca. 950 ml

renspiegel im Blutplasma verändert haben und welchen Einfluss dies auf die Körperzusammensetzung hat.[23] Die unterschiedlichen Proteinmengen sind dadurch begründet, dass beide Proteinquellen gleich viel Leucin enthalten sollten.

Bei der Gruppe, die das Whey-Protein erhalten hatte, war bereits nach 60 Minuten ein massiver Anstieg der Leucinkonzentration im Blutplasma zu beobachten. Auf diesen rapiden Anstieg folgte jedoch auch ein ähnlich rapider Absturz. Nach etwa vier Stunden betrug die Leucinkonzentration wieder in etwa denselben Wert wie vor der Proteinzufuhr. Beim Casein hingegen war ein etwas anderes Schema zu erkennen. Zwar war die Leucinkonzentration ebenfalls 60 Minuten nach der Einnahme am höchsten (allerdings bei Weitem nicht so hoch wie beim Whey-Protein), verglichen mit dem Whey-Pro-

tein blieb diese Konzentration im Blutplasma jedoch über einen Zeitraum von fast sieben Stunden nahezu konstant. Die Resorption der einzelnen Aminosäuren über den Darm und ihr Erscheinen im Blutplasma erfolgt beim Casein also deutlich verzögert. Man konnte beobachten, dass der starke Anstieg und die hohe Konzentration von Leucin im Blutplasma zu einem starken Anstieg der Proteinsyntheseaktivität führten. Dies war bei der Probandengruppe, die das Casein eingenommen hatte, nicht zu beobachten. Die muskuläre Proteinsyntheserate blieb nahezu unverändert. Allerdings war jedoch die Proteinabbaurate in der Caseingruppe deutlich geringer als bei der Gruppe, die das Molkeprotein eingenommen hatte.

Man schlussfolgerte daraus, dass Whey-Proteine eine eher anabole Wirkung besitzen, sie also die muskuläre Proteinsynthese steigern,

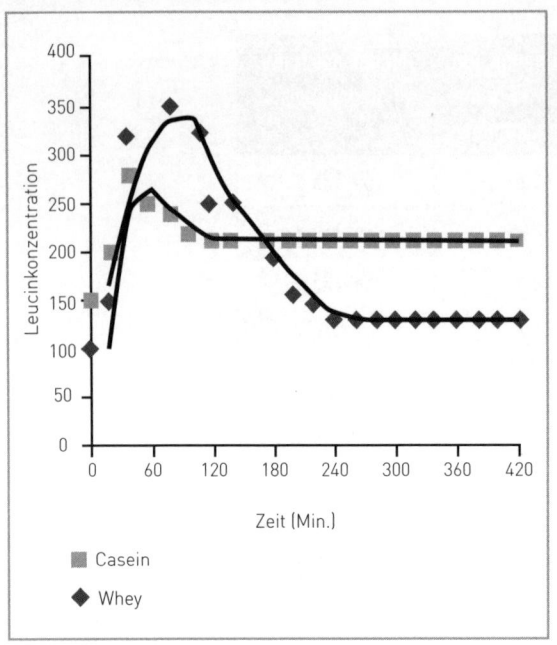

Casein
Whey

Der Anstieg der Leucinkonzentration im Blut ist abhängig von der Verdauungsgeschwindigkeit der konsumierten Proteinquelle.

wohingegen Casein eher als antikataboles Protein einzustufen ist, es also die Proteinabbaurate reduziert. Interessant war jedoch, dass man bei der Caseingruppe eine insgesamt erhöhte Speicherung von Aminosäuren im Körper beobachtete. In Bezug auf die Aufrechterhaltung der Gesamtproteinmenge im Körper scheinen die antikatabolen Effekte, wie das Casein sie hat, eine stärkere Wirkung zu besitzen. Diese Studie wurde allerdings lediglich mit den beiden im Milchprotein enthaltenen Komponenten durchgeführt und bezieht sich auf eine einmalige Proteingabe nach einer nächtlichen Fastenperiode. Vermutlich sind diese Ergebnisse jedoch generell auf schnell und langsam verdauliche Proteinquellen übertragbar. Daher lohnt es sich, sich mit der Verdauungsgeschwindigkeit unterschied-

lich proteinhaltiger Nahrungsmittel auseinanderzusetzen. Einige Daten lassen vermuten, dass sich die Kombination von langsam mit schnell verdaulichen Proteinen besonders vorteilhaft auf die Entwicklung der fettfreien Masse auswirkt.[24] Untersucht wurde hier erneut die Kombination der beiden Milchproteinkomponenten in einem Verhältnis von 50 : 50 im Proteinanteil.

Für die tägliche Praxis bedeutet dies, dass es nicht nur ein bestes Protein gibt, sondern dass ein Mix unterschiedlicher Proteinquellen mit unterschiedlicher Verdauungs- und Absorptionsgeschwindigkeit die beste Strategie darstellt, um Muskelmasse aufzubauen oder im Zuge einer energiereduzierten Ernährungsweise zu erhalten. Gleichzeitig lässt

Protein	Absorptionsrate (Gramm/Stunde)
rohes Hühnerei	1,4
gekochtes Hühnerei	2,9
Erbsenprotein	3,5
Milchprotein	3,5
Sojaprotein-Isolat	3,9
Casein-Isolat	6,1
Whey-Isolat	8–10
Tenderloin-Steak	10

sich dadurch die erwähnte biologische Wertigkeit der Gesamtproteinzufuhr erhöhen. Die nachfolgende Tabelle führt exemplarisch einige Proteinquellen mit deren Absorptionsgeschwindigkeit auf.[25] Die einzelnen Werte sind jedoch lediglich als grobe Richtwerte zur Einschätzung der Absorptionsgeschwindigkeit von Proteinen zu betrachten, da sie teilweise durch indirekte Messmethoden ermittelt wurden.[26] Zudem ist zu beachten, dass sich der Darm in seiner Absorptions- und Transportfähigkeit an die äußeren Gegebenheiten anpasst,[27] wie sich auch Muskeln durch Krafttraining zum Wachstum anregen lassen. Es ist also zu vermuten, dass sich auch die einzelnen Absorptionsgeschwindigkeiten mit zunehmender Proteinzufuhr anpassen und verändern.

Nichtsdestotrotz können die entsprechenden Werte als Richtwerte herangezogen werden. Unabhängig von der Qualität und der Aufnahmegeschwindigkeit der verschiedenen Proteine bleibt die Frage nach der Quantität. Wie viel Protein benötigt der typische Kraftsportler und Bodybuilder?

Der Proteinbedarf von Kraftsportlern und Bodybuildern

Die Diskussionen über den Proteinbedarf für Kraftsportler sind meist recht kontrovers. Man findet die unterschiedlichsten Auffassungen zur benötigten Proteinmenge für den optimalen Muskelaufbau. Die Deutsche Gesellschaft für Ernährung (DGE) empfiehlt grundsätzlich eine tägliche Proteinzufuhr von 0,8 Gramm pro Kilogramm Körpergewicht.[28] In der Bodybuildingszene werden hingegen bis zu 4 Gramm Protein pro Kilogramm Körpergewicht empfohlen[29] oder alternativ, abhängig vom Körpergewicht, ein Anteil von 60 Prozent der zugeführten Nahrungskalorien[30], was je nach Körpergewicht deutlich mehr als 4 Gramm Protein pro Kilogramm Körpergewicht werden können. Es stellt sich die Frage, wie hoch der Proteinbedarf tatsächlich ist und welche Auswirkungen eine höhere oder niedrigere Proteinzufuhr für den Kraftsportler und Bodybuilder haben.

Auf den Stickstoff kommt es an

Um zu verstehen, wie der Proteinbedarf im Regelfall und die offiziellen Empfehlungen tatsächlich ermittelt werden, muss man sich mit der Stickstoffbilanz etwas genauer auseinandersetzen. Wir erinnern uns: Nahrungsproteine sind die einzigen für uns verfügbaren Stickstoffquellen, und unser Körper setzt täglich rund 300 Gramm Protein um. Es werden also täglich etwa 300 Gramm der Proteinstrukturen des Körpers umgebaut oder neu aufgebaut. Das ist aber nicht gleichbedeutend mit einem Proteinbedarf von 300 Gramm. Denn das abgebaute Eiweiß kann auch wieder als Grundsubstanz für neue Proteinstrukturen dienen. Nur ist dieser Vorgang nicht zu 100 Prozent effizient, weil der Körper eine gewisse Verlustrate hat. Diese liegt bei etwa 4 Prozent.[31] Dieser Verlust muss also als Erstes ersetzt werden. Ermittelt wird dieser Verlust durch eine Stickstoffbilanzierung. Man setzt die über die Nahrung aufgenommene Stickstoffmenge ins Verhältnis zu der vom Körper wieder ausgeschiedenen Stickstoffmenge und gelangt so zu einer positiven, negativen oder ausgeglichenen Bilanz (siehe Seite 12). Ausgeschieden wird Stickstoff von unserem Körper hauptsächlich über den Urin. Etwa 80 bis 85 Prozent des ausgeschiedenen Stickstoffs gibt der Körper in Form von Harnstoff ab.[32] Doch auch über weitere Wege, beispielsweise über den Stuhl, die Haut oder die Haare, kommt es zu einer geringen Stickstoffausscheidung. Die typische Ausscheidungsmenge beläuft sich auf etwa 50 bis 60 Milligramm pro Kilogramm Körpergewicht pro Tag.[33] Das macht rund 5 bis 6 Gramm Stickstoff täglich, was wiederum rund 35 Gramm Protein für einen 100 Kilogramm schweren Menschen entspricht. Da nicht das gesamte aufgenommene Protein absorbiert und verstoffwechselt wird, hat man einen großzügigen Sicherheitszuschlag einkalkuliert, und so kommt man auf die empfohlenen 0,8 Gramm Protein pro Kilogramm Körpergewicht.

Ohne größere Stressoren im Alltag erzielt man eine ausgeglichene Energiebilanz. Intensives Krafttraining ist jedoch ein Stressor und muss entsprechend berücksichtigt werden, ebenso eine Energiereduktion zum Fettabbau wie eine kalorienreduzierte Diät. Solche Faktoren müssen in die Empfehlung für den Proteinbedarf von Kraftsportlern mit einfließen. Der Proteinbedarf von Kraftsportlern und Bodybuildern ist somit also deutlich variabler als häufig angenommen.

Erhöhter Proteinbedarf bei intensivem Training und mehr Körperfett

In verschiedenen Untersuchungen hat sich herausgestellt, dass die Proteinempfehlungen für intensiv trainierende Kraftsportler deutlich höher ausfallen sollten als für Hobbysportler und über den offiziellen Zufuhrempfehlungen liegen sollten.[34, 35, 36] Dieser Bedarf erhöht sich noch einmal, wenn die Energiezufuhr durch die Nahrung sinkt.[37, 38, 39, 40] Die Autoren sprechen hier von im Durchschnitt von 1,8 bis 2,3 Gramm Protein pro Kilogramm Körpergewicht während Phasen, in denen ein Kaloriendefizit eingegangen wird, um den Fettabbau zu optimieren.

Je höher das Kaloriendefizit und je intensiver und häufiger das Training, desto höher der entsprechende Proteinbedarf.[41] Eine weitere wichtige Rolle spielt wohl auch die Körperzusammensetzung des Sportlers. Personen mit sehr niedrigem Körperfettanteil haben einen höheren Proteinbedarf als übergewichtige Personen mit hohem Körperfettanteil.[42] Der Proteinbedarf steigt somit linear mit der Dauer einer Reduktionsdiät und der Menge der fettfreien Masse an.

Das Ziel eines Kraftsportlers oder Bodybuilders während einer Diät sollte es sein, die Stickstoffbilanz zumindest ausgeglichen zu halten. Bereits bei Ausdauersportlern, die zwischen 8 und 16 Kilometer täglich liefen, während sie aufgrund ihrer Ernährungsweise ein geringes Kaloriendefizit aufwiesen, wurde trotz einer Proteinzufuhr von bis zu 2 Gramm Protein pro Kilogramm Körpergewicht eine negative Stickstoffbilanzen gemessen.[43] Kraftsportler hingegen haben in der Regel eine deutlich höhere fettfreie Masse als Ausdauersportler und kombinieren speziell während einer Reduktionsdiät intensive Krafttrainingseinheiten mit zusätzlichem aeroben Training, weshalb ihr Proteinbedarf noch einmal deutlich erhöht ist.

Aktuelle wissenschaftliche Untersuchungen

Eine diesbezüglich relevante Untersuchung führte man mit Natural Bodybuildern durch, die sich in unmittelbarer Wettkampfvorbereitung befanden. Man konnte beobachten, dass die Athleten bei einer Proteinzufuhr von etwa 2,5 Gramm Protein pro Kilogramm Körpergewicht selbst im Kaloriendefizit nicht befürchten mussten, fettfreie Muskelmasse ein-

zubüßen.[44] Dies konnte wohlgemerkt bei einer Proteinzufuhr von über 300 Prozent der offiziell empfohlenen 0,8 Gramm Protein pro Kilogramm Körpergewicht beobachtet werden! Dadurch wird schnell klar, dass die offiziellen Empfehlungen nicht für Kraftsportler gelten, sondern für sportlich inaktive Erwachsene berechnet sind.

Die relevanteste Arbeit zum Thema Proteinbedarf für Kraftsportler und Bodybuilder haben Helms und Kollegen verfasst.[45] Sie haben sämtliche Forschungsergebnisse namhafter Wissenschaftler und qualitativ hochwertiger Studien gesichtet und neu bewertet. Auch die angesprochenen Kriterien Energiedefizit, Körperzusammensetzung und Trainingsbelastung wurden berücksichtigt. Am Ende kamen sie zu dem Ergebnis, dass eine Zufuhr basierend auf der Menge der fettfreien Körpermasse am sinnvollsten ist und eine Zufuhr von 2,3 bis 3,1 Gramm Protein pro Kilogramm fettfreier Masse für Kraftsportler und Bodybuilder empfehlenswert ist. Je geringer die fettfreie Masse und je höher die Kalorienzufuhr, desto geringer ist der Proteinbedarf, um die vorhandene Muskelmasse zu erhalten beziehungsweise neue Muskelmasse aufzubauen. Umgekehrt gilt: Je höher der Anteil fettfreier Muskelmasse und je niedriger die Energiezufuhr, desto mehr Proteine sollte sich ein Athlet zuführen. Ein Kraftsportler, der sich in einer Muskelaufbauphase befindet, genug Nahrungskalorien zu sich nimmt und sich der Kategorie ambitionierter Hobbysportler zurechnet, kann sich an den 2,3 Gramm Protein pro Kilogramm fettfreier

Masse orientieren. Ein Leistungsbodybuilder in unmittelbarer Wettkampfvorbereitung hingegen, der bei einer strengen Kalorienreduktion intensives Krafttraining und ergänzendes aerobes Training zur Steigerung des Kalorienverbrauchs betreibt, sollte sich eher am oberen Ende der Skala, den 3,1 Gramm Protein pro Kilogramm fettfreier Masse, oder gegebenenfalls sogar noch höher orientieren.

Proteinbedarf und Proteinnutzen

Oberste Priorität bei der Bestimmung der Proteinzufuhr für Athleten und Fitnesssportler hat, wie wir wissen, die Deckung des Proteinbedarfs. Doch was ist, wenn man sich gezielt über den Proteinbedarf hinaus Eiweiß zuführt? Hat das einen Zusatznutzen für den Muskelaufbau? Um diese Frage zu beantworten, haben Wissenschaftler erfahrenen Kraftsportlern über einen Zeitraum von acht Wochen eine extrem proteinreiche Ernährung mit 4,4 Gramm Protein pro Kilogramm Körpergewicht verabreicht[46], also weitaus mehr, als zur Bedarfsdeckung notwendig wäre. Als sie die Körperzusammensetzung der Sportler untersuchten, staunten sie. Obwohl die Hochproteingruppe deutlich mehr Protein und Kalorien aufgenommen hatte als sonst und auch als die Kontrollgruppe, die während des Untersuchungszeitraums 1,8 Gramm Protein pro Kilogramm Körpergewicht zu sich genommen hatte, hatten sich Körpergewicht, fettfreie Masse und Fettmasse bei beiden Gruppen sowie im Vorher-nachher-Vergleich nicht signifikant verändert. Die Probanden der Testgruppe hatten also ihre Proteinzufuhr verdoppelt, ohne diese Energie an anderer Stelle einzusparen, wiesen jedoch keinerlei Veränderungen der Körperzusammensetzung und auch keine Gewichtszunahme auf. Mehr Nahrungsenergie führte also nicht zu einem Anstieg des Körpergewichts. Rein theoretisch könnte man daraus schließen, dass eine erhöhte Proteinzufuhr die Gesetze der Thermodynamik außer Kraft setzt, was physikalisch jedoch nicht möglich ist.

Wissenschaftler erklärten sich dieses »Phänomen« dadurch, dass eine derart hohe Proteinzufuhr zu einer deutlich gesteigerten nahrungsinduzierten Thermogenese führt und ein nicht unerheblicher Teil der Energiemenge über Wärme an die Umgebung abgegeben wird. Wie hoch dieser Effekt ist, zeigt die Berechnung der durch Protein ausgelösten nahrungsinduzierten Thermogenese. Aus den 4,1 Kalorien pro Gramm Protein kann der Körper letztlich wenig Energie effektiv nutzen, nämlich eher 3,2 Kalorien pro Gramm als 4,1 Kalorien pro Gramm.[47] Rund 20 Prozent der über Proteine zusätzlich zugeführten Energie werden demnach in Form von Wärme an die Umgebung abgeführt. Das erklärt jedoch noch nicht, wie es zu einer vollständigen Kompensation der überschüssigen Energie kommen kann, ohne dass Körperfett angesetzt wird. Die erhöhte Wärmeabgabe erklärt nur, dass die Nahrungsenergie bei einem Overfeeding mit Protein geringer ausfällt als bei einem Overfeeding mit Kohlenhydraten oder Fetten, die eine niedrigere nahrungsinduzierte Thermogenese erwarten lassen.

Auswirkungen einer erhöhten Proteinzufuhr über den Bedarf hinaus

In weiteren Untersuchungen hat sich auch gezeigt, dass der Organismus zunächst versucht, ein Übermaß an Nahrungsenergie mit Bewegung zu kompensieren.[48] Man spricht von der Non-Exercise Activity Thermogenesis, kurz NEAT. Dies macht sich durch einen erhöhten Bewegungsdrang bemerkbar. Die Studienteilnehmer dürften sich daher unbewusst im Alltag mehr bewegt haben. Denn als NEAT wird jegliche Bewegung bezeichnet, die nicht als sportliche Aktivität anzusehen ist. Den meisten Sportlern fällt der Einfluss des NEAT erst auf, wenn sie eine kalorienreduzierte Diät machen. Denn während man bei ausreichender Nahrungsenergiezufuhr aktiv und vital ist, fühlt man sich zunehmend müde und beweget sich immer weniger, sobald der Körper in einem Kaloriendefizit ist. Während strikter Diätphasen fällt dies auf, wenn Sportler plötzlich viel mehr sitzen als stehen oder Aufzug und Rolltreppe wählen, statt Treppen zu steigen. Eine mögliche Erklärung für die unveränderte Zusammensetzung der Körpermasse trotz erhöhter Proteinzufuhr ist also, dass aufgrund eines gesteigerten kompensatorischen NEAT-Wertes in Kombination mit einer durch nahrungsinduzierte Thermogenese gesteigerten Wärmeabgabe im Körper nur ein geringer Energieüberschuss »ankommt«. Eine wichtige Schlussfolgerung aus dieser Untersuchung ist also, dass eine extrem erhöhte Proteinzufuhr über den Energiebedarf hinaus für den Muskelaufbau keinen Zusatznutzen bringt. Eine Steigerung der Kohlenhydrat- und Fettenergie kann hier eher weiterhelfen.

Auswirkungen einer erhöhten Proteinzufuhr bei einem Energiedefizit

Doch eine Proteinzufuhr über den Bedarf hinaus kann für Kraftsportler und Bodybuilder anderweitige Vorteile mit sich bringen, nämlich wenn während einer kalorienreduzierten Ernährung das Körpergewicht beibehalten werden soll. Ersetzt man beispielsweise Kohlenhydrat- oder Fettenergie bei einem bestehenden Energiedefizit durch Proteine und überlegt sich, welche Auswirkungen eine hohe Nahrungsproteinzufuhr auf die nahrungsinduzierte Thermogenese hat, ergibt sich bereits dadurch eine indirekte Energieeinsparung. Diäten mit hohem Proteinanteil bewirken wohl auch deshalb eine positive Veränderung der Körperzusammensetzung und einen schnelleren Fettabbau als Reduktionsdiäten mit geringerem Proteinanteil.[49, 50, 51] Ebenfalls sehr hilfreich ist während einer kalorienreduzierten Diät der bessere und länger anhaltende Sättigungseffekt hoher Proteinmengen.[52, 53] Auch hier gilt jedoch wieder: Befindet man sich in einer Phase, in der man sich bewusst viel Nahrungsenergie zuführt, etwa während einer Muskelaufbauphase, kann sich der starke Sättigungseffekt einer hohen Proteinzufuhr negativ auf den Appetit auswirken. Dann fällt es dem Sportler möglicherweise sogar schwerer, sein Kalorienziel zu erreichen. Um diese Situation zu vermeiden, kann eine Proteinzufuhr am unteren Bedarfsende durchaus von Vorteil sein.

Dass der Proteinbedarf variabel und dynamisch ist und sich je nach Situation verändert, wurde bereits angesprochen. Ähnlich verhält es sich mit einer erhöhten Proteinzufuhr. Diese kann sich bei einer kalorienreduzierten Ernährung durchaus positiv auf die Ergebnisse und auf das Durchhaltevermögen bei der Diät auswirken, wohingegen sich eine den Bedarf deutlich überschreitende Proteinzufuhr – etwa um Muskelmasse aufzubauen – sogar als kontraproduktiv herausstellen könnte.

Nahrungsprotein und gesundheitliche Risiken

Eine häufige Fragestellung ist die nach den gesundheitlichen Risiken einer hohen Proteinaufnahme. Insbesondere eine eingeschränkte Nierenfunktion und der Abbau von Knochenmasse werden häufig mit einer proteinreichen Ernährung in Verbindung gebracht. Während Personen mit bestehenden Nierenerkrankungen tatsächlich ihre Nahrungsproteinzufuhr penibel überwachen müssen, um ein Fortschreiten einer diagnostizierten Erkrankung zu verhindern, bedeutet das im Umkehrschluss nicht automatisch, dass Protein gesunde Nieren schädigt.[54] Man findet sogar Hinweise auf das Gegenteil.[55] Berichte, denen zufolge es aufgrund einer hohen Nahrungsproteinzufuhr zu Veränderungen des Nierengewebes kommt, müssen differenziert betrachtet werden, denn eine Veränderung oder Vergrößerung der Nieren muss nicht zwangsläufig einen pathologischen Hintergrund haben. Es kann sich um vollkommen normale physiologische Anpassungen handeln, ähnlich wie sich auch andere Gewebe an äußere Reize

anpassen. Speziell im Bodybuilding wird dies für jeden sichtbar. Wird ein Muskel häufig trainiert und muss dieser also mehr Arbeit verrichten, passt er sich daran unter anderem durch eine Vergrößerung des Muskelquerschnitts an, er wächst. Man nennt dies Hypertrophie, Muskelwachstum – genau das, was ein Bodybuilder erreichen möchte. Wird der Herzmuskel beim Training des Athleten stetig ansteigenden Anforderungen ausgesetzt, dann wächst auch dieser Muskel, das Herzmuskelgewebe wird stärker und die einzelnen Herzkammern werden unter Umständen deutlich größer. Diese Anpassungen werden durchweg als positiv empfunden. Ähnlich verhält es sich auch bei den Nieren, vorausgesetzt, diese sind gesund: Wenn die Anforderungen an sie steigen, passt sich ihr Gewebe an.

Entsprechend hat man in unterschiedlichen Untersuchungen an kraftsporterfahrenen Sportlern und Bodybuildern auch keine negativen Folgen einer hohen Proteinzufuhr von 2,8 bis 3,4 Gramm Protein pro Kilogramm Körpergewicht festgestellt.[56, 57] Dabei liegen diese Werte noch einmal deutlich über den in den Abschnitten zuvor empfohlenen 2,3 bis 3,1 Gramm Protein pro Kilogramm fettfreier Masse. Sportler mit einer gesunden Nierenfunktion müssen sich demnach keine Sorgen machen, dass eine hohe Proteinzufuhr ihrer Gesundheit schadet.

Weiterhin gibt es Vermutungen, dass sich eine proteinreiche Diät negativ auf die Knochengesundheit auswirkt. Doch auch das ist sehr kontrovers. Zwar existieren Korrelationsstudien, die einen Zusammenhang zwischen einer hohen Proteinaufnahme und der Anzahl auftretender Knochenfrakturen nahelegen,[58] doch andere Studien konnten zeigen, dass eine proteinreiche Ernährung die Heilung von Knochenfrakturen beschleunigen kann.[59] Eines steht fest: Bei einer ausgewogenen Ernährung lassen sich keine Zusammenhänge zwischen einer hohen Proteinzufuhr und einem gesteigerten Risiko für Knochenbrüche

erkennen. Werden mit der Nahrung weitere Nährstoffe, wie etwa ausreichend Kalzium und Vitamin D, aufgenommen, wirkt sich ein hoher Proteinanteil in der Ernährung sogar positiv auf die Knochengesundheit aus.[60] Wer sich also im Zuge einer ausgewogenen Ernährung ausreichend mit essenziellen Mikronährstoffen versorgt, muss sich auch bei einer sehr hohen Proteinzufuhr keine Sorgen über seine Knochengesundheit machen.

Die Proteinzufuhr auf einen Blick

Die Muskulatur besteht aus Protein. Um ihre Proteinsynthese maximal auszureizen, muss unser Körper genug Protein zur Verfügung zu haben, um eine positive Netto-Proteinbilanz zu erreichen. Haupttrigger für die Proteinsynthese ist die essenzielle Aminosäure Leucin. Mit 3 Gramm Leucin pro Mahlzeit erreicht man einen schnellen Aminosäurenanstieg im Blutplasma mit anschließendem rapiden Einstrom von Aminosäuren in die Muskelzellen. Diese bewirken eine gesteigerte Proteinsynthese. Lebensmittel mit hoher biologischer Wertigkeit besitzen einen hohen Anteil essenzieller Aminosäuren. Die Auswahl von Nahrungsproteinquellen mit hoher biologischer Wertigkeit lohnt sich demnach. Die Kombination pflanzlicher und tierischer Proteine optimiert die biologische Wertigkeit.

Welche Proteinmenge man sich zuführen sollte, richtet sich nach der persönlichen Zielsetzung, der Kalorienzufuhr und der Körperzusammensetzung. Es ist somit eine dynamische Größe. Empfohlen wird die Zufuhr von 2,3 bis 3,1 Gramm Protein pro Kilogramm fettfreier Masse. Höhere Mengen bieten keinen Mehrwert für den Muskelaufbau, können sich jedoch unter Umständen, etwa während einer Reduktionsdiät, aufgrund der starken nahrungsinduzierten Thermogenese und einem guten Sättigungseffekt positiv auf das Endergebnis auswirken. Befürchtungen einer gesundheitlichen Schädigung durch eine dauerhaft hohe Proteinzufuhr sind unbegründet, solange der Stoffwechsel und die Nieren gesund sind.

Kohlenhydrate

Neben den Proteinen spielen Kohlenhydrate – Makronährstoff Nummer zwei – eine weitere wichtige Rolle für unseren Körper. Proteine dienen in erster Linie als Baustoff und werden nur in Ausnahmefällen zur Energiebereitstellung herangezogen. Kohlenhydrate dagegen sind die Nährstoffe, wenn es darum geht, Energie wirklich effizient für unseren Körper zur Verfügung zu stellen.

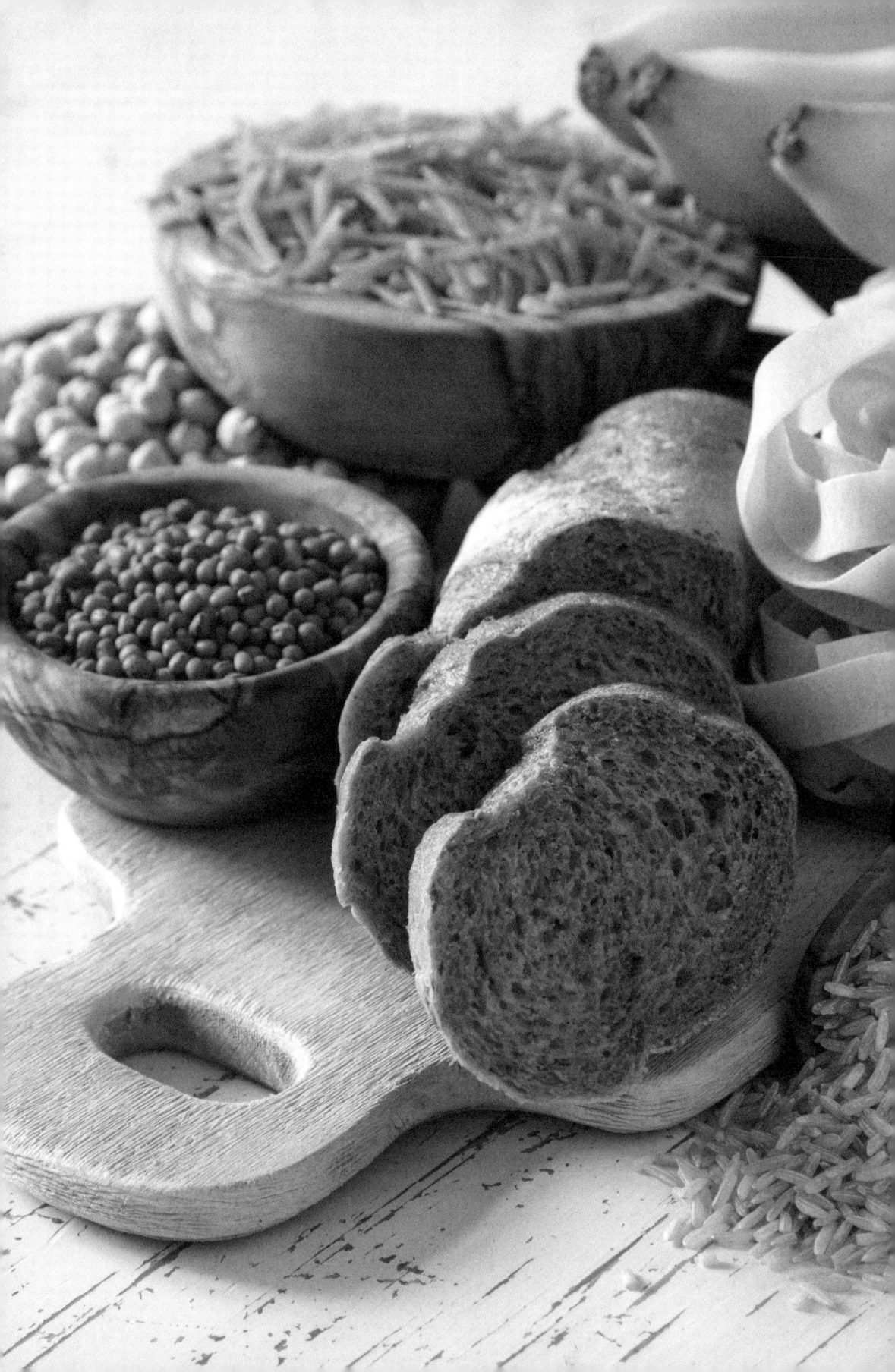

Was sind Kohlenhydrate?

Kohlenhydrate übernehmen im Körper in erster Linie die Rolle der Energieträger. Sie sind vor allem für die Nervenzellen und die roten Blutkörperchen wichtig. Denn diese Gewebe sind abhängig von einer Kohlenhydratzufuhr. Ohne Kohlenhydrate können sie nicht überleben. Gleichzeitig sind Kohlenhydrate jedoch nicht essenziell, anders als Proteine (man denke an die essenziellen Aminosäuren) und Fette (auch hier gibt es essenzielle Fettsäuren). Der Körper kann sich die Kohlenhydrate, die er für die Herstellung von Nervenzellen und Erythrozyten, also die roten Blutkörperchen,

benötigt, selbst herstellen. Dies geschieht im zentralen Stoffwechselorgan, der Leber.

Doch nicht nur Nervenzellen und Erythrozyten können gut mit Kohlenhydraten umgehen. Auch unsere Muskelzellen sind in der Lage, ihre Energie aus Kohlenhydraten zu gewinnen. Allerdings sind sie nicht im selben Maße auf Kohlenhydrate angewiesen wie das Nervengewebe und die Erythrozyten. Doch wo genau finden sich eigentlich die Kohlenhydrate in unserer Ernährung? Beim Wort »Kohlenhydrate« denkt man sofort an Lebensmittel wie Reis, Kartoffeln, Pasta, Brot, Müsli und Zucker. In Form von Getreide und Getreide-

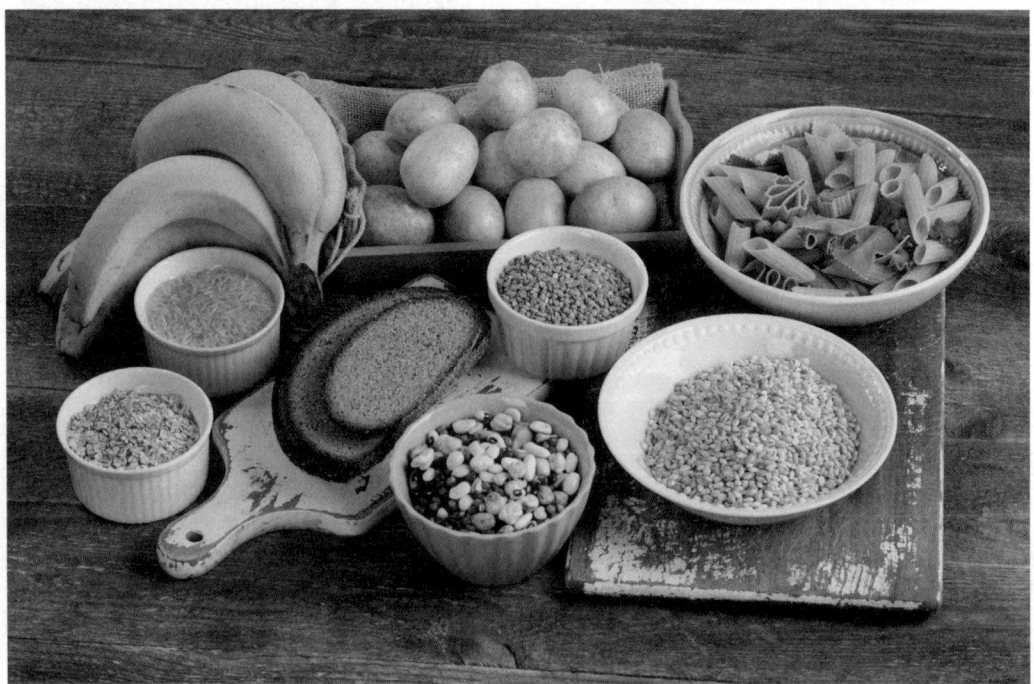

Kohlenhydrate stecken in sehr vielen Lebensmitteln, die täglich auf unseren Tisch kommen: von Brot über Nudeln, Kartoffeln und Reis bis zu Nüssen und Bananen.

produkten sind sie in unserer Ernährung heute allgegenwärtig. Und obwohl sie aus so unterschiedlichen Quellen stammen, haben sie alle eines gemeinsam: Sie sind aus einzelnen Zuckern aufgebaut, und zu diesen werden sie im Zuge der Verdauung auch wieder abgebaut. Es gibt nur einige wenige Ausnahmen: die Ballast- oder Faserstoffe.

Es ist demnach nicht falsch zu sagen, dass Kohlenhydrate Zucker sind. Sie sind in den Lebensmitteln möglicherweise in anderer Weise miteinander verknüpft, doch letztlich handelt es sich, ähnlich wie bei den Proteinen, um einzelne kleine Moleküle, die sich zu einer langen Kette verknüpfen. Während die Proteine aus Aminosäuren zusammengesetzt sind, handelt es sich bei den Kohlenhydraten um kleine Ketten oder riesige Gebilde aus unzähligen Zuckermolekülen. Um dies zu verstehen und später in der Ernährungsplanung richtig anwenden zu können, sollten Sie sich ein Grundverständnis davon aneignen, was Zuckermoleküle tatsächlich sind.

Die unterschiedlichen Zuckerarten

Nicht jedes Kohlenhydrat ist gleich. Und nicht jedes Kohlenhydrat hat die gleichen Funktionen im Körper oder Einflüsse auf unsere Gesundheit oder Leistungsfähigkeit. Dementsprechend werden unterschiedliche Kohlenhydrate im Körper auch auf unterschiedliche Weisen verstoffwechselt. So verhalten sich Kohlenhy-

drate, die von einer reifen Banane stammen, in unserem Körper anders als die aus einer gekochten Kartoffel und diese wieder anders als die aus einer wieder aufgewärmten gekochten Kartoffel. Der kleinste gemeinsame Nenner aller Kohlenhydrate ist, dass sie aus verknüpften Einfachzuckern bestehen. Man spricht hier von Monosacchariden. Alle Kohlenhydratquellen, ob Haushaltszucker oder eine Scheibe Vollkornbrot, bestehen letztlich aus Einfachzuckern, die auf unterschiedliche Arten miteinander verknüpft sind. Diese Einfachzucker heißen Glukose, Fruktose und Galaktose. Glukose kennen Sie möglicherweise auch als Dextrose oder Traubenzucker, Fruktose als Fruchtzucker und Galaktose wird auch Schleimzucker genannt. Aus diesen drei Einfachzuckern werden alle anderen Kohlenhydrate im menschlichen Körper aufgebaut.

Glukose – wichtig für Gehirn und Nerven

Die Glukose ist bei einer typisch westlichen Ernährungsweise das wichtigste und mengenmäßig am meisten konsumierte Monosaccharid. Aus Glukose bauen unsere Muskeln Glykogen auf, die Speicherform der Glukose im Körper, die den Blutzuckerspiegel stabilisiert. Dies ist für unsere Gesundheit von enormer Bedeutung, da der Körper den Blutzuckerspiegel penibel zu kontrollieren versucht. Beim gesunden Menschen funktioniert das auch sehr gut. Zudem sind einige Gewebe in unserem Körper auf die Zufuhr von Glukose angewiesen: Nervenzellen und Erythrozyten können ihre Energie nur aus Glukose beziehen.[1] Die Glukose ist sogar so wichtig für unseren Körper, dass die Leber bei Glukosemangel dazu imstande ist, Glukose selbst zu synthetisieren, um die Nervenzellen und Erythrozyten versorgen zu können und den Blutzuckerspiegel stabil zu halten. Diesen Prozess nennt man Glukoneogenese. Dieser Fähigkeit der Leber haben wir es zu verdanken, dass wir uns vollkommen kohlenhydratfrei ernähren können und unser Gehirn und die Erythrozyten trotzdem ausreichend mit Glukose versorgt werden. Auch längere Fastenphasen können toleriert werden, ohne dass Gehirn oder Erythrozyten einen akuten Energiemangel erleiden.

Verschiedene Saccharide

Die Glukose kann sich jedoch auch mit den anderen Einfachzuckern verbinden: Dann entstehen Zweifachzucker, sogenannte Disaccharide. Verbindet sich Glukose mit Fruktose, entsteht Saccharose. Diesen Zweifachzucker kennen wir umgangssprachlich als Haushaltszucker. Verbindet sich Glukose hingegen mit Galaktose, erhalten wir Laktose, den Milchzucker. Dieser hat einige Besonderheiten, da er ganz spezielle Enzyme benötigt, um aufgespalten zu werden. Die Produktion dieser Enzyme ist bei Menschen mit Laktoseintoleranz nicht ausreichend ausgebildet, weshalb es nach dem Konsum von Laktose zu Unverträglichkeitsreaktionen kommen kann. Besteht eine Verbindung aus zwei Glukosemolekülen, bezeichnen wir sie als Maltose. Andere Kombinationen der Monosaccharide zu einem Disaccharid kommen in unserer natürlichen Nahrung nicht vor. Was es allerdings gibt, ist eine Verknüpfung von Glukosemolekülen untereinander. Verbinden sich bis zu zehn Glukosemoleküle miteinander, spricht man von einem Oligosaccharid.

Das Polysaccharid Stärke

Die Glukosemoleküle können aber auch Kettenlängen von Tausenden von Glukoseteilchen erreichen und werden dann als Polysaccharide bezeichnet. Diese kennt man in der Nahrung vor allem in Form von Stärke. Bei dieser sind lange Ketten von Glukoseteilchen über spezielle chemische Verbindungen aufgebaut, die unser Körper enzymatisch aufspalten kann. Die Stärke ist die Speicherform der Glukose in Pflanzen, ähnlich wie das Glykogen beim Menschen.

Bei der Stärke unterscheidet man zwei Formen: zum einen die Amylose, einzelne geradlinige Verkettungen der Glukosemoleküle, die in sich gewunden sind; zum anderen das Amylopektin, dessen Glukoseketten stark verzweigt sind und einer Baumstruktur ähneln (Grafik rechte Seite). Man spricht deshalb auch von Verästelungen. Oftmals werden diese Moleküle auch als komplexe Kohlenhydrate bezeichnet. Die einzelnen Stärkeformen bestimmen unter anderem, wie gut und schnell die Polysaccharide verdaut werden wie sich dementsprechend die Blutzuckerreaktion nach dem Verzehr rein stärkehaltiger Kost verhält.[2, 3, 4] Stärke mit einem hohen Anteil an Amylopektin wird in der Regel besser und schneller verdaut als Stärke mit hohem Amyloseanteil.

Amylose

Amylose und Amylopektin unterscheiden sich in erster Linie durch deren Verkettungen. Amylose ist linear verkettet, Amylopektin verzweigtkettig.

Amylopektin

Ballast- und Faserstoffe

Ebenfalls zu den Kohlenhydraten gehören die sogenannten Ballast- oder Faserstoffe. Bei ihnen handelt es sich um unverdauliche Kohlenhydratketten, ebenfalls meist Polysaccharide. Was sie von den gut verdaulichen Polysacchariden unterscheidet, ist die Art ihrer chemischen Bindung. Unser Verdauungstrakt hat keinen passenden Enzymsatz, um diese Verbindungen aufzuspalten. Da nur Einfachzucker vom Darm resorbiert werden können, handelt es sich bei diesen Faserstoffen um nicht verdauliche Kohlenhydratquellen. Dennoch sind Ballaststoffe für unsere Gesundheit unerlässlich. Sie stimulieren die Peristaltik im Darm, können Cholesterine binden und aus dem Körper abtransportieren und sie können als Nahrung für unsere Darmbakterien dienen, die Ballaststoffe fermentieren, daraus kurzkettige Fettsäuren bilden, die dann wiederum rückresorbiert werden und als Energielieferanten für die Darmzellen selbst sowie die weißen Blutkörperchen dienen.[5, 6, 7] Doch auch hier gilt wiederum: Ballaststoffe sind nicht gleich Ballaststoffe. Man unterscheidet zwischen wasserlöslichen und wasserunlöslichen Ballaststoffen. Wasserlösliche Ballaststoffe haben ein deutlich höheres Wasserbindungsvermögen als wasserunlösliche Ballaststoffe, verlieren diese Eigenschaft jedoch auch schnell wieder, unter anderem, weil sie schnell bakteriell abgebaut werden.[8] Das ebenfalls gute Wasserbindungsvermögen wasserunlöslicher Ballaststoffe regt die Darmbewegungen an und verkürzt die Transitzeit, die Zeit, die der Nahrungsbrei benötigt, um durch den gesamten Magen-Darm-Trakt transportiert zu werden.

Für den Kraftsportler sind noch weitere positive Eigenschaften der Ballaststoffe von Interesse, etwa die Verlängerung der Magenverweildauer und der langsamere Anstieg des Blutzuckerspiegels nach einer kohlenhydratreichen Mahlzeit.[9, 10] Eine verzögerte Magenentleerung kann während einer Diätphase zu einem besseren und länger anhaltenden Sättigungsgefühl beitragen. Welche Rolle die Ballaststoffe in Bezug auf die Veränderung der Blutzuckerkurve nach einer kohlenhydratreichen Mahlzeit spielen, wird im Abschnitt zum glykämischen Index und der glykämischen Last noch einmal näher ausgeführt.

Kohlenhydratverdauung und Absorption

Wie bereits dargelegt, können die Zellen im Dünndarm nur Monosaccharide resorbieren. Die mit der Nahrung zugeführten Kohlenhydrate sind jedoch selten reine Monosaccharidquellen. Der Körper muss daher die zugeführten Kohlenhydrate zunächst verdauen, um Monosaccharide zu erhalten. Verdauung bedeutet also in diesem Fall nichts anderes, als

dass lange Polysaccharid-Ketten zu einzelnen Monosaccharid-Molekülen heruntergebrochen werden.

Die Verdauung beginnt bereits im Mund: Im ersten Schritt wird die Nahrung beim Kauen mechanisch zerkleinert und gleichzeitig eingespeichelt. Im Speichel befinden sich bereits geringe Mengen des Enzyms α-Amylase. Dieses Enzym zerlegt lange Stärkekohlenhydratketten in kürzere. Aus Polysacchariden werden also zunächst einmal Oligosaccharide. Der Großteil der Kohlenhydratverdauung findet dann im Dünndarm statt. Auch hier erfolgt mittels α-Amylasen eine Verkürzung von Polysacchariden zu Oligosacchariden. Diese werden dann im weiteren Verlauf zu Disacchariden abgebaut. Im Fall von Stärke sind es die Disaccharide Maltose und Isomaltose – jeweils Verknüpfungen zweier Glukosemoleküle, jedoch mit unterschiedlicher chemischer Bindung. Anschließend werden diese Disaccharide mithilfe von weiteren Enzymen zu Monosacchariden zerlegt. Diese Einfachzucker können nun über die Darmwand aufgenommen werden. Das Gleiche gilt auch für die anderen im Darm ankommenden Disaccharide wie etwa Saccharose oder Laktose.

Eine Besonderheit besteht bei der Verdauung von Laktose. Das dafür zuständige Enzym, die Laktase, wird in den Schleimzellen des Dünndarms gebildet. Menschen mit einer Laktoseunverträglichkeit produzieren im Vergleich zur Zufuhrmenge zu geringe Mengen Laktase. Menschen mit einer diagnostizierten

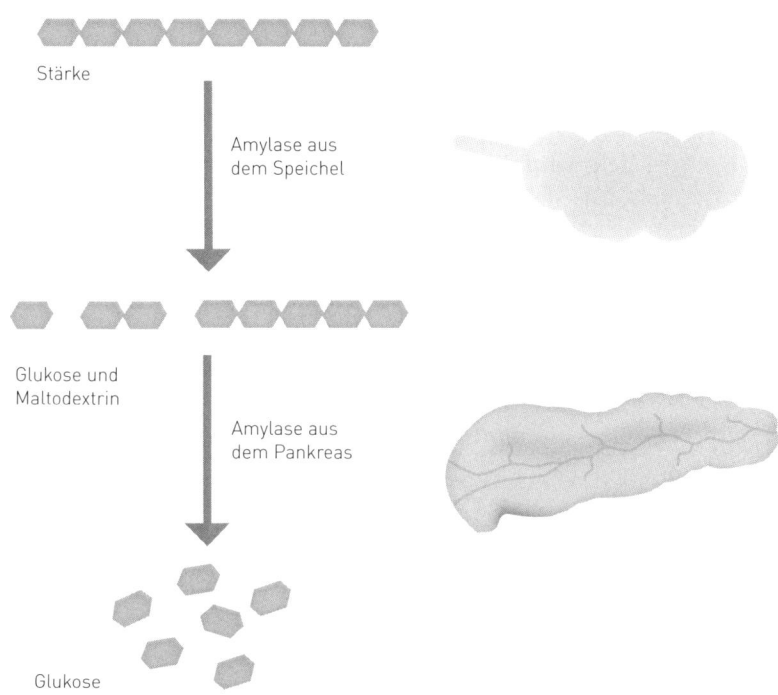

Stärke

Amylase aus
dem Speichel

Glukose und
Maltodextrin

Amylase aus
dem Pankreas

Stärke wird bereits mit der
Amylase aus dem Speichel
in kleinere Ketten zerlegt.
Die Amylase aus der
Bauchspeicheldrüse spaltet
diese kurzen Ketten dann
zu Einfachzuckern.

Glukose

Laktoseintoleranz produzieren nur marginale Mengen Laktase. Die natürliche Laktaseproduktion des Körpers kann mit zunehmendem Alter abnehmen, weshalb eine Laktoseintoleranz meist erst nach dem Kindesalter oder im frühen Erwachsenenalter auftritt.[11] Kann die Laktose nicht in Glukose und Galaktose gespalten werden, gelangt die Laktose in den Dickdarm. Dort wird sie von Bakterien zersetzt. Allerdings kommt es gleichzeitig zur Entstehung von Gasen, die zu Blähungen und Bauchkrämpfen führen können. Weil Laktose Wasser bindet, kann zusätzlich der sogenannte osmotische Effekt einsetzen, ein Wassereinstrom in den Dickdarm, der akute Durchfälle hervorruft.[12]

Werden die Disaccharide im Dünndarm jedoch ordnungsgemäß zu Monosacchariden abgebaut, können diese auch über die Darmschleimhaut aufgenommen werden. Diese Aufnahme ist jedoch nicht komplett »barrierefrei«. Es existieren unterschiedliche Transporter, die die einzelnen Monosaccharide zunächst in die Darmzellen aufnehmen und auf der anderen Seite wieder ins Blut abgeben. Glukose und Galaktose werden über dasselbe Transportsystem aufgenommen. Dieser Transporter wird als Sodium-Glukose-Transporter-1 (SGLT1) bezeichnet. Sodium ist die englische Bezeichnung für Natrium, das wir als Salz mit der Nahrung aufnehmen. Der Transport ist aktiv, was bedeutet, dass Energie aufgewendet werden muss. Für die Aufnahme von Glukose und Galaktose benötigen wir demnach Natrium und Energie. Auf der anderen Seite der Zelle wird die Glukose über den Glukosetransporter-2 (GLUT2) in die Blutbahn entlassen.

Die Fruktose hingegen nutzt ein anderes Transportsystem. Das ist für Sportler insbesondere deshalb von Bedeutung, weil jedes Transportsystem bestimmte Kapazitäten besitzt. Auch wenn diese überschritten werden, können pro Zeiteinheit nicht mehr Moleküle aufgenommen werden. Das Problem lässt sich lösen, indem man die Energiemenge, die man sich zuführen möchte, auf unterschiedliche Zucker und somit auch auf unterschiedliche Transportsysteme verteilt, um mehr Kohlenhydratenergie pro Zeiteinheit aufnehmen und damit auch verbrennen zu können.[13, 14] Die Fruktose wird über den sogenannten GLUT5 in die Darmzellen aufgenommen und über GLUT2, denselben Transporter wie für Glukose und Galaktose, in die Blutbahn abgegeben.

Sind die Monosaccharide in der Blutbahn, der sogenannten Pfortader, angekommen, werden sie zur Leber transportiert. Da alle Monosaccharide wasserlöslich sind, sind keine weiteren Transporter notwendig. In der Leber angekommen, werden Fruktose und Galaktose effizient aufgenommen und im Verlauf der Verstoffwechselung zu Zwischenprodukten des Glukosestoffwechsels umgebaut. Sie können nun entweder als Leberglykogen gespeichert werden oder der Leber selbst als Energiesubstrat dienen. Die Glukose hingegen kann, in der Leber angekommen, entweder für die bereits genannten Zwecke verwendet werden, oder sie wird in die systemische Blutbahn abgegeben und kann zu anderen Geweben des Körpers wie etwa dem Muskelgewebe transportiert werden. Je mehr Glukose gleichzeitig zur Leber gelangt, desto mehr wird auch in die Blutbahn abgegeben, was zu einem schnellen Anstieg des Blutzuckerspiegels führen kann.

Der glykämische Index und die glykämische Last

Der glykämische Index (GI) gibt an, wie sich der Blutzuckerspiegel verhält, nachdem 50 Gramm Kohlenhydrate durch den Verzehr eines kohlenhydratreichen Lebensmittels aufgenommen wurden.[15] Der glykämische Index ist demnach abhängig davon, wie schnell ein kohlenhydratreiches Lebensmittel verdaut und über den Dünndarm aufgenommen wird. Hier spielen unterschiedliche Aspekte eine wichtige Rolle, etwa wie schnell die aufgenommenen Kohlenhydrate im Darm zur Verfügung stehen und wie hoch die Enzymaktivität ist, wenn der Speisebrei im Dünndarm ankommt. In Bezug auf die Magenverweildauer haben wir bereits im Abschnitt zu den Ballaststoffen festgestellt, dass Ballaststoffe die Magen-Darm-Passage verzögern können und die Magenverweildauer verlängern. Das bedeutet, dass pro Zeiteinheit weniger Kohlenhydrate aus dem Magen in den Darm gelangen. Und das bedeutet natürlich auch, dass weniger Kohlenhydrate auf einmal vom Darm aufgenommen und in den Blutkreislauf abgegeben werden können. Wenn weniger abgegeben werden können, steigt auch der Blutzuckerspiegel entsprechend langsamer an. Wir können also festhalten, dass Kohlenhydratquellen mit hohem Ballaststoffanteil einen deutlich niedrigeren glykämischen Index haben als Kohlenhydratquellen mit wenigen Ballaststoffen. Kurze Kohlenhydratketten, die gar keine Ballaststoffe enthalten, haben somit einen hohen glykämischen Index und lassen den Blutzuckerspiegel schneller und stärker ansteigen. Man kann beispielsweise Vollkornbrot mit Weißbrot vergleichen. Selbst wenn beide Brote aus dem gleichen Getreide bestehen, lösen sie vollkommen unterschiedliche Blutzuckerreaktionen aus. Das Vollkornweizenbrot, aus dem vollen Korn gebacken, beeinflusst den Blutzuckerspiegel aufgrund der enthaltenen Ballaststoffe deutlich weniger als die gleiche Menge Kohlenhydrate aus einem Weißmehlbrot, das zwar auch aus Weizenmehl, jedoch lediglich aus dem Mehlkörper des Kerns hergestellt wurde.

Wie man anhand der Tabelle auf den Seiten 57 und 58 außerdem sehen kann, sagt die Komplexität der Kohlenhydratquelle nur bedingt etwas über ihren glykämischen Index aus. Komplexe Kohlenhydrate können einen geringeren glykämischen Index aufweisen als solche, die nicht als komplex bezeichnet werden. Lebensmittel, die einen hohen Anteil an Amylopektin, komplexen Kohlenhydratstruk-

turen, aufweisen und nur einen sehr geringen Ballaststoffgehalt haben, besitzen in der Regel den höchsten GI. Gute Beispiele hierfür sind Weißbrot oder weißer Reis.

Ein Problem des glykämischen Index ist jedoch, dass dieser die typische Portionsgröße eines kohlenhydratreichen Lebensmittels nicht berücksichtigt. Der glykämische Index wird standardmäßig an einer Zufuhrmenge von 50 Gramm Kohlenhydraten ermittelt, die dann ins Verhältnis gesetzt wird zur Blutzuckerreaktion nach der Aufnahme von 50 Gramm reiner Glukose. In der Praxis bedeutet das: Um auf 50 Gramm Kohlenhydrate aus Weißmehlbrötchen zu kommen, reichen ein bis zwei Brötchen aus. Das ist eine durchaus übliche Portionsgröße für einen Bodybuilder oder Kraftsportler. Wie Sie der Tabelle auf den Seiten 57 und 58 jedoch entnehmen können, besitzen Karotten die nahezu identische glykämische Last wie Weißbrot. Allerdings ist der Kohlenhydratgehalt der Karotten deutlich geringer, und um auf 50 Gramm Kohlenhydrate zu kommen, müsste man über ein Kilogramm Karotten auf einmal essen. Nur dann lässt sich der glykämische Index mit dem des Weißbrots vergleichen. Ein Kilogramm Karotten dürfte sogar für Bodybuilder in der Aufbauphase eine echte Herausforderung darstellen, denn eine typische Sportlermahlzeit besteht selten aus nur einem Kilogramm rohem Gemüse. Betrachtet man nur den glykämischen Index, könnte man auf den ersten Blick denken, Karotten seien aufgrund ihres hohen Wertes eher nicht zu empfehlen. Geht

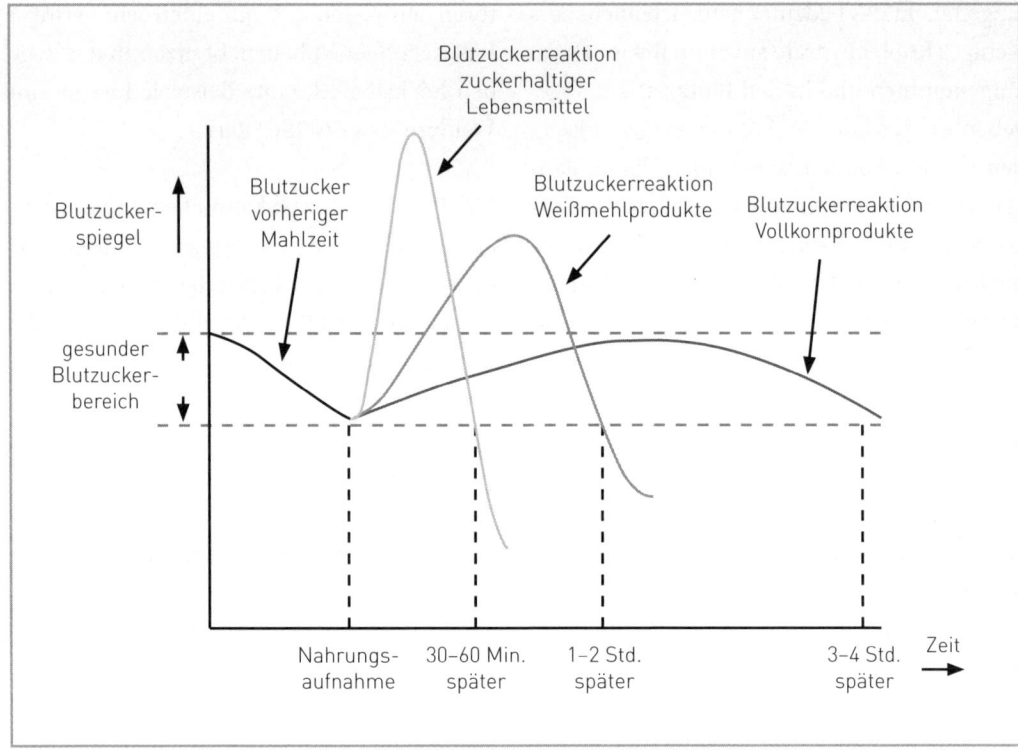

Der Verzehr von Vollkornprodukten beweist, dass der Blutzuckerspiegel dabei konstant im gesunden Bereich bleibt – im Gegensatz zu Weißmehlprodukten und zuckerhaltigen Lebensmitteln.

man jedoch davon aus, dass eine übliche Portionsgröße bei etwa 150 bis 200 Gramm liegt, was ein bis zwei Karotten entspricht, wird schnell klar, dass die darin enthaltene Kohlenhydratmenge von unter 10 Gramm zwar die gleiche glykämische Last aufweist wie eine übliche Portion Weißbrot, nicht aber dieselben Blutzuckerreaktionen auslösen kann. Mit anderen Worten: Geht man davon aus, dass die Kohlenhydrate aus dem Weißbrot genauso schnell ins Blut abgegeben werden wie die aus der Karotte, eine übliche Portion Weißbrot

50 Gramm Kohlenhydrate liefert, eine Portion Karotten jedoch nur 10 Gramm, so leuchtet es ein, dass der Blutzuckerspiegel nach dem Verzehr einer Portion Weißbrot fünfmal stärker ansteigt als nach dem Verzehr einer Portion Karotten. Der glykämische Index ist demnach nicht sehr praxistauglich. Um die Blutzuckerreaktion auf unterschiedliche Lebensmittel miteinander vergleichen zu können, arbeitet man stattdessen mit dem Wert der glykämischen Last (GL). Dieser berücksichtigt sowohl die Qualität als auch die Quantität der zuge-

führten Kohlenhydrate. Die glykämische Last leitet sich demnach vom glykämischen Index ab. Sie berechnet sich mittels folgender Formel[16]:

GL (Lebensmittel) = GI (Lebensmittel) × Verzehrmenge an Kohlenhydraten / 100

Die glykämische Last ist somit aussagekräftiger als der glykämische Index allein, ist jedoch ebenfalls nicht unproblematisch. Denn auch bei der Berechnung der glykämischen Last wird lediglich das isolierte Lebensmittel betrachtet. In der Praxis kommt es jedoch sehr selten vor, dass man beispielsweise ein Brötchen allein isst. Belegt man es etwa mit Käse und isst dazu noch etwas Rohkost, verändern sich die Magenverweildauer und die Blutzuckerreaktion sogleich. Das Konzept des glykämischen Index und der glykämischen Last ist demnach für Kraftsportler nur bedingt relevant, beispielsweise dann, wenn man schnell verdauliche Lebensmittel ohne lange Magenverweildauer benötigt, um nach einem Training oder Wettkampf die Kohlenhydratspeicher des Körpers rasch wieder aufzufüllen. Dann sollte man sich diese Lebensmittel auch tatsächlich mehr oder minder isoliert zuführen.

Der glykämische Index und die glykämische Last können auch als Richtwert herangezogen werden, um die Qualität eines Lebensmittels zu beurteilen. Lebensmittel mit niedrigem glykämischem Index haben meist einen höheren Ballaststoffgehalt und eine höhere Nährstoffdichte als solche mit hohem glykämischem In-

dex beziehungsweise hinsichtlich der glykämischen Last einen geringeren Kohlenhydratanteil auf 100 Gramm des verzehrfertigen Lebensmittels. Beachtet werden muss, dass sich der glykämische Index durch die Zubereitung von Lebensmitteln verändert. Pasta al dente hat beispielsweise einen geringeren glykämischen Index als gut durchgekochte Pasta. Das erschwert die Anwendung dieser Kriterien zusätzlich. Interessant für Kraftsportler ist außerdem, dass sie Lebensmittel mit einem hohen glykämischen Index kombinieren können mit Lebensmitteln mit einem niedrigen glykämischen Index und einem hohen Ballaststoffanteil, um deren Blutzuckerreaktion positiv zu beeinflussen. Gleichzeitig lässt sich dadurch die glykämische Last senken.

Lebensmittel	GI	GL	KH in g pro 100 g
Ahornsirup	43	65	67
Ananas	6	45	13
Apfel	4	35	11
Aprikose	2,5	30	8,5
Bagel	36	70	51
Banane	12	55	21,5
Birne	5	30	16
Blumenkohl	1	15	5
Grüne Bohnen	1,5	30	5
Brokkoli	1	15	6
Brot (Weißmehl)	34	70	49
Cola	8	70	11
Couscous	45	65	70

Lebensmittel	GI	GL	KH in g pro 100 g
Croissant	31,5	70	45
Datteln	22,5	70	32
Eiscreme	17	60	28
Erbsen	5	45	10,5
Erdbeeren	1,5	25	5,5
Erdnussbutter	5	40	12
Feigen	4,5	35	13
Fruktose	20	20	100
Glukose	100	100	100
Gnocchi	23,5	70	33,5
Grapefruit	2,5	30	7,5
Haferflocken	23,5	40	58
Heidelbeeren	1,5	25	7
Himbeeren	2	25	5
Honig	49	60	82
Joghurt (1,5 % Fett)	1,4	33	5
Joghurt (3,5 % Fett)	2	36	5
Karotten	3,5	70	5
Kartoffeln	11	65	15
Ketchup	13	55	23
Kirschen	2,5	25	10
Kiwi	5	50	10
Kohlrabi	0,5	15	3,5
Kürbis	1	15	4,5
Linsen	12	30	40
Mais	14	65	22
Mandarinen	3,5	30	11
Mango	6,5	50	13
Marmelade	45	65	70

Lebensmittel	GI	GL	KH in g pro 100 g
Milch	1,5	30	5
Müsli mit Zucker	45	65	67
Naturreis	32	45	71
Orangen	3,5	35	10
Paprika	1	15	4
Pfirsich	4	42	9
Pizza	15	60	25
Pommes frites	33	95	35
Popcorn	60	85	70
Pumpernickel	15	40	37
Quark	1	30	4
Quinoa	20	35	60
Reis (weiß)	45	60	75
Rosenkohl	1,5	15	9
Rosinen	50	65	77
Rote Bete	2,5	30	8,5
Schokolade (> 70 % Kakaoanteil)	7	25	26
Soja	1	15	6,5
Spaghetti al dente	30	40	75
Süßkartoffeln	12	50	24
Tapioka	72	85	85
Tofu	0,5	15	2
Tomate	1	30	4
Trauben	8	45	17
Vollkornbrot	18	40	45
Wassermelone	4,5	75	6
Zucchini	0,5	15	2

Die Regulation des Kohlenhydratstoffwechsels

An der Regulation des Kohlenhydratstoffwechsels sind unterschiedliche Organe beteiligt. Die Bauchspeicheldrüse produziert unter anderem das Hormon Insulin, das den Blutzuckerspiegel senkt, während die Leber dafür zuständig ist, den Blutzuckerspiegel vor zu starkem Absinken zu bewahren. Verantwortlich hierfür ist in erster Linie wieder ein Hormon, das in der Bauchspeicheldrüse produziert wird, das Glukagon. Insulin und Glukagon sind natürliche Gegenspieler und direkt voneinander abhängig.

Nach einer Mahlzeit mit hoher glykämischer Last kommt es zu einem starken Anstieg des Blutzuckerspiegels und somit auch zu einem rapiden Anstieg des Insulinspiegels im Blut. Die Hauptaufgabe des Insulins besteht darin, den Blutzuckerspiegel in einen physiologisch optimalen Bereich zu senken und die zugeführte Energie im Körper zu speichern. Das Insulin ist sehr vielseitig und beeinflusst eine Vielzahl unserer Erbanlagen wie auch deren Aktivitäten im Körper.[17] Der Blutzuckerspiegel wird in erster Linie gesenkt, indem die Glukose im Blut in den Muskelzellen in Form von Glykogen gespeichert wird. Dazu werden die Insulinrezeptoren an den Muskelzellen stimuliert. Dockt das Insulin an diese Rezeptoren an, werden die Glukosetransporter-4 (GLUT4) in die Zellwände der Muskelzelle eingebaut. Durch sie kann die Glukose aus dem Blut ins Zellinnere gelangen, wie die Gra-

fik verdeutlicht..[18] Dort wird die Glukose phosphoryliert, das heißt, dass ein Phosphatteilchen mithilfe eines Enzyms an die Glukose angeheftet wird. Das verhindert, dass die Glukose wieder aus der Zelle ins Blutplasma gelangen kann, denn die Muskelzelle hat kein Enzym, um die Phophorylierung wieder aufzuheben.[19]

Das Einschleusen der Glukose in die Muskelzellen über GLUT4 ist also ein insulinabhängiger Prozess, zumindest unter Ruhebedingungen. Bei körperlicher Belastung ist die Bereitstellung der GLUT4 auch unabhängig von Insulin möglich,[20, 21] das Insulinsignal wird umgangen. Welcher Mechanismus genau hinter dieser Reaktion der Zellen steckt, ist bisher nicht vollständig geklärt.[22]

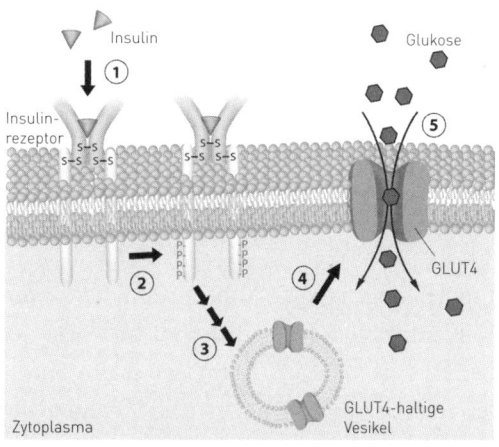

Durch die Besetzung der Insulinrezeptoren werden die GLUT4 in die Zellmembran eingebaut. Die Glukose kann so ins Zellinnere aufgenommen werden.

Auswirkungen bei körperlicher Belastung

Die in der Zelle angekommene und phosphorylierte Glukose wird nun im postprandialen Stoffwechsel zu Glykogen aufgebaut. Diese Speicherform der Glukose ist vergleichbar mit einer Art »Muskelstärke«. Denn auch hier werden einzelne Glukosemoleküle zu komplexen Gebilden aufgebaut. Steigt der Energiebedarf im Muskel an, beispielsweise durch Training, so kann die Zelle das gespeicherte Glykogen wieder zu Glukose abbauen, die anschließend aerob und auch anaerob oxidiert wird – also mit und ohne Beteiligung von Sauerstoff –, um dem Körper Energie bereitzustellen. Kohlenhydrate sind für Sportler vor allem dann von Interesse, wenn sie überwiegend im anaeroben Bereich trainieren, wenn der Stoffwechsel also auch ohne die Anwesenheit von Sauerstoff Energie bereitstellen muss. Das ist der Fall, wenn eine Aktivität so intensiv ist, dass der Sauerstoffbedarf des Körpers die maximal mögliche Sauerstoffaufnahme durch die Atmung kurzzeitig übersteigt. Fette können dann nicht mehr als Energielieferanten dienen, da sie nur unter Beteiligung von Sauerstoff verstoffwechselt werden können. Für hochintensive Belastungen sind daher Kohlenhydrate der ideale Treibstoff.

Empfehlungen zur Mindestaufnahme von Kohlenhydraten bei Sportlern lassen sich hier bereits grob ableiten. Je intensiver ein Sportler trainiert und je höher das Volumen des intensiven Trainings oberhalb der anaeroben Schwelle ist, desto mehr Kohlenhydrate sind notwendig, damit er die entsprechende Leistung erreichen und aufrechterhalten kann. Auf der anderen Seite gilt, dass Sportler, die über lange Zeiträume mit niedriger bis moderater Intensität trainieren und sich überwiegend im aeroben Bereich aufhalten, sehr viel weniger Kohlenhydrate benötigen, da die aerob verstoffwechselbaren Fette ihnen einen Großteil der benötigten Energie liefern können. Die ersten 6 bis 15 Sekunden einer hochintensiven Belastung werden hingegen weder durch eine Energiebereitstellung über Kohlenhydrate noch über Fette gedeckt, sondern über direkt verfügbares ATP (Adenosintriphosphat) und eine Resynthese über Kreatinphosphat.

ATP ist die eigentliche »Energiewährung« des Körpers. Die energieliefernden Makronährstoffe der Ernährung werden bis auf ATP abgebaut. Es ist jedoch nur begrenzt speicherbar. Sind die Speicher entleert, muss das Training entweder in seiner Intensität reduziert oder abgebrochen werden. Andernfalls werden die Kohlenhydratspeicher der Muskelzellen angezapft, die Glukose wird zu ATP abgebaut, das nun die Energie bereitstellt, damit das Leistungsniveau möglichst gehalten werden kann. Doch auch hier sind natürliche Grenzen gesetzt. Übersteigt der Energiebedarf beispielsweise die maximale Energieflussrate der Zelle, muss die Trainingsintensität ebenfalls reduziert werden. Für den Kraftsportler ist in diesem Zusammenhang wichtig, dass ein typisches Maximalkrafttraining, bei dem eine einzelne Wiederholung mit maximaler Intensität trainiert wird, viel weniger vom Kohlenhydratstoffwechsel abhängig ist als ein

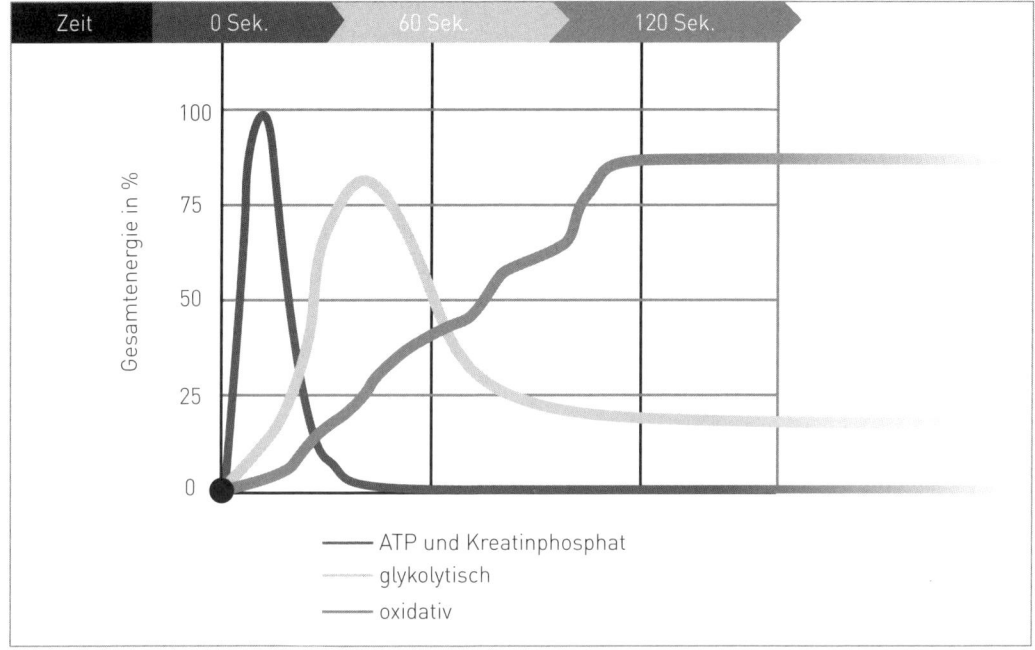

Der prozentuale Anteil unterschiedlicher Energielieferanten und Substrate ist abhängig von Intensität und Dauer der Belastung.

Kraftausdauertraining mit 15 bis 20 Wiederholungen und einer Satzdauer von weit über 6 bis 15 Sekunden.

Die Aufgabe der Leber beim Zusammenspiel von Glukagon und Insulin

Wie bereits angesprochen, kann die Phosphorylierung der Glukose – ist diese erst einmal in der Muskelzelle angekommen – nicht mehr rückgängig gemacht werden. Das bedeutet, dass einmal in der Muskelzelle als Glykogen gespeicherte Glukose der Muskelzelle erhalten bleibt und nur noch zur Energiebereitstellung in der Zelle genutzt werden kann. Sie kann demnach nicht mehr zu Regulierung des Glukosespiegels im Blut verwendet werden. Hier unterscheiden sich Muskel- und Leberzellen. Denn die Leberzellen besitzen ein Enzym, um die Phosphorylierung der Glukose wieder aufzuheben. Dadurch kann in der Leber gespeicherte Glukose wieder in das Blutplasma abgegeben werden, wenn der Blutzuckerspiegel zu sinken beginnt. Zuständig hierfür ist in erster Linie der Gegenspieler des Insulins, das Glukagon. Sinkt der Blutzuckerspiegel, wird Glukagon ausgeschüttet, das sich an die Leberzellen andockt und die Ausschüttung von Glukose bewirkt. Hier ist gut zu erkennen, in welcher Wechselwirkung Insulin und Glukagon zueinander stehen. Steigt der Blutzuckerspiegel nach einer Mahlzeit stark an, wird Insulin ausgeschüttet, um diesen zu senken. Damit der Blutzuckerspiegel nicht zu stark sinkt, wird Glukagon aus der Bauchspeicheldrüse ausgeschüttet, damit die Leber wiederum Glukose freisetzt, um einen Abfall des Blutzuckerspiegels aufzufangen. Steigt der Blutzuckerspiegel dadurch etwas zu stark an, wird erneut ein klein wenig Insulin ausgeschüttet. Ein gutes Zusammenspiel von Glukagon und Insulin ist für einen gesunden Stoffwechsel daher unerlässlich.

Liefert die Nahrung zu wenig Kohlenhydrate, um die Glykogenspeicher der Leber gefüllt zu halten, tritt die Leber selbst in Aktion und stellt die zur Stabilisierung des Blutzuckerspiegels benötigte Glukose selbst her. Substrate für diese Glukoneogenese sind unter anderem Aminosäuren, die auch aus der Muskulatur stammen.[23] Die Regulation des Kohlenhydratstoffwechsels lässt sich also so zusammenfassen, dass Insulin den Blutzuckerspiegel senkt, indem es die GLUT4-Aktivierung in den Muskelzellen stimuliert und den Glykogenaufbau fördert. Sinkt der Insulinspiegel und steigt der Energiebedarf an, wird dieses Glykogen abgebaut und der Glykolyse zugeführt, um ATP zu erzeugen. Mit Absinken des Blutzuckerspiegels wird Glukagon aus der Bauspeicheldrüse freigesetzt, das wiederum einen Abbau und eine Freisetzung von Leberglykogen beziehungsweise Glukose bewirkt, um den Blutzuckerspiegel stabil zu halten. Ist zu wenig Leberglykogen vorhanden, synthetisiert die Leber die Glukose selbst aus Substraten des Fettstoffwechsels und Aminosäuren.

Kohlenhydrate in Krafttraining und Bodybuilding

Eines ist klar: Kohlenhydrate polarisieren! Das lässt sich mit Blick auf die unterschiedlichsten Veröffentlichungen, Artikel und Bücher immer deutlicher feststellen. Dabei verhält es sich mit der Kohlenhydratzufuhr eigentlich recht ähnlich wie mit der optimalen Proteinzufuhr: Sie ist variabel und dynamisch. Vielleicht sogar noch viel variabler und dynamischer, als es beim Protein der Fall ist. Denn wie hoch der Kohlenhydratanteil der Ernährung sein sollte, hängt in erster Linie von der Trainingsintensität und dem Trainingsvolumen ab, wie bereits kurz angesprochen. Wer ein intensives Training mit hohem Volumen vor sich hat, profitiert von vollen Glykogenspeichern und kann einen vorzeitigen Mangel an Muskelglykogen verhindern, um seine Leistung zu optimieren.[24, 25] Dazu sollte man sich mit der Nahrung eine ausreichende Menge Kohlenhydrate zuführen. Wie hoch die Zufuhr sein muss, ist individuell verschieden. Ein Kraftsportler, der nach dem HIT-Prinzip trainiert und nur wenige hochintensive Sätze pro Trainingseinheit absolviert, kann durchaus auch mit einer geringen Kohlenhydratzufuhr gut zurechtkommen. Ein Bodybuilder mit hohem Trainingsumfang, der pro Satz eine moderate bis hohe

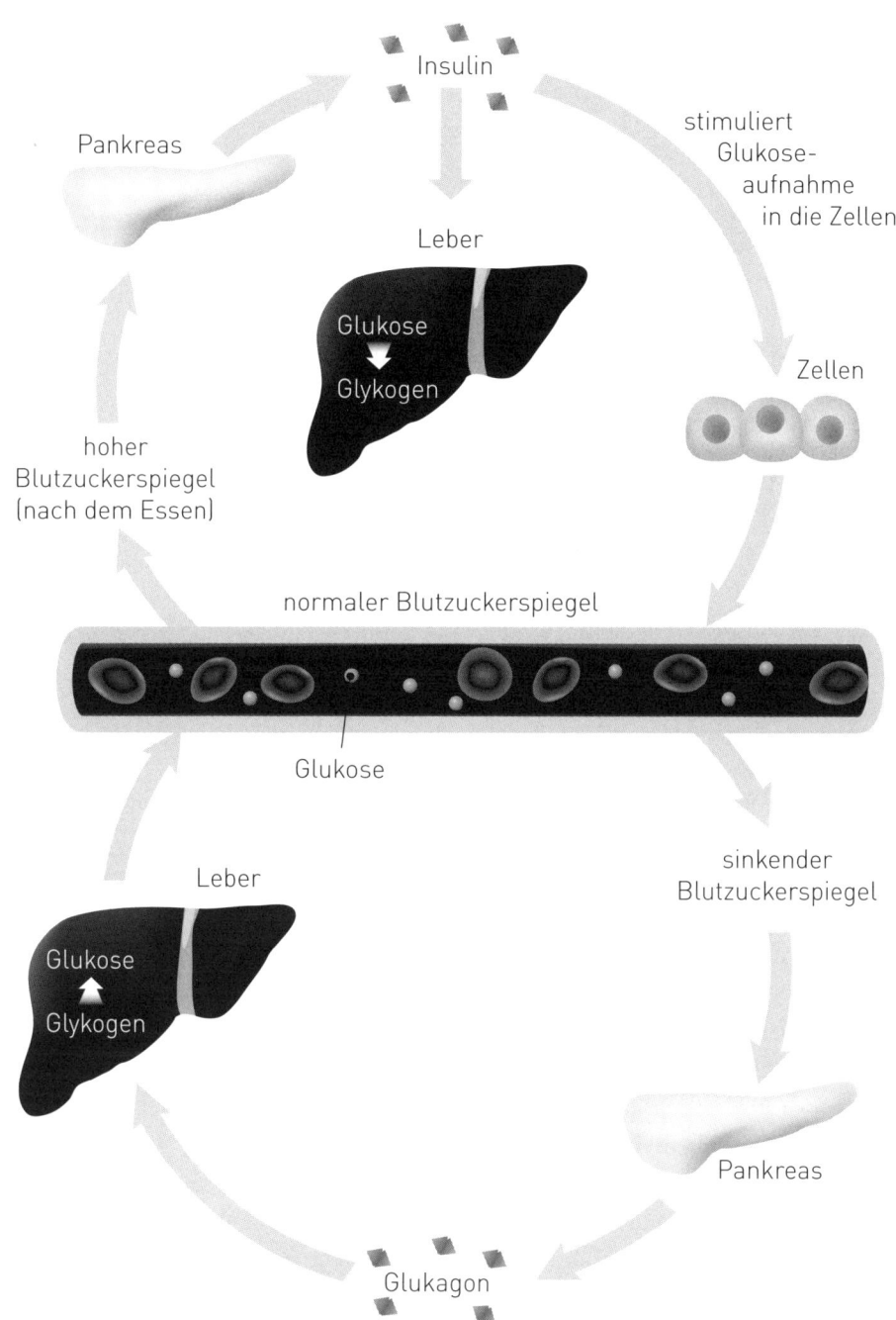

Insulin stimuliert das Senken des Blutzuckerspiegels. Ein niedriger Blutzuckerspiegel führt zu einer Ausschüttung von Glukagon, um den Blutzuckerspiegel zu stabilisieren.

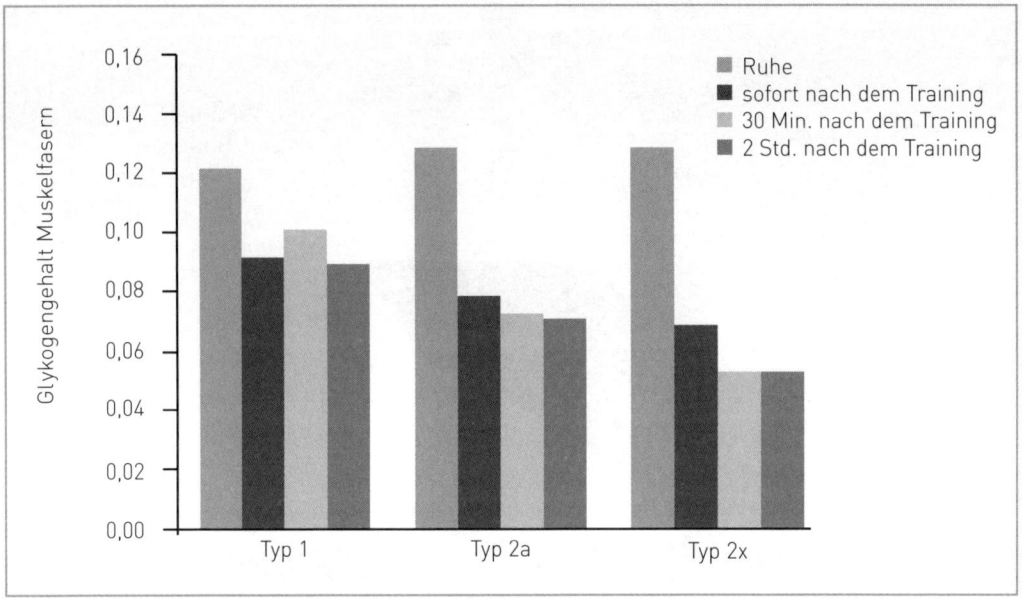

Training wirkt sich auf den Glykogengehalt und den Glykogenverbrauch der Muskelfasern je nach Muskelfasertyp unterschiedlich aus.

Zahl an Wiederholungen absolviert, könnte jedoch Probleme mit seiner Leistungsfähigkeit bekommen, wenn er sich zu wenig Kohlenhydrate zuführt. Denn speziell bei einem solchen Training sind die Kohlenhydrate die wichtigsten Energielieferanten.[26] Als Bodybuilder oder Kraftsportler kann man sich nicht einfach an den Empfehlungen der Kohlenhydratzufuhr für andere Sportarten orientieren. Denn selbst bei vergleichsweise hohem Trainingsvolumen ist der Energieverbrauch beim Krafttraining deutlich geringer als bei anderen Sportarten, etwa Spielsportarten mit wiederkehrenden intensiven Belastungsspitzen. Untersuchungen an Kraftsportlern ergaben, dass 4 bis 7 Gramm Kohlenhydrate pro Kilogramm Körpergewicht für Kraftsportler ausreichend sind.[27] Jedoch weisen die Autoren dieser Untersuchung auch auf die Abhängigkeit der empfohlenen Kohlenhydratzufuhr von der Art des Trainings hin. Auch die unterschiedliche Zusammensetzung der einzelnen Muskelfasern innerhalb einer Muskelgruppe und die Art des Trainings können eine wichtige Rolle spielen, denn unterschiedliche Muskelfasern besitzen auch unterschiedliche oxidative Kapazitäten. Ob ein gezieltes Training des Fettstoffwechsels auch beim Krafttraining zu einem glykogensparenden Effekt führen kann, ist ebenfalls fraglich. Scheinbar sind die einzelnen Variablen, die bei der empfohlenen Zufuhrmenge zu beachten sind, recht vielseitig. So konnten Koopman und Kollegen bei einer Untersuchung feststellen, dass sich der Glykogengehalt. nach einem 45-minütigen Krafttraining bei den Teilnehmern um 23 bis 45 Prozent verringerte.[28] Das ist eine vergleichsweise große Spanne zwischen den einzelnen Sportlern.

Kohlenhydratmengen während des Trainings anpassen

Wie viel Energie und damit Kohlenhydrate sich ein Sportler zuführen muss, hängt von seiner Zielsetzung ab. Befindet sich ein Bodybuilder beispielsweise in einer Diätphase, um seinen Körperfettanteil zu reduzieren, bleiben ihm nach Abzug der Mindestproteinmenge und einer vorteilhaften Nahrungsfettzufuhr höchstwahrscheinlich nicht genug Kalorien für die benötigten 4 bis 7 Gramm Kohlenhydrate pro Kilogramm Körpergewicht übrig. Dann muss der Athlet Prioritäten setzen und gegebenenfalls sein Trainingspensum anpassen. Eine Reduktion der Kohlenhydrate zugunsten einer höheren Proteinaufnahme kann in diesem Fall vorteilhaft sein, besonders aufgrund der nahrungsinduzierten Thermogenese und der stärkeren Sättigung einer proteinreichen Ernährung, wie im vorigen Kapitel bereits dargelegt. Bei reduzierter Kohlenhydrat- und gleichzeitig erhöhter Proteinzufuhr lässt sich auch eine Optimierung der Körperzusammensetzung beobachten.[29, 30] Diese Tatsache verdankt sich jedoch weniger der absoluten Kohlenhydratreduktion als der gesteigerten Proteinzufuhr.[31]

Die Bestimmung der optimalen Kohlenhydratzufuhr ist also eine Gratwanderung: Einerseits muss die maximale Leistungsfähigkeit erhalten bleiben und die Kohlenhydratmenge an das Trainingsvolumen, die Trainingsintensität und die weiteren Bedürfnisse des Athleten angepasst werden, andererseits müssen die Kohlenhydrate zugunsten einer ausreichenden Protein- und Fettzufuhr bis zu deren individueller Obergrenze reduziert werden. Speziell in Phasen der Körperfettreduktion mit negativer Energiebilanz kann ein geringerer Nahrungsfettanteil zugunsten einer höheren Kohlenhydratzufuhr – bei bereits optimierter Proteinzufuhr – durchaus vorteilhaft sein, insbesondere wenn die fettfreie Masse erhalten bleiben soll. Hier könnten die Kohlenhydrate einen antikatabolen Effekt auf das Muskelgewebe haben, zumindest wenn man die Studien von Mettler et al. und Pasiakos et al. miteinander vergleicht.[32, 33] Trotz jeweils hoher Proteinzufuhr verloren die Studienteilnehmer von Pasiakos und Kollegen etwa dreimal so viel fettfreie Masse wie die der Studie von Mettler und Kollegen. Der größte Unterschied der beiden Studien lag in der Zufuhr der täglichen Kohlenhydratmenge. Die Teilnehmer von Mettler et al. erhielten im Schnitt 51 Prozent der zugeführten Energie in Form von Kohlenhydraten, während die Teilnehmer von Pasiakos et al. nur 27 Prozent der zugeführten Nahrungsenergie über Kohlenhydrate decken durften. Relativierend muss jedoch angemerkt werden, dass sich Energiezufuhr und Training der beiden Versuchsgruppen deutlich voneinander unterschieden, sodass die Untersuchungsergebnisse nur eingeschränkt miteinander vergleichbar sind.

Auswirkungen eines Kohlenhydratüberschusses auf das Körperfett

Während einer überkalorischen Ernährungsphase, etwa in einer Trainingsphase, die speziell dem Neuaufbau von Muskelgewebe dient, wird eine erhöhte Kohlenhydratzufuhr meist mit einer Zunahme des Körperfettanteils in Verbindung gebracht. Dass eine kohlenhydratreiche Ernährung jedoch per se verstärkt zu einem Neuaufbau von Fettgewebe führt, gilt als ausgeschlossen. Erneut muss hier auf die Grundgesetze der Thermodynamik verwiesen werden, nach denen für einen Fettaufbau ein Energieüberschuss vorliegen muss. Wer sich fettarm und kohlenhydratreich ernährt, kann bei gleicher Energie- und Proteinzufuhr die gleiche körperliche Entwicklung erwarten wie jemand, der sich kohlenhydratarm ernährt.[34]

Tendenziell kann der menschliche Körper mit einer kurzzeitigen Überfütterung mit Kohlenhydraten sogar weniger anfangen als mit einer kurzzeitigen Überfütterung mit Fett. Letztere führte einer Studie zufolge zu einer Speicherung der überschüssigen Energie mit einer Effizienz von 90 bis 95 Prozent, wohingegen die durch Kohlenhydrate zugeführte überschüssige Energie nur zu 75 bis 85 Prozent als Körperfett

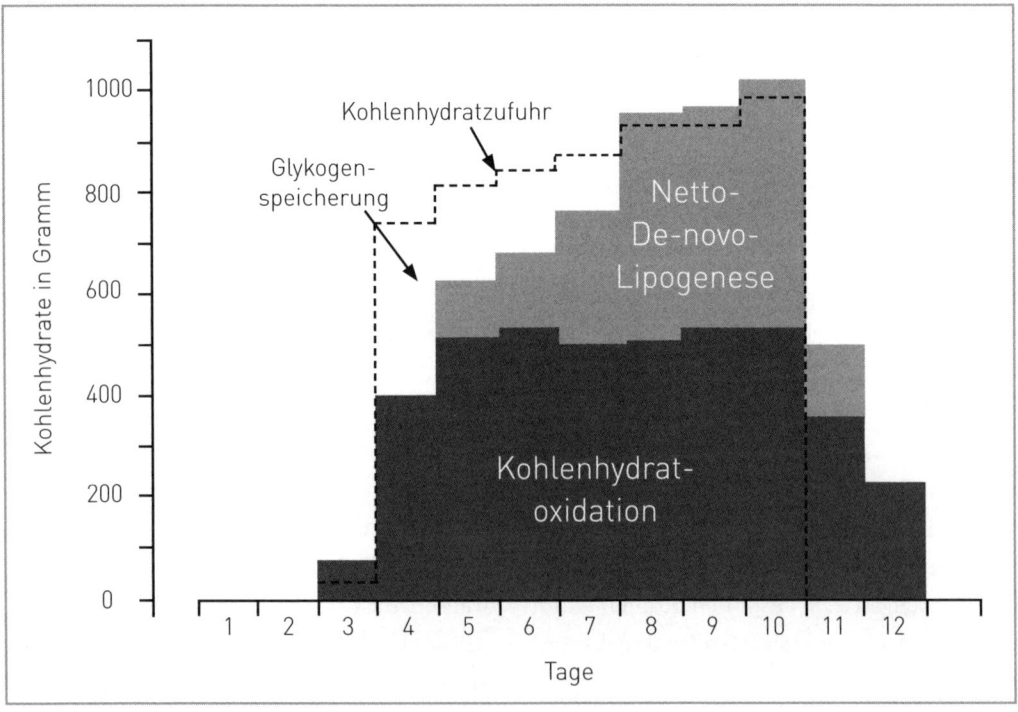

Die Grafik beweist, dass die Umwandlung von Nahrungskohlenhydraten in Körperfett erst nach einem mehrtägigen Kohlenhydrat-Overfeeding beginnt.

gespeichert wird.[35] Eine Erklärung hierfür könnte sein, dass Fett auch ohne Insulin über ein Protein namens ASP (Acylation Stimulating Protein) im Körperfett gespeichert werden kann, während die molekularen Voraussetzungen für den Neuaufbau von Körperfettgewebe aus Kohlenhydraten, De-novo-Lipogenese genannt (Grafik Seite 66), nur bedingt zur Verfügung stehen. Große Kohlenhydratmengen werden somit, zumindest vorübergehend, gut toleriert, ohne dass übermäßige Mengen Körperfett aufgebaut werden.[36] Stattdessen kommt es zunächst zu einer deutlichen Steigerung der Kohlenhydratoxidation sowie zu einer verstärkten nahrungsinduzierten Thermogenese.[37] Der Neuaufbau von Fettgewebe liegt bei kurzfristigem Overfeeding nur bei rund 10 Gramm aufgebautem Körperfett nach 500 Gramm zugeführten Kohlenhydraten.[38] Ein Anstieg der De-novo-Lipogenese nach Kohlenhydrat-Overfeeding konnte erst nach etwa drei Tagen festgestellt werden, und dies erst bei einer positiven Netto-Kohlenhydratbilanz von 800 Gramm.[39] Ein rein durch Kohlenhydrate verursachter Fettzuwachs ist somit nicht zu erwarten, wenn die Gesamtkalorienzufuhr beachtet wird.

Kohlenhydrate zur Verstärkung anaboler Reize

Interessant ist in diesem Zusammenhang die Frage, ob eine gut durchdachte, zyklisch erhöhte Kohlenhydratzufuhr, gefolgt von einigen Tagen mit geringerer Energie- und Kohlenhydratzufuhr, oder sogar ein Protein-Overfeeding im Wechsel mit einem massiven kurzfristigen Kohlenhydrat-Overfeeding für die Leistung und Körperzusammensetzung des Kraftsportlers und Bodybuilders diverse Vorteile bringen könnte. Eine grundsätzliche Leistungssteigerung durch eine erhöhte beziehungsweise zusätzliche Kohlenhydratzufuhr ist nicht zu erwarten und hat sich auch nicht in allen Untersuchungen gezeigt.[40] Vielmehr ist davon auszugehen, dass ein Kraftsportler eine Mindestmenge an Kohlenhydratbedarf hat, der sich nach der jeweiligen Trainingsbelastung richtet. Eine zusätzliche Kohlenhydratzufuhr über diesen Punkt hinaus steigert die Leistung jedoch nicht weiter. Ab diesem Zeitpunkt könnte die Zufuhr weiterer Energie etwa über Nahrungsfette einen weitaus positiveren Einfluss haben.

Eine ausreichende Kohlenhydratzufuhr kann jedoch nach einem intensiven Krafttraining zu einer Optimierung anaboler Signale führen.[41] Vor allem Sportler, die in erster Linie

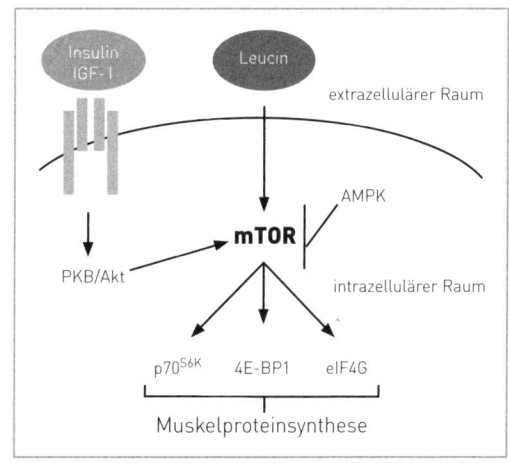

mTOR, als zentraler Komplex zur Stimulation der Muskelproteinsynthese, wird insbesondere durch Krafttraining, Leucin und Energieüberschuss stimuliert.

Muskelgewebe aufbauen wollen, können von diesem Effekt profitieren. Für den Muskelaufbau sind jedoch die begleitend zu den Trainingseinheiten zugeführten Proteine deutlich entscheidender.[42] Auf die Netto-Proteinbilanz haben die Kohlenhydrate nur einen geringen Einfluss. Dieser betrifft in erster Linie die Reduktion der belastungsinduzierten Proteinabbaurate, nicht jedoch die Steigerung der muskulären Proteinsynthese.[43] Zur Einleitung der Regeneration und der Steigerung der Muskelproteinsynthese beziehungsweise um die Netto-Proteinbilanz nach einem intensiven Training aus einem negativen in einen positiven Zustand zu bringen, reicht eine alleinige Proteinzufuhr aus.[44] Möglicherweise hat diese, ohne zusätzliche Kohlenhydratgabe, sogar Vorteile, wenn jemand vor allem Fett abbauen will. Man konnte beobachten, dass die Zufuhr von Kohlenhydraten die Ausschüttung des Wachstumshormons hemmt, was bei reiner Proteinzufuhr nicht der Fall ist.[45] Das Wachstumshormon hat einen positiven Einfluss auf die Fettfreisetzung aus dem Fettgewebe. Relativierend muss hier jedoch erneut darauf hingewiesen werden, dass die Grundvoraussetzung für einen Fettabbau eine negative Energiebilanz ist, verbunden mit einer ausreichend hohen Proteinzufuhr, die die Muskeln schützt. Letztlich hat aber das Timing der einzelnen Nährstoffe einen weitaus geringeren Einfluss auf die Körperzusammensetzung, als lange Zeit von vielen Seiten behauptet wurde. Davon wird noch ausführlicher im Kapitel über das Nährstoff-Timing ab Seite 108 die Rede sein.

Auch wenn Kohlenhydrate, wie gesagt, einen geringen Einfluss auf die Steigerung der Muskelproteinsynthese haben, erfüllen sie dennoch beim Aufbau von Muskelmasse eine wichtige Funktion. Wie bereits erwähnt, verstärken sie den anabolen Reiz, was sich etwa an der Stimulierung des mTOR-Signalwegs zeigt. Dieser Signalweg ist in der Zelle der Hauptantrieb für die Steigerung der Proteinsynthese. Er wird vor allem durch Aminosäuren, einen Energieüberschuss und Insulin stimuliert.[46,47]

Es liegt demnach nahe, dass sich diese Stimulierung beeinflussen lässt, insbesondere durch die Zufuhr essenzieller Aminosäuren, und dass sie sich durch das »Zuschalten« von Insulin und Energie optimieren lässt. Mit anderen Worten: Für einen optimalen Anabolismus ist nach einer intensiven Trainingsbelastung die Zufuhr essenzieller Aminosäuren in Kombination mit ausreichend Energie von Interesse. Idealerweise stammt dieser Energieüberschuss nun aus Kohlenhydratenergie, die die Insulinausschüttung am stärksten beeinflusst. Wie groß der Nutzen dieser zusätzlichen Kohlenhydrate konkret ist, ist jedoch fraglich, denn auch bei praktisch kohlenhydratfreier ketogener Ernährungsform lassen sich teilweise ähnliche Muskelzuwächse beobachten.[48]

Schließlich sollte noch angesprochen werden, wie sich diese Kohlenhydratzufuhr auf bestimmte Immunparameter auswirkt. Intensives Training kann zu diversen akuten Abweichungen unterschiedlicher Immunparameter führen. Das kann die verstärkte Anfälligkeit mancher Sportler für Infektionskrankheiten wie etwa Erkältungen nach einer intensiven Belastung erklären. Die Zufuhr bereits geringer Mengen Kohlenhydrate vor und nach dem Training kann das Immunsystem stabilisieren.[49] Die Auslenkung diverser Zytokine – das sind Proteine, die das Wachstum und die Differenzierung von Zellen beeinflussen und zu denen auch die Interleukine zählen, die Marker für die Immunreaktion sind – lässt sich durch eine Kohlenhydratgabe teilweise positiv beeinflussen.[50, 51, 52, 53] Insbesondere Sportler, die einen hohen Trainingsaufwand betreiben, mit Energierestriktion trainieren oder allgemein anfällig für Erkältungskrankheiten sind, sollten auf eine zumindest moderate Kohlenhydratzufuhr nach dem Training nicht verzichten. Sie sollte anteilig jeweils unmittelbar vor und nach dem Training erfolgen.

Die wichtigsten Fakten zur Kohlenhydratverstoffwechselung im Überblick

- Kohlenhydrate dienen dem Körper in erster Linie als schnelle Energielieferanten, die im Gegensatz zu Proteinen und Fetten auch anaerob, also ohne Sauerstoff, verstoffwechselt werden können. Man unterscheidet Polysaccharide, Oligosaccharide, Disaccharide und Monosaccharide, wobei lediglich die Monosaccharide Glukose, Fruktose und Galaktose vom Körper über die Darmwand aufgenommen werden können. Entsprechend bedeutet »Kohlenhydratverdauung« eine Aufspaltung von Ketten aus Monosacchariden in ihre Einzelbestandteile.
- Abhängig davon, wie schnell ein Kohlenhydrat den Magen passiert und im Darm weiter gespalten und aufgenommen werden kann, verändert sich der Blutzuckerspiegel. Gemessen wird diese Veränderung über den glykämischen Index und die glykämische Last. Beide Werte werden jedoch auch stark von der gleichzeitigen Zufuhr weiterer Nahrung beeinflusst.
- Insbesondere Ballaststoffe verringern die glykämische Reaktion eines Kohlenhydrats. Ballaststoffe sind überwiegend nicht verdauliche Kohlenhydrate, die jedoch wichtigen Einfluss auf die Verdauungsgeschwindigkeit und eine gesunde Darmtätigkeit ausüben. Eine adäquate Ballaststoffzufuhr, beispielsweise über Gemüse oder Samen, ist daher obligatorisch.
- Der Gesamtbedarf an Kohlenhydraten orientiert sich an der Trainingsintensität und dem wöchentlichen Trainingsvolumen. Je höher das Trainingsvolumen bei vergleichsweise hoher Trainingsintensität, desto mehr Kohlenhydrate sind erforderlich, um die Leistung zu stabilisieren oder zu optimieren.
- Auch auf den Muskelaufbau selbst haben Kohlenhydrate eine positive Wirkung, da sie die anabolen Signale in der Muskelzelle verstärken. Der entscheidende Faktor ist jedoch das Vorhandensein von Aminosäuren. Eine Kohlenhydratzufuhr wirkt sich kaum auf die Steigerung der Proteinsynthese der Muskelzellen aus, sehr wohl jedoch auf die Reduzierung der belastungsinduzierten Proteinabbaurate. Eine ausreichende Kohlenhydratzufuhr wirkt somit proteinsparend und antikatabol auf die Muskelproteinstrukturen.
- In Bezug auf die Veränderung der Körperzusammensetzung ist ein korrektes Kohlenhydrat-Timing weniger relevant als bisher häufig angenommen. Lediglich Sportler mit mehrfachen Trainingseinheiten und hohem Trainingsvolumen profitieren eventuell von einer schnellen Auffüllung ihrer Muskelglykogenspeicher. Auch Sportler, die für Erkältungskrankheiten anfällig sind, sollten auf eine ausreichende Kohlenhydratzufuhr vor und nach ihren Trainingseinheiten Wert legen, da diese ihr Immunsystem stabilisieren kann.

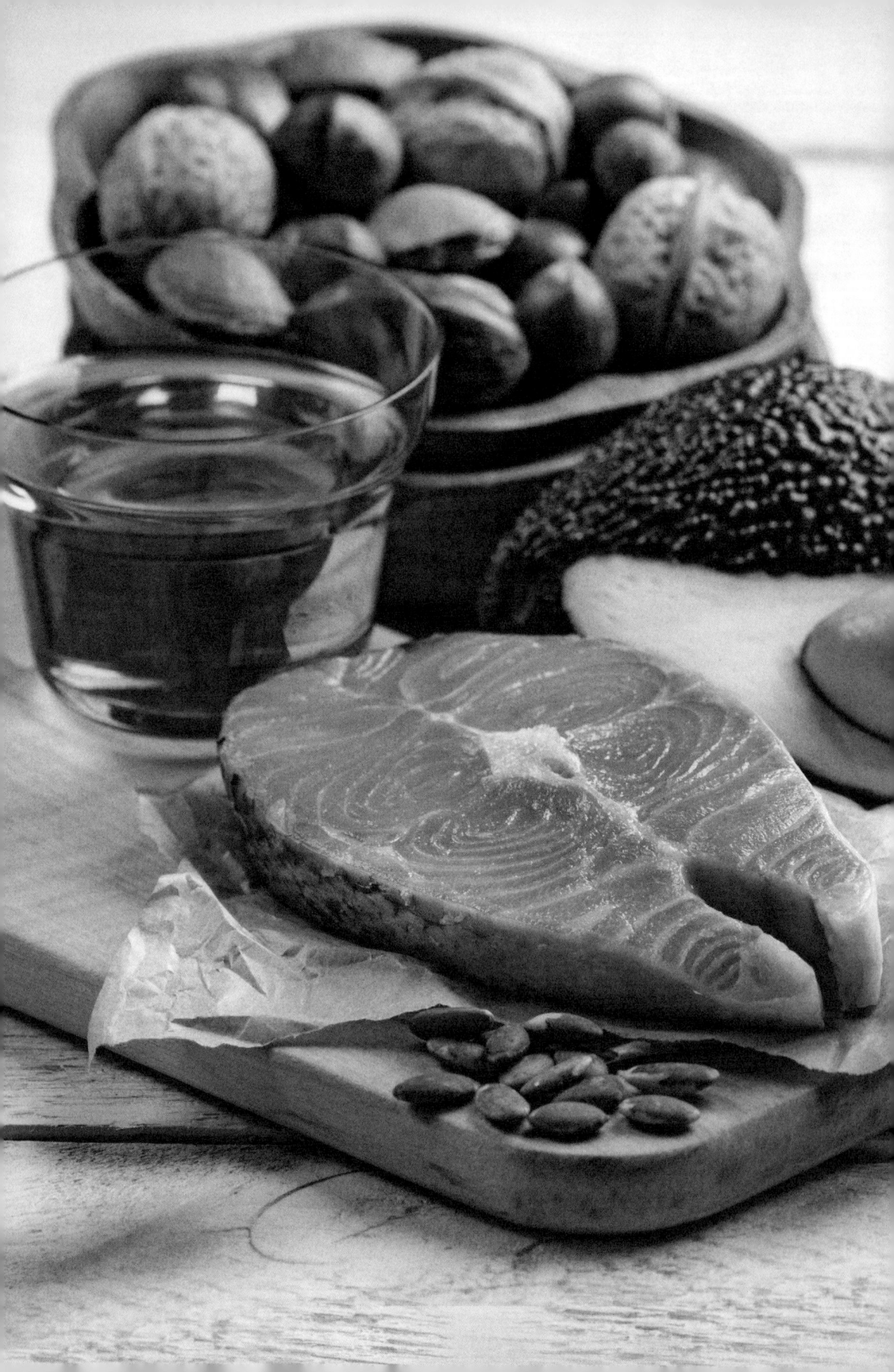

Fette

Fett ist ein wichtiger Bestandteil unserer Ernährung und stellt neben Eiweiß und Kohlenhydraten den dritten Makronährstoff dar, der essenziell für unseren Körper ist. Voraussetzung dafür ist selbstverständlich, dass wir unserem Körper die richtigen Fette zuführen, um von den positiven Eigenschaften zu profitieren.

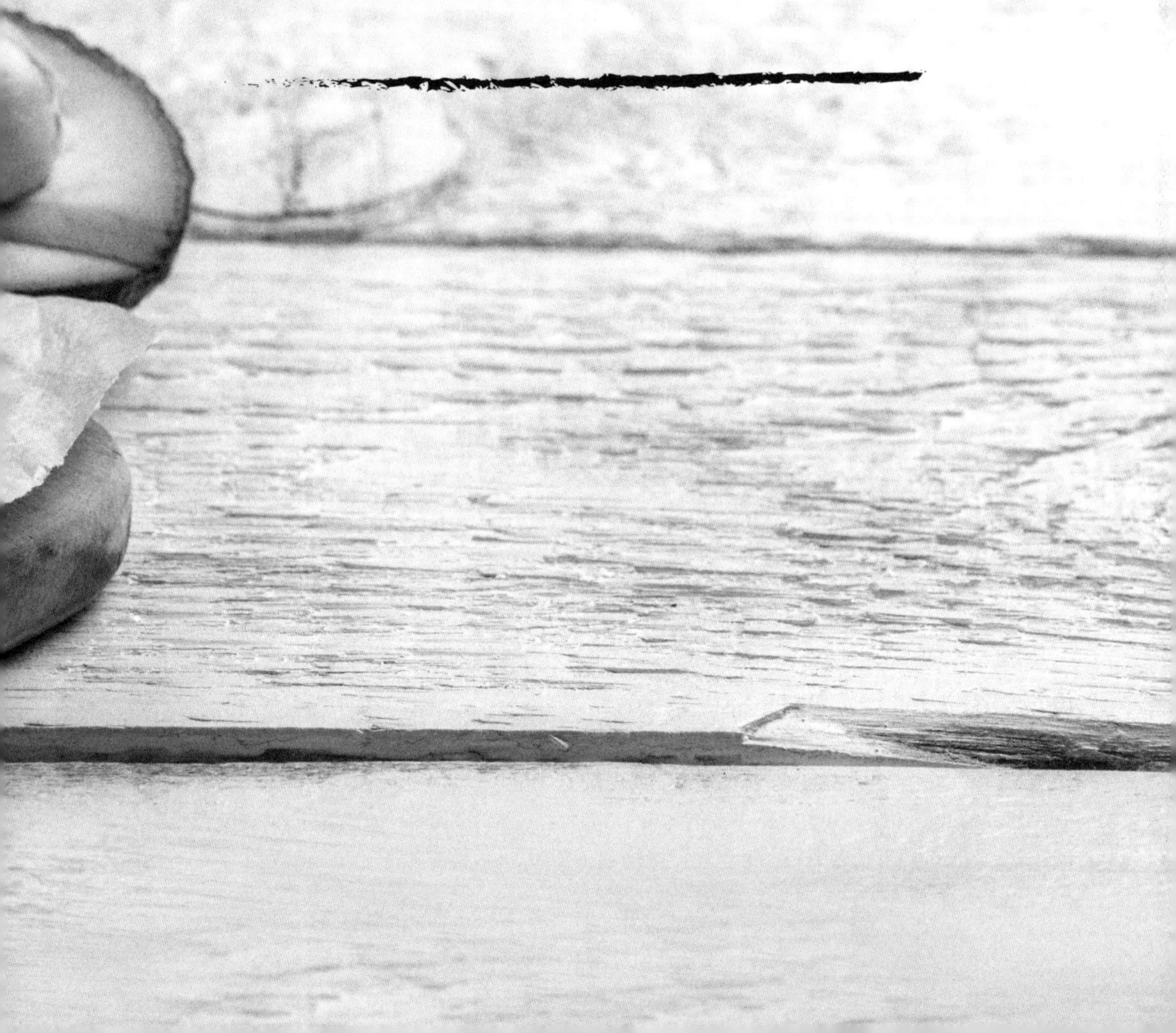

Fett und seine Eigenschaften und Funktionen

Lange Zeit galt Fett als »Bösewicht« unter den Makronährstoffen. Häufig wurde empfohlen, sich möglichst fettarm zu ernähren. Mittlerweile hat sich diese Einstellung ein wenig geändert. Während Fett in der Vergangenheit als Dick- und Krankmacher galt, weiß man heute, dass es keinen direkten Zusammenhang zwischen der Nahrungsfett und Herz-Kreislauf-Erkrankungen gibt.[1] Lediglich die sogenannten Transfettsäuren, auf die später noch genauer eingegangen wird, sollten nach wie vor vermieden werden. Tatsächlich ist es sogar so, dass Fette für den menschlichen Körper die wichtigste Energiereserve darstellen, da sie pro Gramm die höchste Energiedichte aufweisen und gleichzeitig effektiv von unserem Körper gespeichert werden können – wie die zunehmende Anzahl Übergewichtiger zeigt. Doch Fett ist nicht nur reine Speicherenergie, sondern auch wichtiger Bestandteil von Zellmembranen sowie Ausgangsmaterial verschiedener biologisch wirksamer Substanzen. Zudem handelt es sich bei einigen Fettsäuren um essenzielle Fettsäuren. Das bedeutet, dass der Körper auf die Zufuhr dieser Fettsäuren angewiesen ist, da er sie nicht selbst synthetisieren kann.

Die Struktur von Fettsäuren

Der Grundaufbau der Fette ist immer gleich. In unserer Nahrung und in unserem Körper kommen Fette in veresterter Form vor. Das bedeutet, dass sich drei freie Fettsäuren an ein Glycerolmolekül binden, das als Triglycerid bezeichnet wird. Diese Triglyceride, die wir mit der Nahrung aufnehmen, können sich dann jedoch in erheblichem Maße voneinander unterscheiden. Verantwortlich dafür sind die im Molekül enthaltenen Fettsäuren. Diese aus Kohlenstoffatomen (C) bestehenden Ketten können entweder lang oder kurz ausfallen. Dementsprechend unterscheidet man kurzkettige Fettsäuren (weniger als sechs C-Atome), mittelkettige Fettsäuren (sechs bis zehn C-Atome) und langkettige Fettsäuren (über zehn C-Atome). Der überwiegende Teil der Fettsäuren ist langkettig.

Fettsäuren unterscheiden sich nicht nur in ihrer Länge, sondern auch in ihrem grundlegenden Aufbau. Man spricht von einer gesättigten Fettsäure, wenn alle C-Atome einer Fettsäure mit zwei Wasserstoffatomen (H) verbunden sind. Findet man jedoch an einer Stelle im Fettsäuremolekül eine Doppelbindung von zwei C-Atomen statt einer Sättigung mit zwei H-Atomen, spricht man von einer einfach ungesättigten Fettsäure; ist dies an mehreren C-Atomen der Fall, ist die Rede von einer

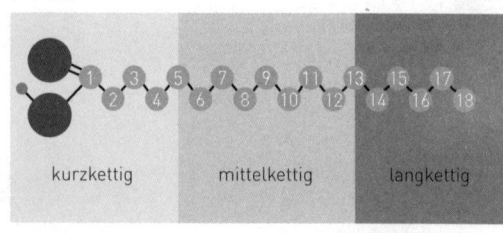

Ob eine Fettsäure als kurz-, mittel- oder langkettig eingestuft wird, entscheidet die Anzahl der jeweiligen C-Atome in der Fettsäure.

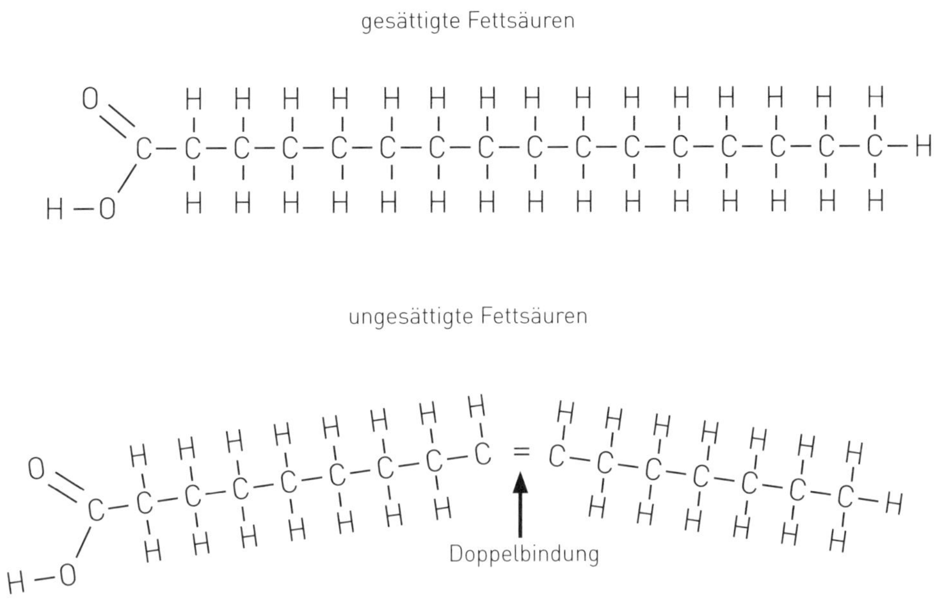

gesättigte Fettsäuren

ungesättigte Fettsäuren

Doppelbindung

Gesättigte Fettsäuren sind an jedem C-Atom mit zwei H-Atomen gesättigt. Ungesättigte Fettsäuren enthalten mindestens eine Doppelbindung.

mehrfach ungesättigten Fettsäure. Fettsäuren unterscheiden sich voneinander also in ihrer Länge und in ihrer Sättigung. Das ist wichtig, denn genau diese Eigenschaften entscheiden darüber, wie eine Fettsäure verstoffwechselt wird und was der Organismus mit ihr »anfangen« kann. Wie im vorigen Kapitel bereits beschrieben, werden Fettsäuren auch in Zellmembranen eingebaut, wodurch sie einen direkten Einfluss auf einzelne biologische Systeme ausüben. Aufbau und Länge einer Fettsäure entscheiden also über ihre Auswirkungen auf ein biologisches System. Fettsäuren können beispielsweise antientzündliche Effek-

te aufweisen, antikatabole Eigenschaften haben oder sich sogar auf die mentale Gesundheit und eine Steigerung der kognitiven Fähigkeiten auswirken.[2] Es ist daher von großer Bedeutung, bei der Ernährung darauf zu achten, welche Fette man sich zuführt. Denn Fett ist nicht gleich Fett.

Kurzkettige Fettsäuren

Kurzkettige Fettsäuren haben in ihrem Molekül lediglich sechs C-Atome und sind daher im Vergleich zu mittelkettigen und langkettigen Fettsäuren deutlich besser in Wasser löslich. Die geringe Kettenlänge erfordert auch keinen aufwendigen Verdauungsprozess. Kurzkettige Fettsäuren kommen in der Natur jedoch nur in geringem Maße vor. Die beste Quelle dafür sind fetthaltige Milchprodukte, insbesondere Butter. Kurzkettige Fettsäuren entstehen auch während der Verdauung: Einige Darmbakterien können unverdauliche Kohlenhydrate, die sogenannten Ballaststoffe, vergären. Dadurch entstehen kurzkettige Fettsäuren, die anschließend rückresorbiert werden und dem Körper als Energielieferanten zur Verfügung stehen.[3] Darüber hinaus haben kurzkettige Fettsäuren auch einen bedeutenden Einfluss auf die Darmgesundheit und das Darmmikrobiom.[4] Das ist die Summe aller Bakterien, die unseren Verdauungstrakt besiedeln. Eine ausreichende Ballaststoffzufuhr ist daher aus unterschiedlichen Gründen wichtiger Bestandteil einer leistungsfördernden und gesunden Ernährung.

Mittelkettige Fettsäuren

Mittelkettige Fettsäuren (MCT) weisen eine Kettenlänge von sechs bis zehn C-Atomen auf und werden ganz anders verstoffwechselt als langkettige Fettsäuren. Wie auch die kurzkettigen Fettsäuren sind die mittelkettigen Fettsäuren gut wasserlöslich. Unter anderem deshalb werden sie vom Körper schnell aufgenommen und über die Blutbahn verteilt.

Für Kraftsportler und Bodybuilder sind die MCT interessant, weil sie vom Körper nicht als Fett gespeichert werden können, stattdessen aber die nahrungsinduzierte Thermogenese erhöhen.[5, 6, 7] Außerdem haben sie den Vorteil, dass sie die Membranen der Mitochondrien leicht durchdringen können. Bei diesen handelt es sich um die Kraftwerke der Zellen, in denen auf aerobem Weg Energie aus Fettsäuren gewonnen wird. MCT können somit als schnell verfügbare Energiequelle genutzt werden, ähnlich den Kohlenhydraten, verbessern in herkömmlichen Mengen die Leistungsfähigkeit eines Sportlers[8] aber nicht direkt.

Von besonderem Nutzen sind MCT für Sportler, die eine ketogene, also kohlenhydratarme Ernährung befolgen. Die Zufuhr von mittelkettigen Fettsäuren bewirkt einen starken und rapiden Anstieg der Ketonkörperproduktion in der Leber.[9] Unbedingt zu beachten ist jedoch, dass größere Mengen MCT den Magen-Darm-Trakt stark reizen und Bauchkrämpfe sowie Durchfall hervorrufen können.[10] Daher ist eine langsame Steigerung der Zufuhrmenge von etwa 20 Gramm auf maximal 50 bis 100 Gramm täglich ratsam. Dieses Maximum sollte nicht überschritten werden.[11] Fetthaltige Kokosprodukte und vor allem Kokosöl sind sehr gute natürliche MCT-Lieferanten.

Langkettige Fettsäuren

Wie bereits gesagt, sind langkettige Fettsäuren die in der Nahrung am häufigsten vorkommenden Fettsäuren. Sie unterscheiden sich von den kurz- und mittelkettigen Fettsäuren in ihrer Sättigung und entsprechend in ihrer Auswirkung auf unsere Gesundheit. An ihnen besteht auch ein ganz anderer Bedarf. Hinsichtlich langkettiger gesättigter Fettsäuren gibt es häufig gesundheitliche Bedenken. Der

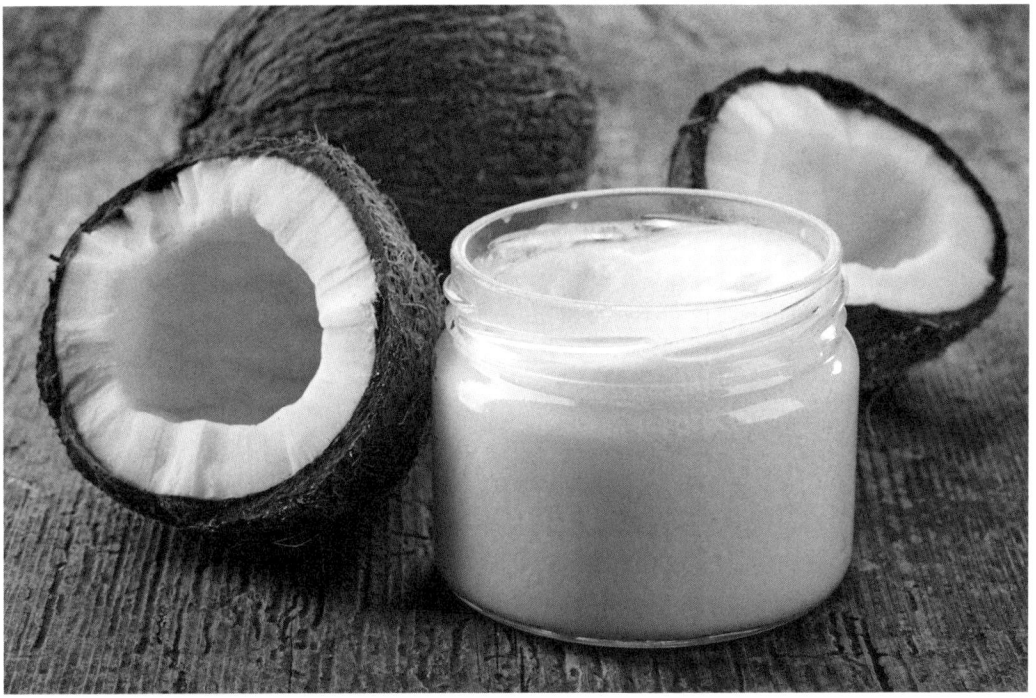

Kokosöl ist ein hervorragender Lieferant mittelkettiger Fettsäuren, die für Kraftsportler und Bodybuilder interessant sind.

Verzehr einer großen Menge gesättigter Fettsäuren wird meist mit Herz-Kreislauf-Erkrankungen, Diabetes oder weiteren Stoffwechselerkrankungen in Verbindung gebracht. Aktuellen wissenschaftlichen Studien nach ist dies jedoch unbegründet. Problematisch scheint demnach lediglich die Kombination des Verzehrs größerer Mengen gesättigter Fettsäuren mit Bewegungsmangel und dauerhaft überkalorischer Ernährungsweise. Die Zufuhr größerer Mengen gesättigter Fettsäuren allein schadet der Gesundheit nicht.[12] Dennoch sollte man die Fettsäuren unterscheiden können, um einschätzen zu können, wie sich deren Verzehr auf unseren Körper auswirkt.

Die gesättigten Fettsäuren

Wie bereits angedeutet, definieren sich gesättigte Fettsäuren durch eine vollständige Sättigung aller C-Atome mit H-Atomen. Besonders häufig findet man gesättigte Fettsäuren in tierischen Produkten wie etwa Fleisch, Eiern oder Milch. Daraus folgt jedoch nicht, dass tierische Fette grundsätzlich gesättigt sind. Schweineschmalz beispielsweise besteht aus bis zu 55 Prozent Ölsäure, der einfach ungesättigten Fettsäure, die beispielsweise auch in Olivenöl vorkommt.[13] Gesättigte Fette sind in erster Linie reine Energielieferanten. Eine Ernährung, die reich an gesättigten Fettsäuren ist, hat zwar keine direkten Nachteile, bietet allerdings auch keinerlei gesundheitliche Vorteile. Zumindest dann nicht, wenn man nur die die Art der Fettsäuren betrachtet. Daher gibt es viele gute Gründe, einen Teil der gesättigten Fettsäuren durch einfach und mehrfach ungesättigte Fettsäuren zu ersetzen. Dennoch sollte man die gesättigten Fette nicht vollkommen aus der Ernährung verbannen. Speziell für Kraftsportler und Bodybuilder haben diese Fettsäuren definitiv Vorteile, denn sie stehen in direktem Zusammenhang mit dem Testosteronspiegel. Wissenschaftler stellten fest, dass zwischen dem Testosteronspiegel und der Zufuhr gesättigter Fettsäuren in Gramm pro 1000 Kalorien zugeführter Energie eine dosisabhängige Beziehung besteht: Je höher der Anteil der gesättigten Fettsäuren, desto mehr Testosteron konnte im Blut gemessen werden.[14]

Testosteron spielt für Kraftsportler eine wichtige Rolle, denn je höher der Testosteronspiegel beim Mann, desto höher sind auch die fettfreie Masse und der Muskelquerschnitt, insbesondere bei intensivem Krafttraining.[15] Testosteron wirkt auf das Muskelgewebe demnach stark anabol. Wer viel Muskulatur aufbauen möchte, wie etwa Bodybuilder, sollte seine natürliche Testosteronproduktion optimieren. Dies lässt sich durch eine Ernährung mit gesättigten Fettsäuren bei einer kontrollierten Fettaufnahme gut steuern. Gleiches gilt auch für reine Kraftsportler. Auch hier konnte eine dosisabhängige Korrelation mit erhöhten Kraftwerten beobachtet werden.[16] Bodybuilder und Kraftsportler sollten daher auf eine regelmäßige Zufuhr gesättigter Fettsäuren

achten und diese über qualitativ hochwertiges Fleisch, Eier oder Milchprodukte wie Butter und Butterschmalz zu sich nehmen.

Die einfach ungesättigten Fettsäuren

Die einfach ungesättigten Fettsäuren sind die Stars unter den Fettsäuren. Jedem dürfte das positive Image von Olivenöl beziehungsweise der mediterranen Ernährung, die reich an einfach ungesättigten Fettsäuren aus Oliven, Olivenöl, Rapsöl und Avocados ist, bekannt sein. Auch einige Nussarten haben einen hohen Anteil einfach ungesättigter Fettsäuren, allen voran Macadamianüsse und Mandeln. Ihnen werden zahlreiche positive Eigenschaften zugesprochen, etwa eine Verbesserung der Insulinsensibilität oder die Verringerung des Risikos, Herz-Kreislauf-Erkrankungen zu entwickeln.[17, 18, 19, 20] Für die Gesundheit scheint der reichliche Verzehr einfach ungesättigter Fettsäuren demnach empfehlenswert. Kraftsportler und Bodybuilder profitieren von einfach ungesättigten Fettsäuren hinsichtlich der Testosteronproduktion in ähnlichem Maße wie von gesättigten Fettsäuren.[21] Da die einfach ungesättigten jedoch im Vergleich zu den gesättigten Fettsäuren zusätzliche gesundheitsfördernde Eigenschaften besitzen, ist es durchaus sinnvoll, den Großteil der Nahrungsfette in Form einfach ungesättigter Fettsäuren zu sich zu nehmen.

Die mehrfach ungesättigten Fettsäuren

Im Gegensatz zu einfach ungesättigten Fettsäuren enthalten mehrfach ungesättigte Fettsäuren nicht nur eine, sondern zwei oder mehr

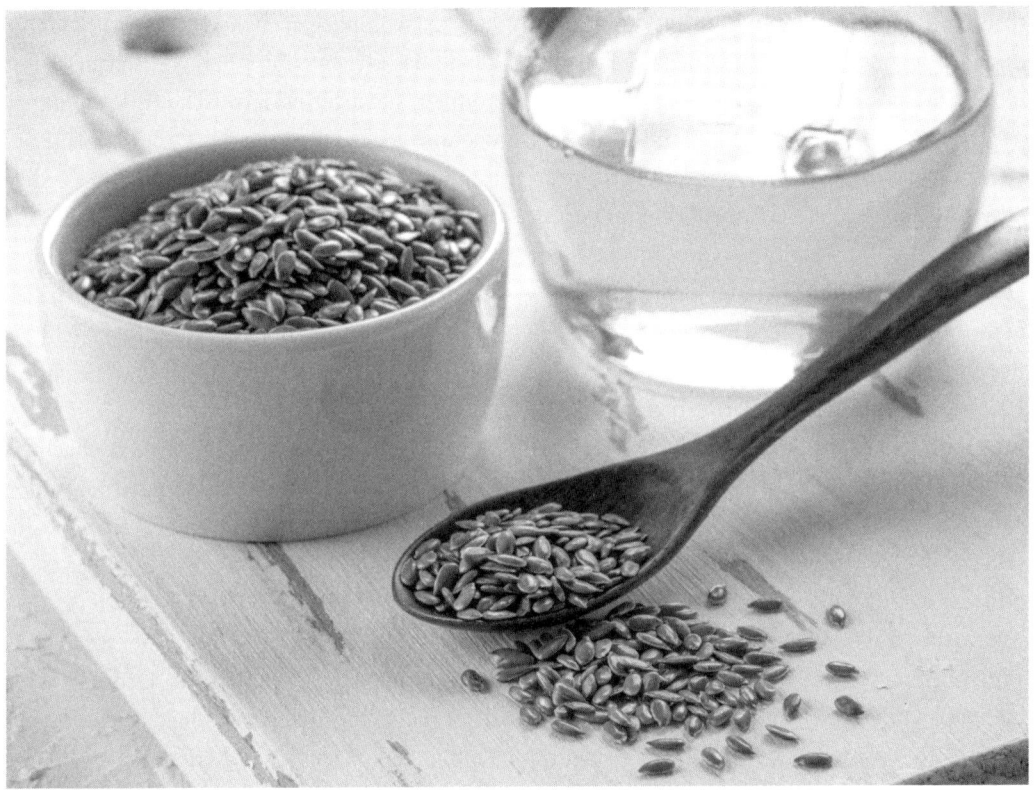

Leinsamen und Leinsamenöl haben eine sehr hohe Konzentration an Omega-3-Fettsäuren und können in der Ernährung vielseitig eingesetzt werden.

Doppelbindungen im Molekül, bei denen die C-Atome nicht vollständig mit H-Atomen gesättigt sind. Mehrfach ungesättigte Fettsäuren dienen nur in geringem Maße der Energiegewinnung, sie werden vor allem als Phospholipide in die Zellmembranen eingebaut und werden somit Bestandteil der Zellwand. Die mehrfach ungesättigten Omega-3- und Omega-6-Fettsäuren sind für unseren Organismus somit essenziell, und ihre ausreichende Zufuhr ist für uns von großer Bedeutung. Ähnlich wie die essenziellen Aminosäuren müssen auch

diese Fettsäuren über die Nahrung zugeführt werden. Nur wenn wir das in ausreichendem Maße tun, können wir Mangelerscheinungen vermeiden. Omega-3- und Omega-6-Fettsäuren haben unterschiedliche Wirkungen und Funktionen in unserem Organismus. Omega-3-Fettsäuren können das Risiko für Herz-Kreislauf-Erkrankungen senken, Entzündungswerte im Körper verringern, die Blutfettwerte normalisieren, zu einer Senkung des Blutdrucks bei Hypertonie beitragen und sogar das Risiko für Krebserkrankungen verringern.[22] Alles in allem kann die Versorgung mit ausreichenden Mengen Omega-3-Fettsäuren die Gesundheit positiv beeinflussen.

Die Versorgung mit Omega-3-Fettsäuren scheint jedoch selbst bei Sportlern eher gering zu sein, oder das Verhältnis von Omega-3- zu Omega-6-Fettsäuren befindet sich nicht in einem optimalen Verhältnis, was von enormer Bedeutung ist. In einer Pilotstudie wies von 106 untersuchten Profisportlern gerade einmal ein einziger einen wünschenswerten Omega-3-Index auf![23] In der heutigen Ernährung dominieren vor allem die Omega-6-Fettsäuren. Anthropologische, epidemiologische und molekularbiologische Untersuchungen legen jedoch nahe, dass der menschliche Organismus von einem ausgeglichenen Verhältnis von Omega-3- zu Omega-6-Fettsäuren profitieren könnte. Derzeit ist die Versorgung mit Omega-6-Fettsäuren in einer typisch westlichen Diät jedoch bis zu 15- bis 17-mal höher als die mit Omega-3-Fettsäuren.[24, 25]

Letztlich ist das nicht verwunderlich, da Omega-6-Fettsäuren in häufig verzehrten Lebensmitteln wie Sonnenblumenöl, Distelöl, Getreideprodukten und vielen Fertigprodukten enthalten sind. Omega-3-Fettsäuren hingegen findet man in Leinsamen, Leinsamenöl, Hanföl und fettem Seefisch – Lebensmittel, die heute eher selten auf dem Speiseplan stehen. Dieses Missverhältnis von Omega-3- zu Omega-6-Fettsäuren ist vor allem deshalb so verhängnisvoll, weil Omega-3-Fettsäuren äußerst positive Auswirkungen auf unsere Gesundheit

haben, wohingegen bei Omega-6-Fettsäuren genau das Gegenteil der Fall ist. Beispielsweise können sie arteriosklerotische Erkrankungen begünstigen.[26] Die Rolle der Omega-6-Fettsäuren darf jedoch nicht falsch verstanden werden. Wie die Omega-3-Fettsäuren sind auch die Omega-6-Fettsäuren für den Organismus essenziell. Somit sind sie natürlich auch für Kraftsportler und Bodybuilder unverzichtbar. Entscheidend ist jedoch das Mengenverhältnis von Omega-3- zu Omega-6-Fettsäuren. Die geringsten antientzündlichen Effekte beobachtete man nicht etwa bei einer alleinigen Gabe von Omega-3-Fettsäuren, sondern bei einem positiven Verhältnis von 2 : 1 bis 5 : 1 (Omega-6- zu Omega-3-Fettsäuren).[27] Problematisch ist, dass Omega-3- und Omega-6-Fettsäuren um dasselbe Enzymsystem konkurrieren. Dadurch ist in der Praxis eine Reduktion der Omega-6-Fettsäuren zugunsten einer höheren Zufuhr von Omega-3-Fettsäuren am sinnvollsten. Idealerweise sollte der Verzehr dieser beiden Fettsäuren zeitlich versetzt erfolgen, damit die optimale Aufnahme und Verstoffwechselung der Omega-3-Fettsäuren sichergestellt ist.

Omega-3-Fettsäuren können im Körper zu Eicosanoid-Typ 1 umgewandelt werden, der stark entzündungshemmend wirkt. Omega-6-Fettsäuren werden hingegen über die Arachidonsäure eher zu Eicosanoid-Typ 2 umgewandelt, der wiederum stark entzündungsfördernde Eigenschaften besitzt. Weil auch Insulin hier eine dominante Rolle spielt, ist die Reduktion der glykämischen Last in der Ernährung ebenfalls empfehlenswert.

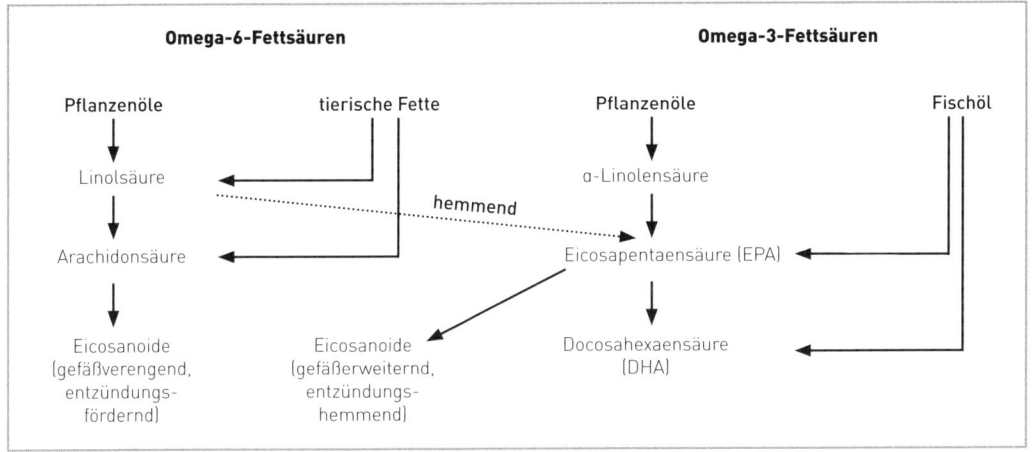

Die Grafik zeigt, wie unterschiedliche mehrfach ungesättigte Fettsäuren die Synthese entzündungsfördernder oder entzündungshemmender Eicosanoide beeinflussen können.

Um eine ausreichende Zufuhr von Omega-3- und auch Omega-6-Fettsäuren zu gewährleisten, kann Sportlern eine Mindestzufuhr von 1 bis 2 Gramm Eicosapentaensäure (EPA) und Docosahexaensäure (DHA) täglich empfohlen werden.[28] EPA und DHA sind zwei von drei Omega-3-Fettsäuren. Sie sind sozusagen deren »aktive« Form und kommen vor allem in fettem Seefisch vor. Die pflanzliche Alternative stellt die α-Linolensäure dar, die insbesondere in Leinöl zu finden ist. Das Problem der α-Linolensäure ist jedoch, dass diese erst enzymatisch zu EPA und DHA umgewandelt werden muss, was im Körper mit nur geringer Effizienz stattfindet. Man geht von einer Konversionsrate von durchschnittlich maximal 10 bis 20 Prozent aus, wobei die Konversionsrate von α-Linolensäure in DHA deutlich geringer ausfällt als zu EPA.[29] Für die Ernährungspraxis bedeutet dies, dass für eine aus-

reichende Omega-3-Fettzufuhr wesentlich größere Mengen pflanzlicher Fette verzehrt werden müssen – Leinöl etwa enthält rund 60 Prozent α-Linolensäure, die erst konvertiert werden muss –, als fetter Seefisch, der bereits rund 30 Prozent EPA und DHA in aktiver Form im Fettanteil besitzt. Die maximale Omega-6-Fettzufuhr ergibt sich somit aus der Omega-3-Fettzufuhr. Je ausgeglichener das Verhältnis, desto besser. Ein Verhältnis der Omega-6- zu Omega-3-Fettzufuhr von maximal 4 : 1 bis 5 : 1 sollte nach Möglichkeit nicht überschritten werden, sonst könnten sich weitere Probleme ergeben.

Eines der Probleme ist die Instabilität mehrfach ungesättigter Fettsäuren. Dadurch kommt es zu einer erhöhten Anfälligkeit für die Radikalbildung. Beim Verzehr einer großen Menge mehrfach ungesättigter Fettsäuren empfiehlt sich daher eine ausreichende Versorgung mit Antioxidanzien in Form von reichlich Obst und Gemüse.[30] Für den Kraftsportler und Bodybuilder ist wiederum der Einfluss der mehrfach ungesättigten Fettsäuren auf den Testosteronspiegel relevant. Denn anders als die gesättigten und einfach ungesättigten Fettsäuren beeinflussen die mehrfach ungesättigten Fettsäuren den Testosteronspiegel nicht positiv, sondern können sich auf ihn sogar negativ auswirken.[31] Auch aus diesem Grund wird empfohlen, sich beim Verzehr mehrfach ungesättigter Fettsäuren möglichst am Mindestbedarf zu orientieren.

Die Transfettsäuren

Obwohl Transfettsäuren streng genommen zu den ungesättigten Fettsäuren gehören, besitzen sie jedoch eine Besonderheit: ihre andere molekulare Struktur. Aufgrund dieser sind

Die Anordnung der H-Atome an der Doppelbindung unterscheidet sich je nachdem, ob es sich um eine cis- oder trans-Konfiguration handelt.

Transfettsäuren in unserer Ernährung, anders als beispielsweise einfach ungesättigte Fettsäuren, ein Problem. Denn sie können verschiedene Blutfettwerte merklich verschlechtern.[32] Auch das Risiko für kardiovaskuläre Erkrankungen steigt bei zunehmendem Konsum von Transfettsäuren[33], und selbst die Entstehung bösartiger Tumore wird mit ihnen in Verbindung gebracht sowie eine Veränderung der Insulinsensibilität.[34, 35] Es scheint daher sinnvoll, Transfettsäuren möglichst zu meiden. Die durchschnittliche Zufuhrmenge an Transfettsäuren in Deutschland ist in der Regel als unbedenklich einzustufen.[36] Sie scheint sich nicht negativ auf die Gesundheit auszuwirken. Das kann sich jedoch ändern, wenn man sich vorwiegend mit industriell gefertigten Lebensmitteln ernährt. Denn diese gehärteten oder teilweise gehärteten Fettsäuren entstehen insbesondere bei der Hydrierung von Speisefetten, etwa wenn aus einem flüssigen Fett ein streichfertiges Produkt erzeugt wird. Auch durch mehrmaliges Erhitzen und vor allem Frittieren können größere Mengen Transfettsäuren entstehen. Daher ist beim Kauf von Lebensmitteln darauf zu achten, dass möglichst keine gehärteten oder teilgehärteten Fette enthalten sind. Auch sollte man Öle mit einem hohen Anteil an mehrfach ungesättigten Fettsäuren wie Sonnenblumen- oder Distelöl nicht zum Braten und Frittieren verwenden. Positive Eigenschaften von Transfettsäuren sind nicht bekannt, daher hat ein vollständiger Verzicht keinerlei negative Folgen auf die Gesundheit. Einzige Ausnahme ist die konjugierte Linolsäure (CLA). Ihr werden mehrere gesundheitsfördernde Eigenschaften nachgesagt. Transfettsäuren sind auch als gehärtetes Fett bekannt. Durch die Veränderung der Molekülstruktur werden die Fettsäuren weniger beweglich und flexibel. Gerade die gute Beweglichkeit der Fettsäuren ist jedoch von enormer Bedeutung für den Einbau der Fettsäuren in die Zellmembranen.

Aufnahme und Verdauung von Nahrungsfetten

Die Verdauung der Nahrungsfette ist stark abhängig von ihrer jeweiligen Kettenlänge. Wie bereits bei den mittelkettigen Fettsäuren angesprochen, sind MCT gut wasserlöslich und können schnell und einfach transportiert und verstoffwechselt werden. Bei langkettigen Fettsäuren, wie sie in überwiegender Form über die Nahrung aufgenommen werden, sieht die Sache schon etwas anders aus. Der Transport und die Verstoffwechselung sind hier etwas aufwendiger.

Die Verdauung der Nahrungsfette beginnt bereits im Mund. Hier wird nach dem Verzehr von Nahrungsfett die sogenannte Zungengrundlipase ausgeschieden. Diese wird jedoch erst im Magen durch den dort vorherrschenden sauren pH-Wert aktiviert. Da die Zungengrundlipase jedoch in erster Linie für die Spaltung kurz- und mittelkettiger Fettsäuren erforderlich ist, spielt sie für die Verdauung langkettiger Fettsäuren kaum eine Rolle. Im Magen angekommen, führt die aktive Magenbewegung zu einer guten Durchmischung des Speisebreis mit den im Magen befindlichen Enzymen. Gleichzeitig kommt es zu einer Emulsion der Nahrungsfette. Als Emulsion bezeichnet man den Zustand, in dem sich zwei eigentlich nicht miteinander lösliche Flüssigkeiten zu feinen Tröpfchen vermischen. Diese Emulsion wird dann vom Magen in den Dünndarm abgegeben. Dort wird sie mit Pankreassaft und Galle vermischt.

Im Dünndarm wird verdaut

Der Dünndarm ist der maßgebliche Ort der Fettverdauung und der erneuten Nährstoffresorption, in diesem Fall der Fette. Die für die Fettverdauung zuständigen Enzyme, die Lipasen, spalten die mit der Nahrung aufgenommenen Triglyceride nun in Mono- und Diglyceride sowie in freie Fettsäuren und Glycerin. Die Lipasen können jedoch nur dann ihre Arbeit optimal verrichten, wenn die Nahrungsfette über Gallensäure als Emulgator Mizellen bilden. Die Entstehung dieser Aggregate kann man als »Verklumpung« beschreiben, bei der sich kugelförmige Gebilde mit einem fettlöslichen Kern und einer wasserlöslichen Oberfläche formen. So können sich fett-, aber nicht wasserlösliche Substanzen trotzdem durch wässriges Milieu transportieren lassen. Eben jene Mizellen können nun von den Zellen des Dünndarms aufgenommen werden. Dort werden sie »entleert«. Die Monoglyceride und freien Fettsäuren, die sich in den Mizellen befinden, werden freigegeben, und die leere Mizelle kann wieder in den Darm abgegeben werden. Innerhalb der Darmzellen entstehen

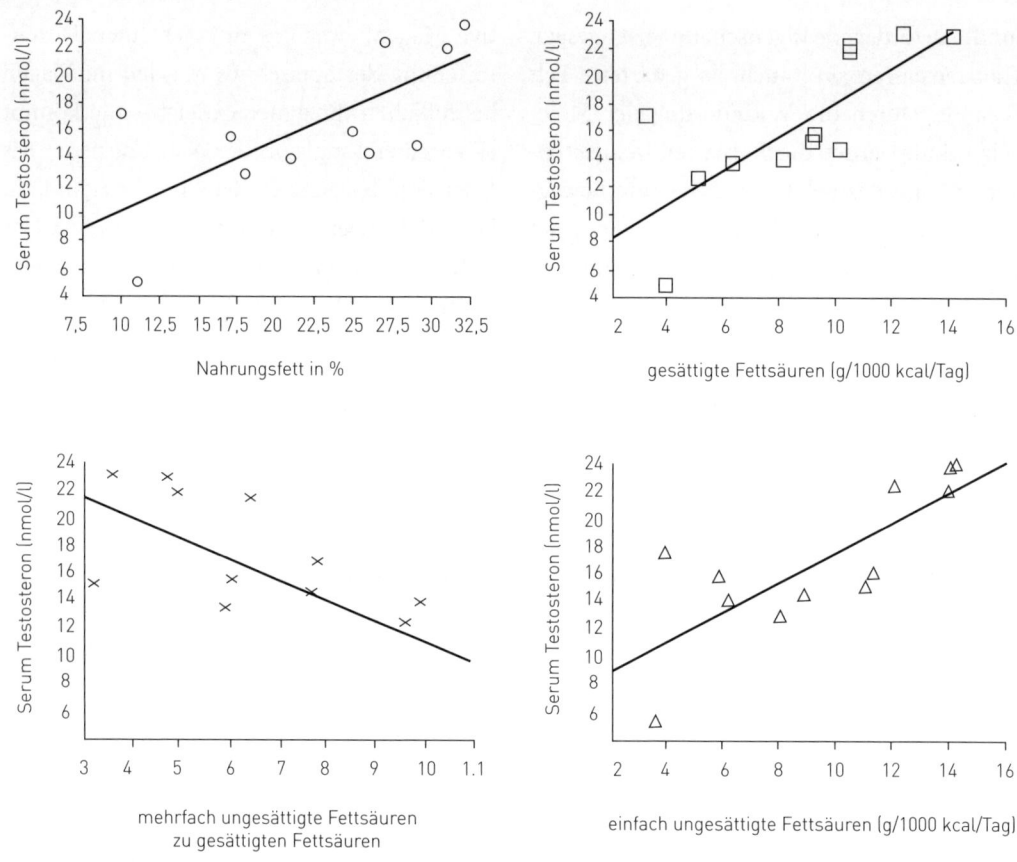

Die Grafiken verdeutlichen, wie die Gesamtfettzufuhr und die Zufuhr unterschiedlicher Mengen gesättigter, einfach ungesättigter und mehrfach ungesättigter Fettsäuren den Testosteronspiegel beeinflussen.

nun wieder Triglyceride. Diese müssen mit einem weiteren Transporter verbunden werden, den in den Dünndarmzellen gebildeten Chylomikronen. Diese bestehen überwiegend aus Cholesterin und Phospholipiden. In diesen Chylomikronen können die Triglyceride die Zelle verlassen und über die Lymphgefäße ins Blut gelangen. Von dort aus werden die Chylomikronen zur Leber transportiert und an die Muskulatur und das Fettgewebe verteilt.

Der wichtigste Speicherort für Triglyceride im Körper ist das Depotfett, das Unterhautfettgewebe. Bei Energieknappheit kann der Körper Fette aus dem Fettgewebe freisetzen und über Lipoproteine zur Zielzelle transportieren. Die Energiebereitstellung über die freien Fettsäuren erfolgt im Mitochondrium. Bei körperlicher Bewegung und negativer Energiebilanz müssen die Fettdepots angezapft werden, und die freien Fettsäuren werden zur Muskulatur transportiert, dort an L-Carnitin gebunden und in die Mitochondrien der Zellen geschleust. Dort findet dann die eigentliche ATP-Gewinnung statt. Dieser Prozess funktioniert jedoch nur auf aerobem Weg. Daher wird auch schnell klar, welchen Stellenwert Fette bei der Energiebereitstellung unter körperlicher Belastung besitzen. Körperliche Belastung mit niedriger Intensität im aeroben Bereich, in dem der Körper ausreichend Sauerstoff zur Verstoffwechselung von Fettsäuren aufnehmen, transportieren und am Zielgewebe bereitstellen kann, wird zu einem überwiegenden Teil durch Fettenergie ermöglicht. Bei anaerober Belastung mit hoher Intensität, bei der der Sauerstoffbedarf vorübergehend so hoch ist, dass er nicht über Atmung, Sauerstofftransport im Blut und Bereitstellung im Zielgewebe gedeckt werden kann, spielt Fett keine nennenswerte Rolle. Für Kraftsportler und Bodybuilder bedeutet das, dass die Kohlenhydratzufuhr der Trainingsintensität und dem Trainingspensum angepasst werden muss – und demzufolge auch die Gesamtfettzufuhr über die Nahrung. Ein hohes Trainingsvolumen im Kraftausdauerbereich mit 15 bis 20 Wiederholungen pro Satz bei mehreren Sätzen und Übungen pro Muskelgruppe ist demnach deutlich stärker von der Kohlenhydratzufuhr über die Nahrung abhängig als ein Training mit niedrigem Volumen im Maximalkraftbereich.

Wie viel Fett braucht der Körper?

Bei der Bestimmung der optimalen Gesamtfettzufuhr sollte man einige Dinge berücksich-

tigen. Neben dem am Training orientierten Kohlenhydratbedarf sollte man auch die für Kraftsportler und Bodybuilder positiven Eigenschaften der verschiedenen Nahrungsfette sowie den Bedarf an essenziellen Fettsäuren bedenken. Die Bedarfsdeckung der essenziellen Fettsäuren wurde bereits im Abschnitt über die mehrfach ungesättigten Fettsäuren genauer erläutert. Ebenso dass Nahrungsfette bei der Optimierung des körpereigenen Testosteronspiegels eine wichtige Rolle spielen. Eine Zufuhr von 30 bis 40 Prozent der Kalorien über Nahrungsfette scheint sich positiv auf das Testosteronlevel auszuwirken. Wissenschaftler konnten bereits einen geringeren Testosteronspiegel feststellen, wenn Probanden von einer durchschnittlichen Nahrungsfettzufuhr von 40 Prozent zu einer isokalorischen Diätform wechselten, bei der sie lediglich 25 Prozent der Kalorien durch Nahrungsfette abdeckten.[37] Eine dauerhaft niedrige Nahrungsfettzufuhr ist demnach für Kraftsportler und Bodybuilder nicht oder nur in besonderen Situationen empfehlenswert. Um die körpereigenen Steroidhormone zu optimieren, sollte man mindestens 25 bis 35 Prozent der Nahrungskalorien durch Fette abdecken.

Interessant ist in diesem Zusammenhang jedoch, dass sich eine zu hohe Zufuhr der eigentlich ja essenziellen mehrfach ungesättigten Fettsäuren ähnlich negativ auf die Testosteronkonzentration im Blut auswirken kann wie eine geringe Gesamtfettzufuhr. Daher ist es sinnvoll, den Bedarf an essenziellen Fettsäuren zu decken, sich darüber hinaus jedoch maßgeblich einfach ungesättigte und gesättigte Fettsäuren zuzuführen. Der Fokus sollte dabei auf den einfach ungesättigten Fettsäuren mit ihren weitreichenden gesundheitsfördernden Eigenschaften liegen, da diese sich bei der Erhöhung der Testosteronmenge im Blut ähnlich verhalten wie gesättigte Fettsäuren.

Die wichtigsten Fakten zu Nahrungsfetten im Überblick

- Bei der Zufuhr der Nahrungsfette ist besonders wichtig, auf ihre Qualität zu achten. Der Großteil sollte in Form einfach ungesättigter Fettsäuren erfolgen. Der Bedarf an essenziellen mehrfach ungesättigten Fettsäuren sollte gedeckt sein, wobei man ein besonderes Augenmerk auf das Verhältnis von Omega-3- zu Omega-6-Fettsäuren legen sollte. Etwa ein Drittel der Fettzufuhr kann über gesättigte Fette erfolgen.
- Eine Unterversorgung mit Nahrungsfetten kann den Testosteronspiegel ungünstig beeinflussen. Daher wird empfohlen, mindestens 25 bis 35 Prozent der Nahrungskalorien in Form von Fetten zu sich zu nehmen. Hier spielen vor allem die einfach ungesättigten und die gesättigten Fettsäuren eine wichtige Rolle. Eine zu hohe Zufuhr mehrfach ungesättigter Fettsäuren kann sich negativ auswirken und birgt zudem die Gefahr einer verstärkten Radikalbildung.
- Da Fette nur auf aerobem Weg verstoffwechselt werden können, spielen sie für die direkte Energiebereitstellung im Kraftsport und Bodybuilding eine untergeordnete Rolle. Die Fettzufuhr sollte sich also an der Trainingsintensität und dem Trainingsvolumen des Sportlers orientieren. Sind diese hoch, muss die Nahrungsfettzufuhr zugunsten einer erhöhten Kohlenhydratzufuhr gesenkt werden, sodass sie tendenziell nur 20 bis 25 Prozent der Nahrungskalorien ausmacht. Bei einem geringeren Kohlenhydratbedarf, etwa aufgrund eines niedrigen Trainingsvolumens, kann die Fettzufuhr auf 35 Prozent der täglichen Kalorienzufuhr angehoben werden, während gleichzeitig die Kohlenhydratenergie reduziert wird.

Die praktische Umsetzung der Ernährungsgrundlagen

Nun geht es an die Praxis. Hier erfahren Sie, wie eine optimierte Ernährung für Bodybuilder und Kraftsportler aussehen kann. Neben der richtigen Energiemenge werden ebenso die optimalen Mengen an Proteinen, Kohlenhydraten und Fetten ermittelt. In vier Schritten erfahren Sie, wie das funktioniert.

Schritt 1: Die richtige Energiemenge für die Zielsetzung ermitteln

Wie Sie bereits wissen, ist die Veränderung der Körperzusammensetzung von der Energiezufuhr abhängig. Diese muss demnach der individuellen Zielsetzung angepasst werden. Grundlage einer Basisdiät ist also zunächst die Definition der Zielsetzung sowie das Ermitteln der entsprechend erforderlichen Kalorienmenge. Das kann mittels einer mathematischen Formel oder praxisnah mithilfe eines Ernährungstagebuchs und der Analyse der ermittelten Fakten erfolgen.

Ein Beispiel: Eine Person wiegt 85 Kilogramm und benötigt 3000 Kalorien, um ihr Gewicht zu halten. Die Zielsetzung ist, Körperfett zu verlieren. Wir wissen, dass ein wöchentlicher Gewichtsverlust von 0,5 bis 1 Prozent des eigenen Körpergewichts als ideal gilt, um Fett abzubauen und gleichzeitig Muskelmasse und Trainingsleistung stabil zu halten. Demzufolge kann diese Person 450 bis 900 Gramm Gewichtsverlust pro Woche erwarten. Rein rechnerisch ist dazu ein Kaloriendefizit von 3150 bis 6300 Kalorien pro Woche nötig, denn 1 Gramm Körperfett enthält etwa 7 Kalorien:

$$(450 \text{ g} \times 7 \text{ kcal} = 3150 \text{ kcal}) + (900 \text{ g} \times 7 \text{ kcal} = 6300 \text{ kcal})$$

Um dieses Ziel zu erreichen, müssen täglich 400 bis 600 Kalorien eingespart werden. Gehen wir von einem höheren Defizit aus, muss sich diese Person pro Woche im Tagesschnitt 2400 Kalorien zuführen, um das gewünschte Wochendefizit zu erreichen. Möchte der Sportler hingegen Muskelmasse aufbauen, wird es ein klein wenig schwieriger. Ein gutes Ziel ist eine Gewichtszunahme von 0,5 bis 1 Kilogramm Körpergewicht alle zwei bis vier Wochen, damit möglichst magere Muskelmasse aufgebaut wird. Ein Überschuss von etwa 5 bis 10 Prozent des Halteniveaus kann veranschlagt werden. Der Sportler sollte demnach eine tägliche Kalorienzufuhr von 3150 bis 3300 Kalorien anstreben.

Schritt 2: Die Proteinzufuhr an den Bedarf anpassen

Im Kapitel »Proteine und Aminosäuren« ab Seite 22 wurden der Nutzen und die Empfehlungen zur Proteinzufuhr genauer beschrieben. Dies gilt es jetzt in der Basisdiät praktisch umzusetzen. Ausgangspunkte sind die individuelle Zielsetzung sowie die aktuelle Körperzusammensetzung. Zunächst wird der Körperfettanteil ermittelt. Dies kann über eine Caliper-Messung erfolgen, bei der mit einer Art Zange die Dicke von Hautfalten ermittelt wird oder durch eine simple Schätzung. Gehen wir nun davon aus, dass unsere Beispielperson aus Schritt 1 einen Körperfettanteil von etwa 11 Prozent besitzt, bedeutet das umgekehrt, dass der Anteil der fettfreien Masse bei etwa 80 Kilogramm liegt. Diesen Wert benötigen wir, um die optimale Proteinmenge zu berechnen. Gehen wir zunächst noch einmal vom Diätszenario aus. Unser Sportler möchte seinen Körperfettanteil auf 8 Prozent senken. Wie auf den Seiten 40 und 41 dargelegt, sollte der Proteinanteil bei etwa 2,3 bis 3,1 Gramm pro Kilogramm fettfreier Masse liegen und desto höher sein, je geringer der Körperfettanteil und je größer das Energiedefizit sind. Demnach sollte der Proteinanteil im Bereich von 2,7 bis 3,1 Gramm pro Kilogramm fettfreier Masse liegen. Wählen wir als Ausgangswert den unteren Wert von 2,7 Gramm Protein pro Kilogramm fettfreier Masse, so ergibt sich eine empfohlene Proteinzufuhr von rund 215 Gramm für unseren derzeit 90 Kilogramm schweren Sportler mit einem Magermasseanteil von 80 Kilogramm:

$$80 \text{ kg} \times 2{,}7 \text{ g/kg Körpergewicht} = 216 \text{ g/kg Körpergewicht}$$

Möchte der Sportler hingegen Muskelmasse aufbauen, so kann der Proteinanteil in der Ernährung geringer ausfallen. Ausreichend sind dann 2,3 bis 2,6 Gramm pro Kilogramm fettfreier Masse. Bleiben wir auch hier eher im unteren Bereich der Proteinzufuhr, ergibt sich eine Zufuhrempfehlung von rund 185 Gramm Protein täglich:

$$80 \text{ kg} \times 2{,}3 \text{ g/kg Körpergewicht} = 184 \text{ g/kg Körpergewicht}$$

In Kalorien umgerechnet bedeutet das, dass die Proteinzufuhr während der Diät beim ermittelten Wert bei rund 880 Kalorien liegt (215 g Protein $\times$ 4,1 kcal = 882 kcal) und beim ermittelten Wert während des Muskelaufbaus bei rund 760 Kalorien (185 g Protein $\times$ 4,1 kcal = 759 kcal). Diese Werte gilt es nun sich zu merken.

Schritt 3: Die optimale Fettmenge in der Ernährung

Als Nächstes wird die Fettzufuhr ermittelt. Diese wird prozentual berechnet. Im Kapitel zur optimalen Fettzufuhr wurden 25 bis 35 Prozent der zugeführten Kalorien in Form von Nahrungsfetten empfohlen. Im Fall unserer Diät mit einer Kalorienzufuhr von 2400 Kalorien täglich ergibt dies einen Wert von rund 65 bis 90 Gramm Nahrungsfett täglich:

$$2400 \text{ kcal} \times 25\,\% \,/\, 9{,}3 \text{ kcal} = 60 \text{ g} + 2400 \text{ kcal} \times 35\,\% \,/\, 9{,}3 \text{ kcal} = 90 \text{ g}$$

Während der Muskelaufbauphase wird eine größere Zufuhr an Nahrungsfetten empfohlen: Die Werte liegen bei 90 bis 125 Gramm täglich (Berechnungsmodell siehe oben). Nehmen wir nun jeweils den oberen Wert, die 35 Prozent Nahrungsfettzufuhr, so ergibt sich ein kalorischer Fettanteil an der Ernährung von rund 835 Kalorien während der Diätphase (90 g Fett $\times$ 9,3 kcal = 837 kcal) und rund

1165 Kalorien während der Muskelaufbauphase (125 g × 9,3 kcal = 1163 kcal). Die genaue Aufteilung zwischen den gesättigten und den einfach ungesättigten Fettsäuren kann nun flexibel gestaltet werden. Wichtig ist zunächst, den Bedarf an essenziellen Fettsäuren zu decken, wie ab Seite 70 dargelegt.

Schritt 4: Die Differenz fällt auf die Kohlenhydrate ab

Bleiben als letzter Makronährstoff noch die Kohlenhydrate. Deren Menge ergibt sich aus den Restkalorien. Während der Diätphase entfallen bereits 880 Kalorien auf Protein und weitere 835 Kalorien auf die Nahrungsfette. Das ergibt einen Gesamtwert von rund 1700 Kalorien. Zum Kalorienziel von 2400 Kalorien ergibt sich also eine Differenz von 700 Kalorien, die auf die Kohlenhydrate entfällt. Da jedes Gramm Kohlenhydrate 4,1 Kalorien enthält, bedeutet das, dass ein Startwert von rund 170 Gramm Kohlenhydrate täglich vorliegt (700 kcal/4,1 kcal = 171 g Fett). Während der Aufbauphase wurde ein kalorischer Wert von 760 Kalorien für das Protein und von 1165 Kalorien für das Nahrungsfett ermittelt, was zusammen 1925 Kalorien ergibt. Die Differenz zu 3300 Kalorien beträgt 1375 Kalorien. Diese Energiemenge bleibt demnach für die Kohlenhydrate übrig, womit die berechnete empfohlene Zufuhrmenge bei 335 Gramm liegt.

Die praktische Umsetzung einer Basisdiät

Unser Sportler hat demnach während der Diät eine Nährstoffempfehlung von 215 Gramm Protein, 170 Gramm Kohlenhydrate und 90 Gramm Fett täglich, wohingegen die Zufuhrmenge während einer Muskelaufbauphase mit einem 10-prozentigen Kalorienüberschuss bei 185 Gramm Protein, 335 Gramm Kohlenhydrate und 125 Gramm Fett liegen würde. Dies bezeichnen wir als Basisdiät.

Die Basisdiät ist jedoch in dieser Form nicht in Stein gemeißelt. Sie stellt einen Startpunkt dar, von dem ausgehend die Diät an die Fortschritte oder ein beliebiges anderes Kriterium dynamisch angepasst werden kann. Beispielsweise kann die Nahrungsfettzufuhr auf 30 oder sogar 25 Prozent der Kalorien reduziert werden, um während einer Diät mehr Spielraum für die Kohlenhydrate zu schaffen, wenn die empfohlenen 170 Gramm Kohlenhydrate täglich den Körper bei einem Training mit hohem Volumen nicht ausreichend versorgen. Oder der Proteinwert kann mit sinkendem Gewicht und geringer werdendem Körperfettanteil schrittweise von 2,7 Gramm Protein pro Kilogramm fettfreiem Körpergewicht auf 3,1 Gramm erhöht werden, während die Energiezufuhr über die Kohlenhydrate und Fette entsprechend reduziert werden muss.

Wichtig ist in erster Linie, dass die empfohlene Kalorienzufuhr möglichst präzise eingehalten wird. In der Bandbreite von 2,3 bis 3,1 Gramm Protein pro Kilogramm Körpergewicht hat man freie Hand, wobei die Proteinzufuhr mit steigendem Defizit und geringer werdendem Körperfettanteil immer weiter nach oben angepasst werden sollte. Die Fettzufuhr sollte einen Anteil von 25 Prozent der Gesamtenergie-zufuhr dauerhaft nicht unterschreiten. Nach oben hin können auch mehr als 35 Prozent der zugeführten Nahrungskalorien in Form von Fett aufgenommen werden, ohne jedoch einen Mehreffekt zu bieten.

Wie viel Perfektionismus muss sein?

Ein aufs Gramm genaues Tracking der Makro-nährstoffe ist nicht notwendig. In der Praxis hat sich ein Spielraum von etwa +/− 3 Prozent als tauglich erwiesen. Wenn unser Sportler also während der Diät eine Proteinzufuhr von 215 Gramm täglich anstrebt, wird empfohlen, letztlich bei 210 bis 220 Gramm zu landen. Natürliche Rohstoffschwankungen in Lebens-mitteln lassen ein präzises, grammgenaues Tracking ohnehin nicht zu, weshalb bereits in den Berechnungsformeln gerundete Wer-te herangezogen wurden. Schließlich ist nicht davon auszugehen, dass jeder Apfel exakt 11,4 Gramm Kohlenhydrate pro 100 Gramm aufweist, unabhängig von Sorte, Reifedauer und Umständen der Reifung (so besteht ein Unterschied zwischen einem in der Sonne ge-reiften Bioapfel und einem Apfel aus dem Ge-wächshaus). Entsprechend verwenden auch die üblichen Kalorientabellen Durchschnitts-werte, weshalb es zwischen den Tabellen zu Schwankungen kommt. Um diesen aus dem Weg zu gehen, sollte man bei der Kalkulierung seiner Ernährungspläne stets dieselbe Tabelle zur Hand nehmen.

Mit der Basisdiät hat man nun seine persön-lichen Werte, um mit seiner Diät oder seinem Muskelaufbau zu beginnen. Wichtig ist es, diese Diät zunächst über einen Zeitraum von mindestens zwei bis drei Wochen möglichst genau einzuhalten, um erste Ergebnisse zu se-hen. Doch es gilt natürlich nicht nur die hier ermittelten Makronährstoffe zu beachten. Im nächsten Kapitel werfen wir deshalb einen ge-naueren Blick auf Mikronährstoffe.

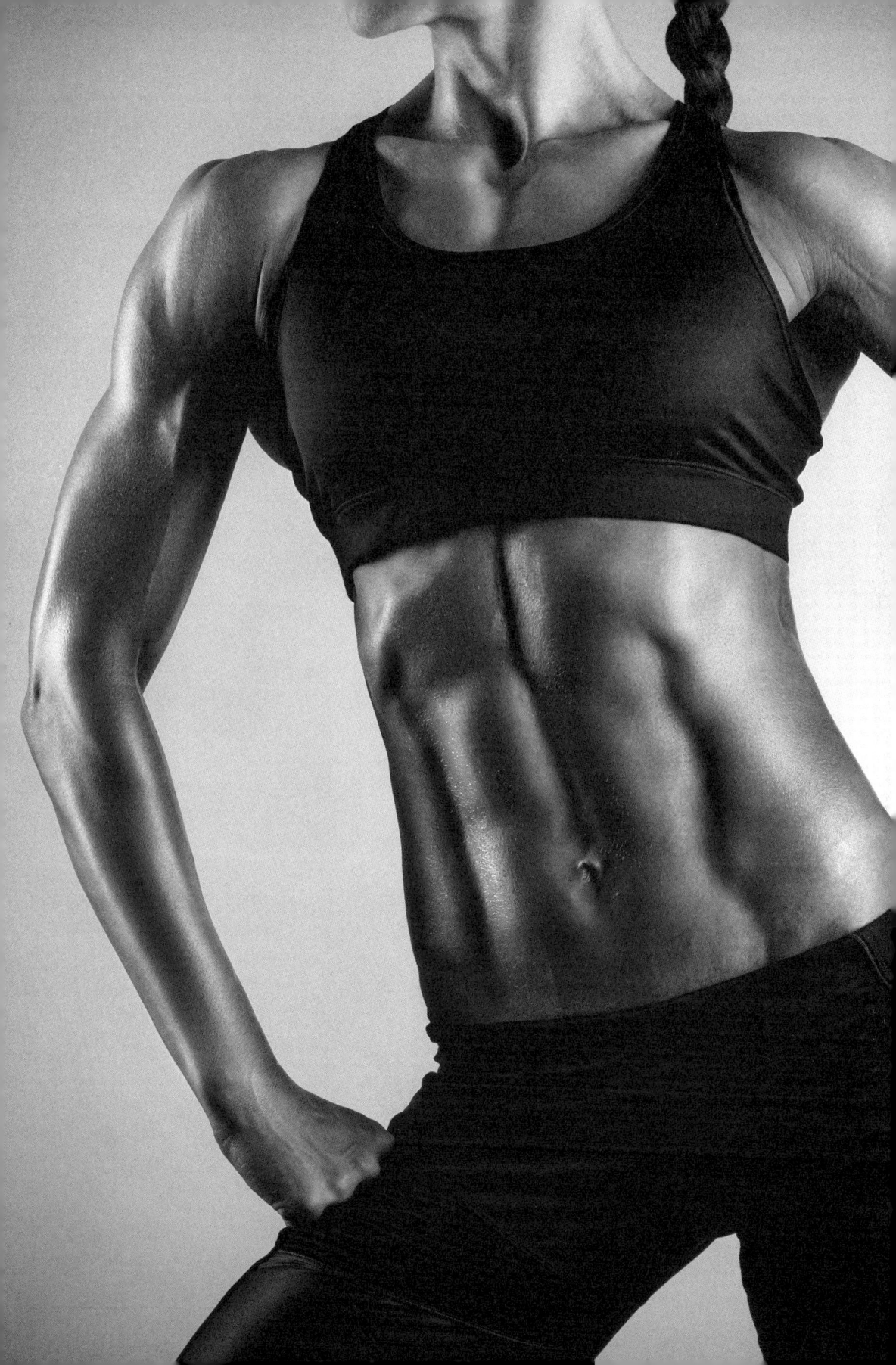

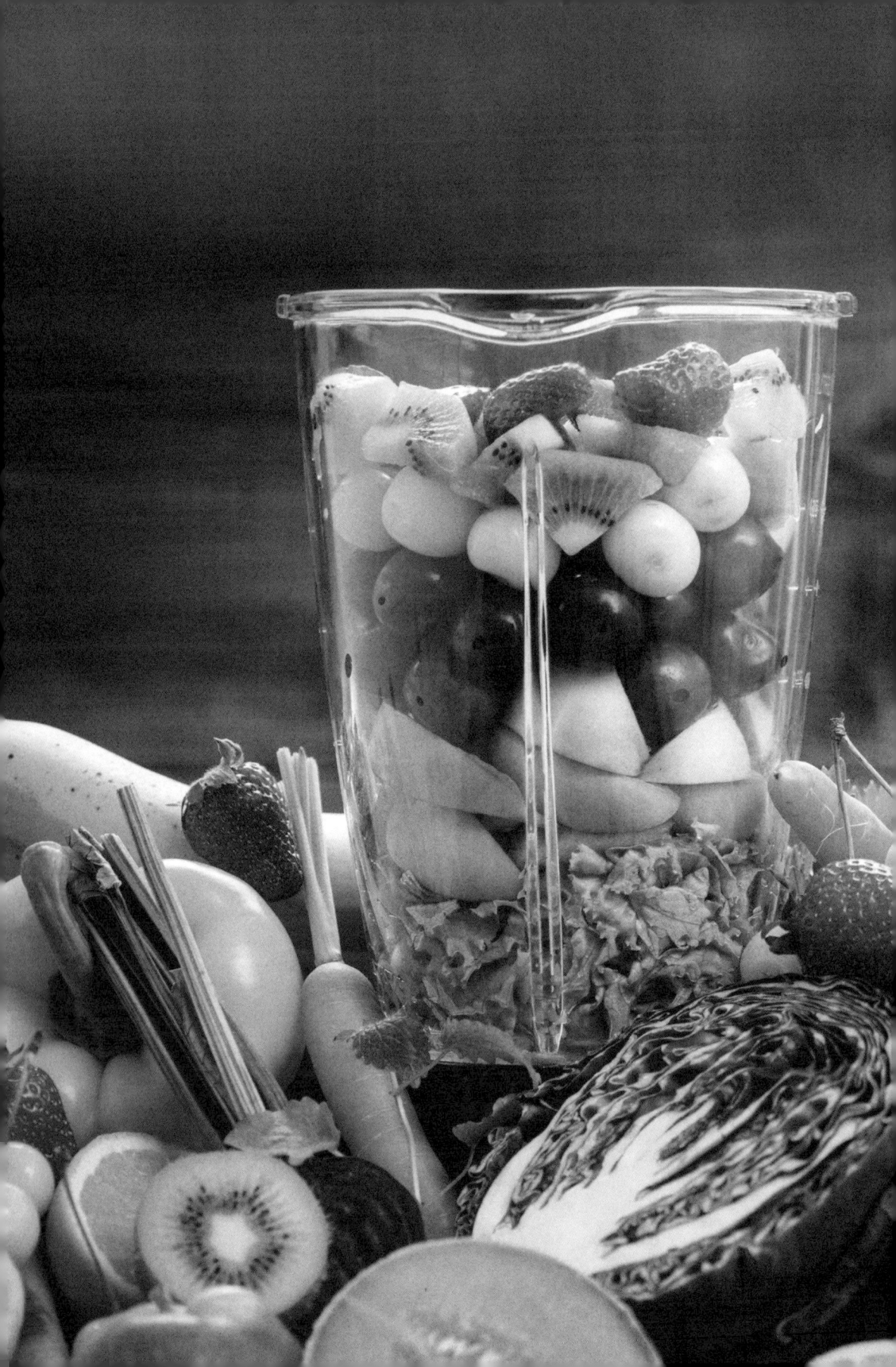

Mikronährstoffe

Zu den Mikronährstoffen zählen Vitamine und Mineralstoffe.
Letztere unterteilt man noch einmal in Mengen- und
Spurenelemente. Vitamine und Mineralstoffe haben keinen
energetischen Wert, sind jedoch dennoch essenziell für unseren
Körper und beeinflussen unseren gesamten Stoffwechsel in
vielfacher Hinsicht.

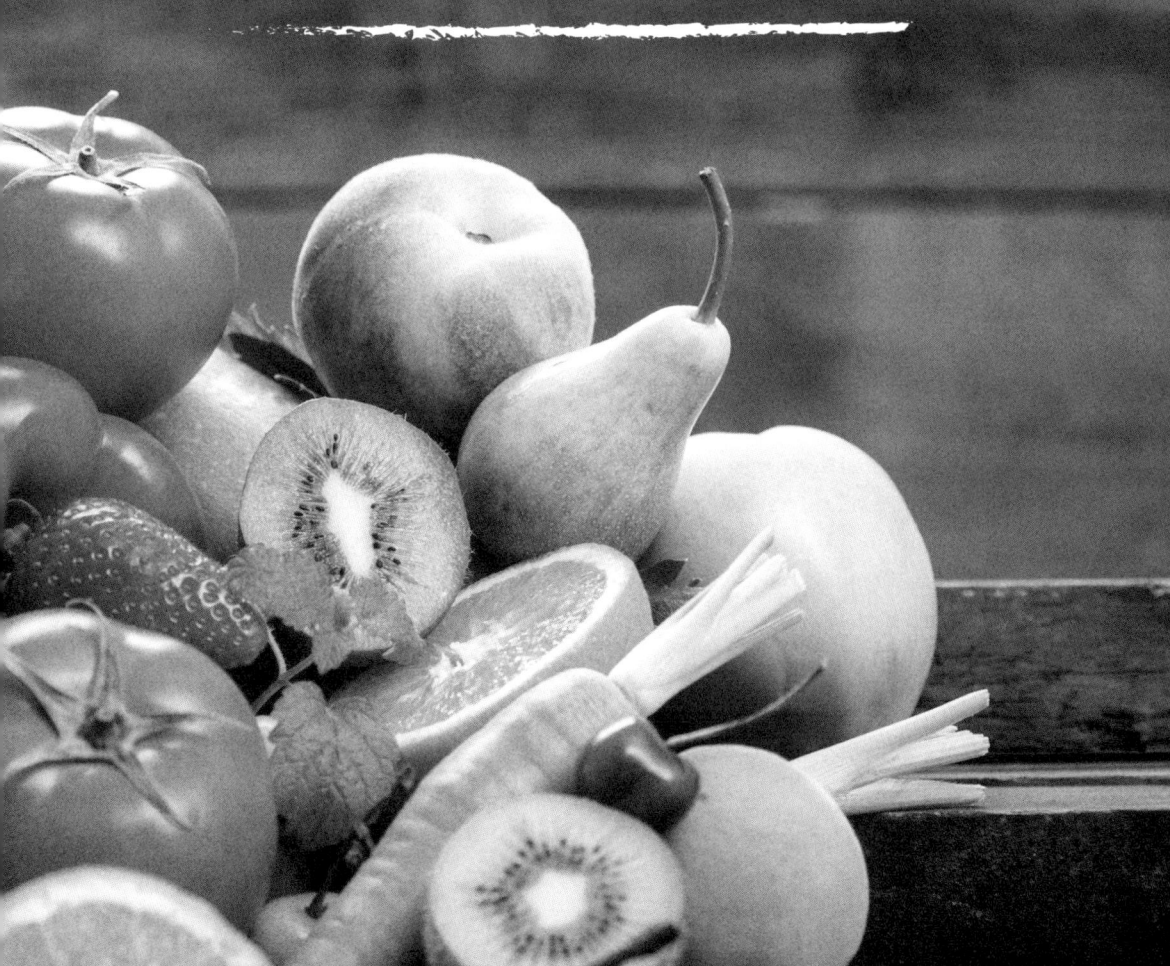

Was genau sind Mikronährstoffe?

Obwohl die besprochenen Makronährstoffe und Ballaststoffe mengenmäßig in unserer Ernährung am stärksten vertreten sind, sind die Mikronährstoffe für den Menschen nicht weniger wichtig. Denn sie beeinflussen erheblich, wie gut einzelne Stoffwechselprozesse vonstattengehen und wie effizient unser Immunsystem arbeitet – um nur zwei Beispiele für ihre Aufgaben zu nennen. Daher ist es sehr wichtig, den Bedarf an den einzelnen Mikronährstoffen regelmäßig abzudecken. Dazu gehört weitaus mehr, als eine Multivitamintablette zu schlucken. Denn in natürlichen Lebensmitteln kommen Mikronährstoffe oft in Verbindung mit weiteren Pflanzenstoffen vor, die ihre Aufnahme verbessern. Ihre Bioverfügbarkeit steigt. Auch die Art des Vorkommens von Mikronährstoffen in natürlicher Nahrung, nämlich als organische Verbindung, ist in der Regel mit einer höheren Absorptionsrate verbunden. Doch auch das Gegenteil kann der Fall sein. So ist es durchaus möglich, dass bestimmte Pflanzenstoffe die Aufnahme mancher Mikronährstoffe hemmen oder ganz verhindern. Ein Beispiel hierfür ist die Oxalsäure, die beispielsweise in Rhabarber oder Spinat vorkommt und die Aufnahme von Kalzium erschwert. Das Thema ist also viel komplexer, als viele Sportler vielleicht vermuten, weshalb wir uns in diesem Kapitel ausführlicher damit beschäftigen wollen.

Zu den Mikronährstoffen gehören rund 45 Vitamine, Mineralstoffe und Spurenelemente plus Tausende sekundäre Pflanzenstoffe, die in unseren Lebensmitteln vorkommen.[1] Als Nährstoffe im Allgemeinen bezeichnet man dabei Stoffe, die der menschliche Körper braucht, um Gesundheit und Überleben sicherzustellen. Die Mikronährstoffe sind hierfür essenziell. Das bedeutet, dass wir sie uns über die Nahrung zuführen müssen, um Mangelzustände zu vermeiden und unsere Gesundheit und Leistungsfähigkeit nicht zu beeinträchtigen. Im Gegensatz zu den Makronährstoffen liefern die Mikronährstoffe keine Energie. Sie sind also »kalorienfrei«. Benötigt werden sie aber beispielsweise zur Verstoffwechselung der Makronährstoffe. Ohne eine ausreichende Menge Mikronährstoffe können unsere Makronährstoffe, also Protein, Kohlenhydrate und Fette, gar nicht oder zumindest nur eingeschränkt umgesetzt werden. Proteinsynthese, Wachstum und Energieproduktion könnten ohne Mikronährstoffe nicht reibungslos ablaufen.

Auf die Nahrungsmittel kommt es an

Der Bedarf an Mikronährstoffen ist relativ gering, obwohl zum Beispiel einige Vitamine, die an der Energieproduktion beteiligt sind, große Mengen Energie umsetzen.[2] Das liegt vor allem daran, dass Mikronährstoffe ihre Funktionen meist als Co-Faktoren ausüben, beispielsweise als Teil eines Proteinkomplexes, wie es bei den Enzymen der Fall sein kann. Mikronährstoffe werden also nicht permanent verbraucht, sondern sie gehen dem Körper erst dann verloren, wenn der für den Stoffwechselweg benötigte Proteinkomplex

Ein Mangel sollte schnellstens behoben werden

Die offiziellen Zufuhrempfehlungen für Mikronährstoffe werden in regelmäßigen Abständen von der Deutschen Gesellschaft für Ernährung (DGE) überprüft und veröffentlicht. Allerdings muss man ausdrücklich darauf hinweisen, dass sich diese Empfehlungen am Mindestbedarf orientieren und in erster Linie dazu dienen, Mangelerscheinungen zu vermeiden und den Stoffwechsel eines normal aktiven Menschen optimal zu versorgen. Bei Sportlern besteht hingegen ein weitaus höherer Bedarf.[3] Gleiches gilt bei verschiedenen Krankheiten. Ein etwaiger Mangel an Mikronährstoffen lässt sich also nicht durch Einhaltung der Bedarfsempfehlung beheben, sondern nur durch eine rasche Wiederauffüllung mittels isolierter Mikronährstoffpräparate. Das ist nicht nur sinnvoll, sondern in vielen Fällen sogar essenziell.

nicht mehr benötigt und abgebaut wird – wie bereits im Kapitel zu den Proteinen erläutert. Zur Ermittlung von Mikronährstoffdefiziten ist in der Regel eine ausführliche Blutuntersuchung notwendig. Eine reine Analyse der Ernährungsgewohnheiten eines Sportlers reicht nicht aus, kann jedoch erste Hinweise auf mögliche Mangelerscheinungen geben. Denn weder eine zu geringe noch eine sehr hohe Zufuhr einzelner Mikronährstoffe über die Nahrung kann einen eindeutigen Hinweis auf die Versorgung des Körpers mit Mikronährstoffen liefern.

Eine geringe Versorgung mit Vitaminen und Mineralstoffen über die Nahrung kann problemlos sein, wenn diese aus einem Nahrungsmittel mit sehr hoher Bioverfügbarkeit erfolgt. Die empfohlene Bedarfsmenge der DGE rechnet zum eigentlichen Bedarf noch eine Art Sicherheitszuschlag hinzu, der Verluste durch die Zubereitung der Lebensmittel oder eine niedrige Bioverfügbarkeit berücksichtigt. Eine sehr hohe Zufuhr einzelner Mikronährstoffe garantiert wiederum nicht automatisch eine ausreichende Versorgung. Wenn große Mengen mit geringer Bioverfügbarkeit zugeführt werden oder in Kombination mit Phytochemikalien, die die Aufnahme durch den Organismus verhindern, kommt unterm Strich nur eine unzureichende Menge im Körper an. Nur durch die Auswertung typischer Symptome und eine anschließende Untersuchung des Blutbildes kann ein Mikronährstoffmangel festgestellt werden.

Fakt ist, dass sportliche Betätigung bereits auf dem Niveau des Breitensports zu einem erhöhten Bedarf an Mikronährstoffen führen kann. Grund dafür sind unter anderem die über den Schweiß ausgeschiedenen Elektrolyte, allen voran Natrium. Aber auch der Verbrauch und die Ausscheidung von Spurenelementen wie etwa Magnesium, Kalzium oder Zink können deutlich ansteigen. Das kann sich nicht nur akut negativ auswirken, sondern auch noch Tage nach einem intensiven Training oder einer anspruchsvollen Wettkampfbelastung andauern.[4] Während den meisten Sportlern bekannt ist, dass sie einen erhöhten Bedarf an Elektrolyten haben, sieht die Sache hinsichtlich weiterer Mineralstoffe und vor allem der Vitamine anders aus.

Der Vitamin- und Mineralstoffbedarf bei Sportlern

Speziell im Fitness- und Kraftsport sowie im Bodybuilding nehmen sehr viele Athleten Nahrungsergänzungsmittel ein, die jede Menge Vitamine enthalten. Die obligatorische Vitaminpille am Morgen ist oft nicht mehr wegzudenken. Allerdings sollte man diese Praktik hinterfragen. Denn zusätzliche Vitamine sind nur dann förderlich, wenn bereits im Vorfeld ein diagnostizierter Vitaminmangel bestanden hat. Und auch der bei Sportlern angenommene erhöhte Vitaminbedarf kann nicht eins zu eins auf Kraftsportler oder Bodybuilder übertragen werden. Denn diese Sportler absolvieren pro Woche in der Regel nur einen Bruchteil des Trainingsvolumens beispielsweise von Triathleten. Die Anforderungen an die Ernährung sind also vollkommen unterschiedlich und somit auch der Vitaminbedarf.

Im weiteren Verlauf dieses Kapitels sollen einzelne Vitamine und Mikronährstoffe näher beleuchtet werden, deren Supplementation sinnvoll ist, um eine ausreichende Aufnahmemenge sicherzustellen. Ob jedoch eine grundsätzliche und »präventive« Zufuhr von Vitaminen bei Sportlern über den empfohlenen Bedarf hinaus als sinnvoll gelten kann, bleibt

bislang fraglich.[5] Außerdem sollte man, wie bereits angedeutet, stets bedenken, dass isolierte Gaben einzelner Vitamine nicht denselben Effekt haben wie Vitamine, die im Verbund mit anderen Nährstoffen und Chemikalien über die natürliche Nahrung aufgenommen werden.[6] Starke Überdosierungen sind hingegen, speziell wenn es um die fettlöslichen Vitamine geht, eher abzulehnen. Die Gefahr, die Grenze zur Toxizität zu überschreiten, besteht hier durchaus.[7]

Entscheidet man sich trotzdem für eine Nahrungsergänzung mit Vitaminen, sollte man Vitaminpräparate wählen, die nicht mehr als die empfohlenen 100 Prozent RDA (Recommended Daily Allowance) enthalten. Bedacht werden sollte hier zusätzlich, dass über die Ernährung ohnehin schon Vitamine und Mineralstoffe zugeführt werden. Man befindet sich mit der Zufuhr einer Vitamintablette also ohnehin schon im Bereich der Überdosierung und kann somit zu 100 Prozent sicher sein, dass etwaige Mangelzustände behoben werden. Megadosierungen sind somit nicht notwendig und können zu gesundheitlichen Problemen führen. Je ausgewogener die Ernährung, desto geringer ist auch die Wahrscheinlichkeit, einen Nährstoffmangel zu entwickeln. Am größten ist die Gefahr, in einen Mangelzustand zu geraten, wenn die Nahrung an sich nicht ausgewogen oder abwechslungsreich genug ist. Wer jedoch täglich ausreichend Obst und Gemüse verzehrt, der muss sich in der Regel keine Gedanken über die Vitaminversorgung machen.

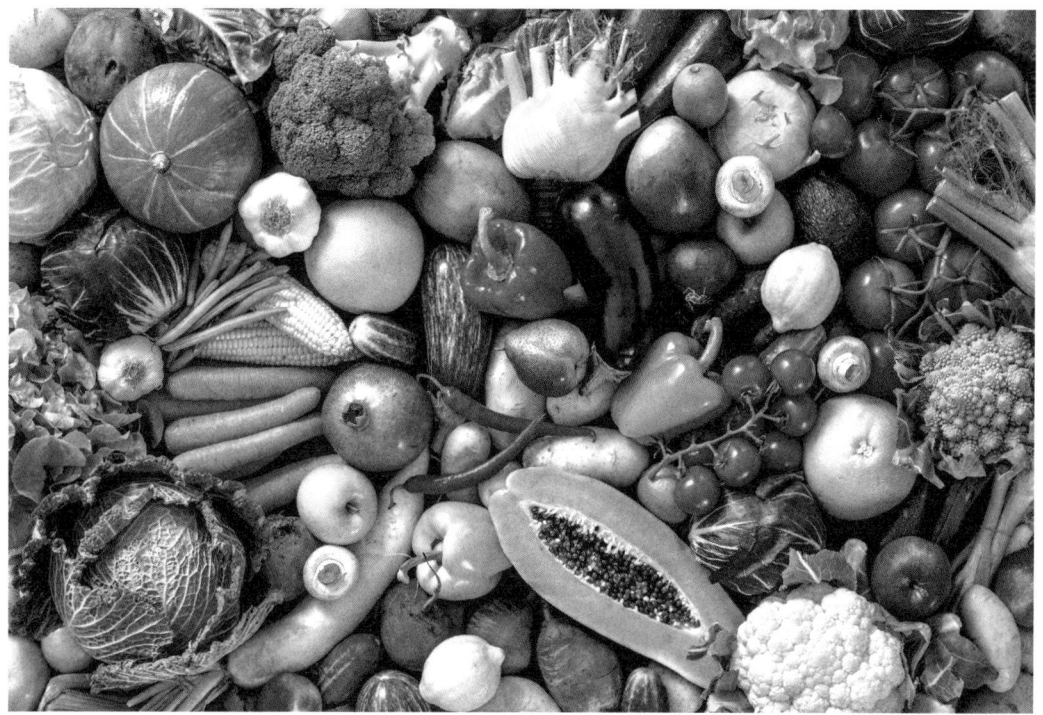

Die Auswahl an Obst und Gemüse sollte am besten täglich wechseln, um von der gesamten Bandbreite an Vitaminen und Mineralstoffen zu profitieren.

Abwechslung auf dem Speiseplan ist das A und O

Für eine ausreichende Versorgung mit allen Mikronährstoffen sollte man jedoch unbedingt darauf achten, nicht jeden Tag die gleichen Lebensmittel zu essen. Ein strikter und eintöniger Ernährungsplan kann also nur bedingt empfohlen werden; zumindest sollte dieser gut bilanziert sein. In jedem Fall besser ist es, die Obst- und Gemüsesorten am besten täglich zu rotieren, möglichst abwechslungsreich und unterschiedliche Farben zu essen und auch bei tierischen Lebensmitteln nicht immer die gleichen Nahrungsquellen zu wählen. Möchte man seine Vitaminversorgung tatsächlich verbessern, sollte eine Supplementation am besten in Kombination mit einer Mahlzeit erfolgen, die natürlich ebenfalls möglichst nährstoffreich sein sollte. Zu überlegen wäre außerdem, ob man nicht weitere Nahrungsergänzungen konsumiert, die vielleicht schon mit Vitaminen angereichert wurden. Dann wäre eine weitere Vitaminquelle unnötig. Gute Beispiele sind hier Proteindrinks, Trainingsgetränke oder Eiweißriegel. Ein Großteil der erhältlichen Supplemente wird heute ohnehin mit Vitaminen angereichert.

Fettlösliche Vitamine

Vitamine können grob in zwei Gruppen eingeteilt werden: fettlösliche und wasserlösliche Vitamine. Fettlösliche Vitamine werden, wie der Name schon andeutet, deutlich besser in Anwesenheit von Fetten resorbiert. Zu ihnen gehören die Vitamine A, D, E und K. Im Folgenden sollen die wichtigsten Aufgaben der fettlöslichen Vitamine kurz beschrieben werden. Zusätzlich sind für jedes Vitamin Zufuhrempfehlung, Hauptfunktionen und Vorkommen in einer Tabelle dargestellt.

Vitamin A

Die meisten Fitnesssportler kennen Vitamin A oder Retinol im Zusammenhang mit Betacarotin, der natürlichen Vorstufe zu Retinol. Es kann durchaus empfohlen werden, mit Betacarotin statt mit Vitamin A zu supplementieren. Der Grund dafür ist, dass sich der Körper bei Bedarf Retinol aus dessen Vorstufe herstellen kann. Zu hohe Zufuhrmengen an Vitamin A hingegen können sich toxisch auswirken, und eine Überversorgung ist schnell erreicht. Bereits bei 15 Milligramm pro Tag kann es zu toxischen Auswirkungen kommen.[8] Entscheidet man sich für die natürliche Variante, sollte man Vitamin A oder Betacarotin, in der Literatur auch häufig als Provitamin A bezeichnet, zusammen mit etwas Fett verzehren.

Vitamin D

Das auch als Cholecalciferol bekannte Vitamin D hat in den vergangenen Jahren besondere Aufmerksamkeit erregt und einen starken Medienhype erlebt. Das jedoch nicht zu Unrecht. Das Interessante an Vitamin D ist vor allem, dass es eigentlich gar kein wirkliches Vitamin ist, sondern vielmehr hormonähnliche Funktionen hat. So besitzt Vitamin D einen eigenen Rezeptor im Körper, über den bestimmte biochemische Vorgänge und Signale in Gang gesetzt werden können. Eine weitere interessante Tatsache ist, dass Vitamin D vom Körper selbst produziert werden kann,

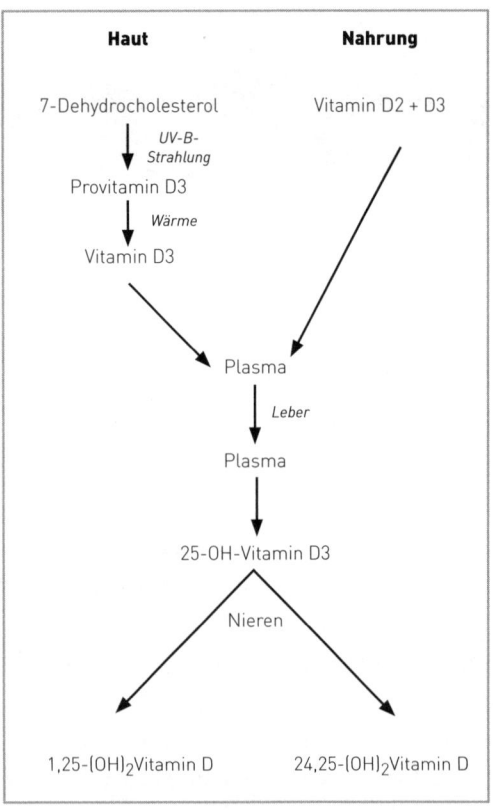

So wird Vitamin D verstoffwechselt: von der Eigensynthese über die Haut oder die Aufnahme über die Nahrung bis zum Endprodukt.

nämlich bei Einwirkung von UV-Strahlen in der Haut. Paradoxerweise ist trotzdem ein Vitamin-D-Mangel in der Bevölkerung sehr hoch.[9] Der Grund liegt vor allem darin, dass wir uns heute immer weniger im Freien und im Sonnenlicht aufhalten und wenn, dann oft vollständig bekleidet. Die UV-Strahlung hat daher nur eine geringe Angriffsfläche auf der Haut.

So interessant das »Vitamin« ist, so vielseitig sind auch seine Funktionen. Es konnte nicht nur gezeigt werden, dass Vitamin D einen direkten Einfluss auf die sportliche Leistungsfähigkeit hat, sondern sich auch positiv auf depressive Verstimmungen, kardiovaskuläre Risikofaktoren und das Immunsystem auswirken kann.[10, 11] Eine der Hauptfunktionen von Vitamin D besteht jedoch in der Regulation des Kalziumhaushalts. So wird Vitamin D benötigt, um Kalzium in die Knochen einzubauen. Gleichzeitig sollte jedoch unbedingt auf eine ausreichende Vitamin-K-Zufuhr geachtet werden.

Es muss wiederum beachtet werden, dass sich die positiven Auswirkungen von Vitamin D nur dann einstellen, wenn zuvor ein Mangelzustand diagnostiziert wurde. Da dieser jedoch sehr häufig vorkommt, sollte jedem Kraftsportler und Bodybuilder empfohlen werden, seinen 25-OH-Cholecalciferol-Spiegel im Blutplasma überprüfen zu lassen und gegebenenfalls mit Vitamin D zu supplementieren, um dessen Wert in den empfohlenen Optimalbereich zu bringen.

Vitamin E

Auch bei Vitamin E handelt es sich um eine Gruppe von Substanzen. Die beiden wichtigsten Gruppen sind Tocopherole und Tocotrienole. Die Hauptaufgabe von Vitamin E ist sein Einsatz als Radikalfänger. Es wirkt demnach als Antioxidans. Es übernimmt in der Atmungskette ebenso wichtige Funktionen bei der ATP-Produktion und spielt bei der Steuerung der Keimdrüsen eine große Rolle. Überdosierungen mit Vitamin E kommen in der Regel kaum vor. Problematischer ist, dass mittlerweile sehr viele Nahrungsergänzungen Vitamin E enthalten, zum Beispiel Fischölkapseln. Das enthaltene Vitamin E soll die hoch ungesättigten Omega-3-Fettsäuren vor der Oxidation schützen. Werden Omega-3-Fettsäuren in höherer Dosierung über Nahrungsergänzungen zugeführt, kann es schnell zu einem Überschreiten der empfohlenen Tagesmenge und einer »Überdosierung« kommen. Speziell Raucher sollten hier achtgeben, da hohe Vitamin-E-Dosierungen im Verdacht stehen, die Sterblichkeitsrate bei dieser Personengruppe erhöhen zu können.[12]

Vitamin K

Vitamin K ist ebenfalls kein einzelnes Vitamin, sondern eine Gruppe von K-Vitaminen. Man unterscheidet die Vitamine K1, K2 und K3. Zumindest sind diese drei Vitamin-K-Formen relevant für den menschlichen Stoffwechsel. Denn tatsächlich gibt es weitaus mehr Formen mit Vitamin-K-ähnlicher Wirkungsweise, die streng genommen ebenfalls hier

	Zufuhrempfehlung	Hauptfunktionen	Vorkommen
Vitamin A	1,0 mg für Männer und 0,8 mg für Frauen; höhere Dosierungen als 3 mg/Tag sollten nicht über einen längeren Zeitraum aufrechterhalten werden	starkes Antioxidans und wichtig für gesunde Augen	kommt nur in tierischen Lebensmitteln vor, insbesondere in Leber, Butter und Eigelb
Vitamin D	800 bis 2000 i. E. (internationale Einheiten) bei diagnostiziertem Mangel; kurzfristig gegebenenfalls höhere Gaben, um den Plasmawert rasch zu erhöhen	Regulation des Kalziumhaushalts	fettreicher Seefisch, Butter, Eigelb; empfohlen: regelmäßiger Aufenthalt in der Sonne
Vitamin E	14 mg für Männer und 12 mg für Frauen	Antioxidans, Fertilität, Energiestoffwechsel	pflanzliche Öle, Eier, Weizenkeime, Sojabohnen
Vitamin K	70–80 µg für Männer und 60–65 µg für Frauen	Blutgerinnung, Kalziumstoffwechsel, Zellwachstum	Leber, Spinat, alle Kohlarten, Kresse, Kichererbsen

hinzugezählt werden müssten. Die praktisch relevanten Vitamin-K-Formen sind wichtig für die Blutgerinnung, die Regulierung des Zellwachstums und den Knochen- und Kalziumstoffwechsel. Besonders dem Vitamin K2 kommt hier eine wichtige Bedeutung zu, denn es hat großen Einfluss auf die Einlagerung von Kalzium im Körper. Dort wollen wir Kalzium vor allem in den Knochen und keinesfalls im Weichgewebe, etwa in Arterien oder Organen. Eine hohe Vitamin-D-Zufuhr, wie dies beispielsweise während einer Anhebung eines niedrigen Plasmawerts vorkommt, führt entsprechend auch zu einer verstärkten Kalziumeinlagerung im Körper. Eine ausreichende Vitamin-K2-Zufuhr sorgt nun dafür, dass das Kalzium auch wirklich im Knochen- und

nicht im Weichgewebe eingelagert wird, wo es Schäden verursachen kann.[13]

Wasserlösliche Vitamine

Die wasserlöslichen Vitamine können in wässrigem Milieu im Körper transportiert werden. Anders als die fettlöslichen Vitamine können die wasserlöslichen Vitamine jedoch nicht in größeren Mengen im Körper gespeichert werden. Ihre Zufuhr über die Ernährung muss also in deutlich regelmäßigeren Abständen und kontinuierlicher erfolgen als die der fettlöslichen Vitamine. Dafür ist jedoch die Gefahr einer Überdosierung bei wasserlöslichen Vitaminen deutlich geringer.

B-Vitamine

Die B-Vitamine bestehen aus einem Komplex einzelner Vertreter der B-Vitamin-Gruppe. Hier kommt es bei Sportlern am ehesten zu einem erhöhten Bedarf. Dies liegt in erster Linie daran, dass die Hauptaufgaben und Funktionen der B-Vitamine vor allem den Energiestoffwechsel betreffen. Die acht Vitamine des B-Komplexes dienen allesamt als Co-Enzyme. Das sind Substanzen, die ein Enzym benötigt, um seine Reaktionen katalysieren zu können. Erst wenn sich das Co-Enzym mit dem Enzym verbindet, können die entsprechenden Reaktionen in Gang gesetzt werden. Die hier dargestellte Tabelle gibt einen Überblick über die B-Vitamin-Gruppe.

Vitamin C

Eines der wohl bekanntesten Vitamine ist Vitamin C, das auch als Immunvitamin bezeichnet wird. Tatsächlich kann das Immunsystem durch Vitamin-C-Gaben positiv beeinflusst werden, vor allem aufgrund des antioxidativen Potenzials dieses Vitamins. Eine ausreichende Vitamin-C-Versorgung kann die Krankheitssymptome einer Erkältung schneller abklingen lassen, eine geringere Infektanfälligkeit kann jedoch selbst bei sehr hohen täglichen

Vitamin	Zufuhrempfehlung	Hauptfunktionen	Vorkommen
B1 (Thiamin)	1,2 mg für Männer und 1,0 mg für Frauen	Kohlenhydratstoffwechsel	Weizenkeime, Hefe, Haferflocken, Hülsenfrüchte, Milch, Fleisch
B2 (Riboflavin)	1,4 mg für Männer und 1,2 mg für Frauen	hauptsächlich Fettstoffwechsel	Milch, Käse, Leber, Eier, Getreide
B3 (Niacin)	16 mg für Männer und 13 mg für Frauen	allgemeiner Energiestoffwechsel	Fleisch, Vollkornmehle, Kartoffeln, Bohnenkaffee
B5 (Pantothensäure)	6 mg für Männer und Frauen	allgemeiner Energiestoffwechsel	Fleisch, Leber, Fisch, Eigelb, Hülsenfrüchte
B6 (Pyridoxin)	1,5 mg für Männer und 1,2 mg für Frauen	Proteinstoffwechsel	Fleisch, Leber, Fisch, Getreide, Eigelb, Kartoffeln, Möhren, Milch
B12 (Cobalamin)	3 ug für Männer und Frauen	Abbau von Fett- und Aminosäuren, Folsäurestoffwechsel	Fleisch, Fisch, Milch Achtung, Vitamin B12 kommt ausschließlich in Nahrung tierischen Ursprungs vor!
Biotin	30–60 ug	gesamter Energiestoffwechsel	Eigelb, Nüsse, Haferflocken, Milch, Fleisch, Reis, Sojabohnen
Folsäure	400 ug	Zellteilung	grünes Blattgemüse

präventiven Vitamin-C-Gaben nicht uneingeschränkt bestätigt werden.[14] Eine wichtige Rolle spielt Vitamin C für die Hydroxylierung von Prolin und Lysin bei der Kollagensynthese. Hier wirkt Vitamin C als Co-Faktor und ist somit wichtiger Bestandteil für die Produktion von Kollagenen.[15]

Zufuhr-empfehlung	Hauptfunktionen	Vorkommen
100 mg für Männer und Frauen	Antioxidans, Eisenresorption, Kollagensynthese, Immunstärkung	Zitrusfrüchte, Acerolasaft, Kiwi, Paprika, Sanddorn, Petersilie

Mineralstoffe

Die Mineralstoffe werden in Spuren- und Mengenelemente unterschieden. Wie die jeweiligen Bezeichnungen bereits andeuten, kommen Mengenelemente in größeren Mengen im Körper vor, Spurenelemente nur in geringen und werden auch nur in entsprechend kleineren Mengen benötigt. Spurenelemente liegen laut Definition nur in einer Konzentration von unter 50 Milligramm pro Kilogramm Körpergewicht in unserem Körper vor. Alles, was im Organismus in höherer Konzentration vorkommt, wird als Mengenelement bezeichnet. Eine Ausnahme ist Eisen, das trotz einer Konzentration von etwa 60 Milligramm pro Kilogramm Körpergewicht noch zu den Spurenelementen gezählt wird. Die Spuren- und Mengenelemente sind für den Körper unverzichtbar. Sie sind anorganischer Natur und können vom Organismus selbst nicht hergestellt werden. Die Mineralstoffe sind in erster Linie für die Steuerung diverser Stoffwechselvorgänge als Bestandteile unterschiedlicher Enzyme und Enzymkomplexe verantwortlich. Sie erfüllen wichtige Aufgaben im Bereich des Flüssigkeitshaushalts, sowohl im intra- als auch im extrazellulären Raum, sind erforderlich für die Reizbildung von Muskelkontraktionen, dienen als Puffersubstanzen und sind unter anderem am Aufbau der Knochensubstanz beteiligt. Die Einsatzgebiete der Mineralstoffe im Körper sind vielseitig und umfangreich. Die wichtigsten Aufgaben der jeweiligen Mineralstoffe werden im Folgenden kurz erläutert.

Kalzium

Zu den wichtigsten Funktionen von Kalzium gehören der Aufbau und die Festigung der Knochenstrukturen. Dass Kalzium gut für die Knochen ist, wird heutzutage bereits jedem Kind beigebracht. Wichtig ist, dass es zur optimalen Einlagerung in die Knochen von ausreichend Vitamin D und Vitamin K2 begleitet wird.[16] Da Vitamin D vom Körper selbst synthetisiert werden kann, zeigt sich auch hier noch einmal, wie wichtig es ist, sich häufig und lange im Sonnenlicht aufzuhalten. Insbesondere Frauen sollten auf eine ausreichende Versorgung mit Kalzium achten und sich mit den jeweiligen Vitaminen versorgen. Ihr Risiko, an Osteoporose zu erkranken, ist besonders hoch, ein Abbau von Knochenmasse nach der

Menopause ist praktisch nicht zu vermeiden.[17] Idealerweise sollten sie sich vor der Menopause Puffer in der Knochensubstanz aneignen, etwa durch eine ausreichende Kalziumzufuhr, kombiniert mit Krafttraining.[18] Ausdauersport mit moderater Intensität reicht hierfür nicht aus.[19] Auch für die Reizübertragung im Nervensystem ist Kalzium unerlässlich; ebenso ist eine optimale Blutgerinnungsfunktion auf eine ausreichende Kalziumversorgung angewiesen. Bei einer Kalziumunterversorgung wird das Mineral aus den Knochen gelöst, um die genannten Funktionen aufrechtzuerhalten. Das wiederum stellt ein zusätzliches Risiko dar, an Osteoporose zu erkranken.

Magnesium

Unter den Mineralstoffen kann Magnesium als Multitalent bezeichnet werden. Es ist an über 300 unterschiedlichen Stoffwechselvorgängen beteiligt: Unter anderem übernimmt es wichtige Aufgaben bei der Stabilisierung des Herzrhythmus und der Schlagkraft des Herzens, bei der Regulierung der Nerv-Reiz-Weiterleitung im Nerven- und Muskelgewebe, bei der Aktivierung von Zellen und der Freisetzung von Neurotransmittern. Magnesium wird auch häufig als Anti-Stress-Mineralstoff oder als Mineralstoff der Regeneration bezeichnet, da es nachweislich den Muskeltonus nach intensiven Belastungen oder während stressreicher Lebensphasen senken und somit die Regeneration fördern kann.[20] Die Störung der Nerv-Reiz-Weiterleitung beziehungsweise ein erhöhter Muskeltonus macht sich oft in Form von Muskelkrämpfen bemerkbar, die akut mit einer Magnesiumzufuhr behandelt werden können. Magnesium ist außerdem ein direkter Mitspieler von Kalium und ein Gegenspieler von Kalzium. Magnesiummangel kann die Durchlässigkeit der Zellmembranen für Kalium erhöhen, was wiederum eine gestörte zelluläre Kaliumauffüllung bewirkt und den Mineralstoffhaushalt durcheinanderbringt. Dies kann zu Leistungseinbußen beim Sport, aber auch zu Problemen bei der Herzökonomie führen.[21] In Kombination mit Zink und Vitamin B6 kommt Magnesium speziell in der Fitnessszene auch häufig als sogenannter Testosteronbooster oder zur Verbesserung der Schlafqualität zum Einsatz.[22, 23]

Kalium

Der mengenmäßig häufigste Mineralstoff innerhalb unserer Zellen ist Kalium. Bis zu 60 Prozent der in den Zellen enthaltenen Mineralstoffe entfallen auf Kalium. Entsprechend wichtig ist es für unseren Organismus und die Zellfunktionen. Allerdings hängt der Kaliumstoffwechsel, wie bereits im vorherigen Abschnitt beschrieben, stark vom Magnesiumstoffwechsel ab. Denn Kalium wird durch ein Enzym in die Zelle transportiert, das stark von einer ausreichenden Magnesiumversorgung abhängt. Entsteht ein Mangel an Magnesium, kann die Zelle das Kalium nicht mehr im intrazellulären Raum halten und es geht für die Zelle verloren.[24] Für Kraftsportler und Bodybuilder ist Kalium zudem von Interesse, weil es Flüssigkeit in der Zelle hält, somit die Fülle der Muskeln fördert und ihnen zu einem

»pralleren« Aussehen verhilft. Auch die Glykogenspeicherung läuft mit einer ausreichenden Kaliumversorgung effizienter ab. Für die Speicherung jedes einzelnen Gramms Glykogen werden knapp 20 Milligramm Kalium benötigt. Mit dem Abbau von Glykogen, beispielsweise während intensiver körperlicher Belastung, geht somit auch Kalium verloren. Und auch Schwitzen bewirkt einen starken Verlust des Minerals, weshalb der Kaliumbedarf von Sportlern besonders hoch ist. Dennoch ist bei einer Kaliumsupplementierung Vorsicht geboten. Denn unter Belastung steigt die Kaliumkonzentration im Blutplasma an, und das Verhältnis von intra- zu extrazellulärem Kalium verschiebt sich. Wird dies noch durch eine zusätzlich Kaliumgabe verstärkt, steigt das Risiko von Herzrhythmusstörungen an.

Natrium

Natrium ist Bestandteil des Kochsalzes und das wichtigste und mengenmäßig am stärksten über den Schweiß ausgeschiedene Elektrolyt. Natriummangel kann zu Muskelkrämpfen führen. Generell übernimmt Natrium im Wasserhaushalt des Körpers durch die Aufrechterhaltung des osmotischen Drucks im extrazellulären Raum eine wichtige Rolle. Zudem ist Natrium wichtig für die Wasserbilanz unseres Körpers. Ohne Natrium kann der Organismus kein Wasser aufnehmen und speichern. Daher wird Natrium auch gern die Funktion der Wasserspeicherung im Körper zugesprochen, was speziell im Kraftsport und Bodybuilding nicht grundsätzlich positiv gesehen wird. Es sei jedoch an dieser Stelle angemerkt, dass der Natriumhaushalt im Körper hormonell geregelt wird, was bedeutet, dass mit zunehmender Natriumaufnahme auch mehr Natrium ausgeschieden wird. Wenn überhaupt, wird der Natriumhaushalt bei gesundem Stoffwechsel nur akut durch die Natriumzufuhr mit der Nahrung beeinflusst.

Chlorid

Im Körper ist Chlorid zum größten Teil an Natrium gebunden. Es handelt sich hierbei um Natriumchlorid, was dem typischen Kochsalz entspricht. Das negativ geladene Chlorid erhält eine Grundspannung zwischen intra- und extrazellulärem Raum in Form eines Ruhemembranpotenzials aufrecht und regelt den osmotischen Druck im extrazellulären Raum. Außerdem wird Chlorid benötigt, um die Salzsäurebildung im Magen zu unterstützen.

Phosphor

Im Körper kommt Phosphor in erster Linie in Phosphatverbindungen vor und ist neben Kalzium der im Organismus mengenmäßig am stärksten vertretene Mineralstoff. Phosphor wird ähnlich wie Kalzium in die Knochen eingebaut und ist auch wichtiger Bestandteil unserer Zähne. Doch auch im Energiestoffwechsel und als Bestandteil von Zellmembranen und Nukleotiden spielt Phosphor eine nicht zu unterschätzende Rolle. Gerade im Energiestoffwechsel wird die Bedeutung von Phosphor beziehungsweise Phosphaten deutlich, wenn man sich vor Augen führt, dass ATP – Adenosintriphosphat – die »Energiewährung«

des Organismus ist. Die ausreichende Zufuhr von Phosphor ist bei einer ausgewogenen Ernährung jedoch sichergestellt.

Zink

In der Kraftsport- und Bodybuildingszene ist Zink ein beliebtes Supplement, und das mit Sicherheit zu Recht. Denn es ist ein wichtiger Bestandteil vieler Enzyme, unter anderem im Bereich des Energiestoffwechsels. Wie bei Magnesium auf Seite 101 bereits angedeutet, ist Zink Bestandteil diverser Testosteronbooster. Zink übernimmt nämlich wichtige Aufgaben bei der Funktion der Keimdrüsen, weshalb eine ausreichende Zinkversorgung mit einer Optimierung des Testosteronspiegels in Verbindung gebracht werden kann.[25] Ebenfalls könnte für Kraftsportler von Interesse sein, dass Dehnungsstreifen auf der Haut ebenfalls mit Zink beziehungsweise einem Zinkmangel in Verbindung gebracht werden.[26] Ob eine besonders hohe Zinkzufuhr die Entstehung von Dehnungsstreifen verhindern kann, kann nicht endgültig geklärt werden. In jedem Fall ist es empfehlenswert, einen Zinkmangel zu vermeiden. In Kombination mit ausreichend Vitamin C kann sich Zink zudem positiv auf das Immunsystem auswirken und die Wundheilung beschleunigen.[27] Dies könnte vor allem auf den Zusammenhang einer ausreichenden Zinkversorgung mit den Auswirkungen auf die Kollagenstrukturen zusammenhängen.[28] Doch man sollte es mit dem Zink nicht übertreiben, was jedoch gerade in der Bodybuildingszene häufig der Fall zu sein scheint. Zu hohe Zinkaufnahmen können zu einer Verschlechterung der Blutfettwerte führen. Außerdem sollte das Verhältnis von Zink zu Kupfer 10 : 1 nicht übersteigen, da sich Zink in hohen Dosierungen negativ auf den Kupferstoffwechsel auswirken kann.

Kupfer

Kupfer hat vielfältige Aufgaben im Organismus. So ist es direkt an der Blutbildung sowie am Knochenstoffwechsel beteiligt. Aber auch für die Entwicklung einer gesunden Haut ist Kupfer unerlässlich. Ähnlich wie Zink benötigen einige Enzyme des Energiestoffwechsels auch ausreichend Kupfer. Die beiden Mineralstoffe behindern sich jedoch gegenseitig in der Aufnahme. Ein Kupfermangel ist bei ausgewogener Ernährung eher unwahrscheinlich, ein Überangebot an Zink, das beispielsweise bei einer hohen Supplementierung vorliegen kann, kann sich negativ auf den Kupferstoffwechsel auswirken. Der Bedarf an Kupfer steigt an. Eine Zufuhr über Nahrungsergänzungsmittel kann nicht empfohlen werden, da Kupfer in höheren Mengen stark toxisch wirkt. Eine ausgewogene Ernährung und ein verantwortungsvoller Umgang mit Zinkpräparaten sind ausreichend, um den Bedarf an Kupfer vollständig zu decken.

Eisen

Im Körper wird Eisen in erster Linie zur Bildung von Hämoglobin benötigt, dem roten Blutfarbstoff, sowie dem Myoglobin, dem roten Farbstoff der Muskeln. Die Hauptaufgabe von Myoglobin und Hämoglobin ist der Sauerstofftransport im Blut. Ein Mangel dieses wichtigen Spurenelements geht mit einer deutlichen Leistungseinbuße einher. Eine ausreichende Versorgung mit Eisen ist demnach essenziell für sportliche Höchstleistungen. Eisen kommt in erster Linie in tierischen Nahrungsquellen vor, doch auch einige pflanzliche Lebensmittel enthalten geringe Mengen Eisen. Die Bioverfügbarkeit von Eisen aus tierischen Nahrungsmitteln wie etwa rotem Fleisch ist jedoch deutlich besser als aus pflanzlichen. Die gleichzeitige Zufuhr von Vitamin C erhöht die Bioverfügbarkeit von Eisen aus tierischen Quellen noch einmal deutlich. Tierische Nahrungsmittel enthalten das sogenannte zweiwertige Eisen, auch Häm-Eisen genannt. Es wird mit einer Effizienz von etwa 20 bis 30 Prozent aufgenommen. Pflanzliche Lebensmittel enthalten dreiwertiges Eisen, auch als Nicht-Häm-Eisen bezeichnet. Dessen Bioverfügbarkeit liegt bei 1 bis 10 Prozent. Die Eisenaufnahme über pflanzliche Nahrungsmittel muss also deutlich höher liegen als bei tierischen Nahrungsmitteln. Zusätzlich enthalten pflanzliche Nahrungsmittel im Durchschnitt deutlich weniger Eisen als tierische. Da wiederum Vitamin C hauptsächlich in pflanzlichen Lebensmittel vorkommt, empfiehlt sich eine Kombination aus eisenreichen tierischen Proteinquellen und pflanzlichen Vitamin-C-Quellen. Eine Nahrungsergänzung in Form von Eisen sollte nicht auf eigene Faust und ohne ärztliche Anweisung erfolgen, da sich eine zu hohe Eisenzufuhr negativ auf die Gesundheit auswirken kann. Bevor die Zufuhr eines Eisenpräparats in Betracht gezogen wird, sollte eine genaue Blutuntersuchung erfolgen.

Jod

Jod ist ein wichtiger Bestandteil von Thyreoglobulin, einem Protein, das für die Schilddrüsenfunktion unerlässlich ist. Die Schilddrüse hat einen sehr dominanten Einfluss auf den Energiestoffwechsel. Eine nicht optimal funktionierende Schilddrüse macht sich daher schnell negativ bemerkbar. Dauerhafter Jodmangel kann zu einer Kropfbildung führen, eine Überdosierung jedoch schnell zu einer Unterfunktion der Schilddrüse. Ähnlich wie beim Eisen gilt daher, dass eine Supplementierung mit Jod mit einem Arzt oder Ernährungstherapeuten abgestimmt werden sollte. Da in Deutschland jedoch Jodmangel herrscht, wird es jedoch in geringen Mengen dem handelsüblichen Salz zugefügt. Eine Unterversorgung ist daher eher unwahrscheinlich, solange man regelmäßig Fisch verzehrt und keine streng salzarme Diät durchführt.

Selen

Das Spurenelement Selen hat ein sehr hohes antioxidatives Potenzial, da es Bestandteil eines Enzyms ist, das im Glutathionstoffwechsel eine dominante Rolle einnimmt, der Glutathionperoxidase. Selen wirkt dabei ähnlich wie Vitamin E und steht mit ihm in einer direkten Wechselbeziehung der Funktionen. Beide Chemikalien wirken synergistisch zueinander. Eine weitere wichtige Funktion von Selen ist seine Beteiligung an der Umwandlung des inaktiven Schilddrüsenhormons T4 in das aktive Schilddrüsenhormon T3 in der Leber. Selen ist dabei Bestandteil des Enzyms 5-Deiodinase. Selenmangel kann daher die Schilddrüsenak-

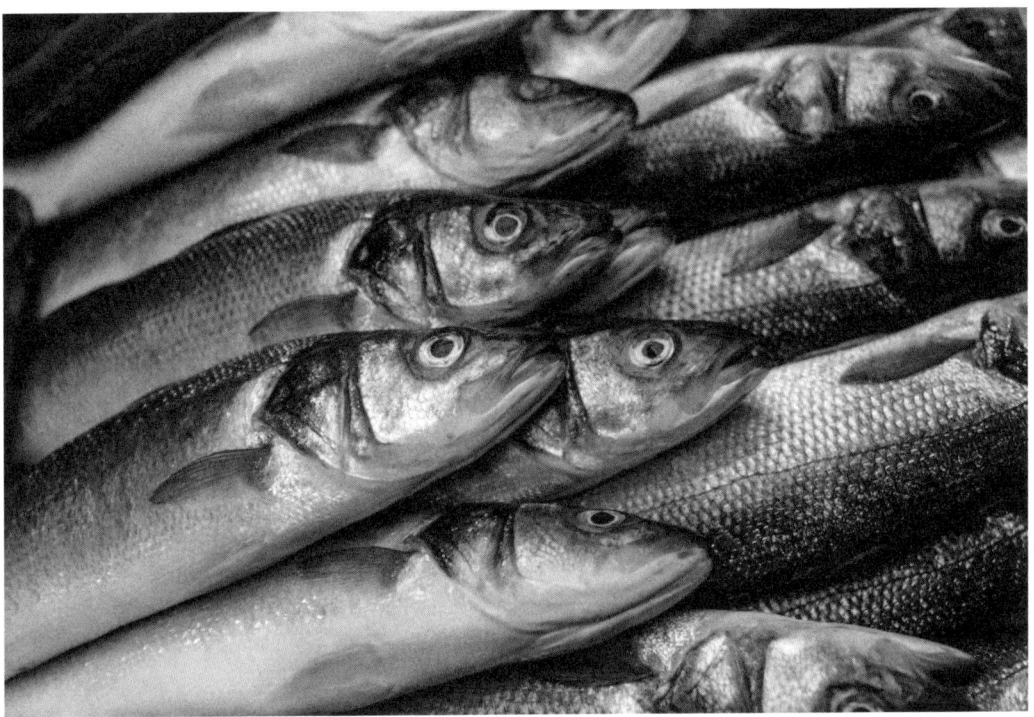

Viele Seefische wie etwa Makrele haben einen hohen Anteil an Selen. Der für den menschlichen Körper notwendige Bedarf kann gut über die tägliche Nahrung gedeckt werden.

tivität beeinträchtigen, was sich auf die gesamte Stoffwechselaktivität auswirken kann. Um von einer Supplementierung zu profitieren, muss zunächst ein Mangel an Selen diagnostiziert werden.[29] Sinnvoller ist es, den täglichen Selenbedarf durch die Ernährung zu decken. Organische Selenverbindungen werden ohnehin vom Körper deutlich besser aufgenommen und verwertet als Supplemente.

Mangan

Mangan hat teilweise ähnliche Funktionen wie Zink und kann dieses bei der Aktivierung bestimmter Enzyme sogar ersetzen. Das gilt vor allem im Bereich des Fettstoffwechsels. Aber auch am Kohlenhydratstoffwechsel und am Knochenwachstum ist Mangan beteiligt. Die Bioverfügbarkeit von Mangan ist eher als gering einzustufen, die Ausscheidungsrate ebenso. Das lässt zumindest vermuten, dass der Körper Mangan gut speichern kann.

Chrom

Chrom ist vor allem beim Insulinstoffwechsel aktiv. Es kann die Aufnahme von Glukose sowie von Aminosäuren durch die Muskeln fördern und den Aufbau von Glykogen steigern. Untersuchungen konnten sowohl bei kurzfris-

	Zufuhrempfehlung	Hauptfunktionen	Vorkommen
Kalzium	1000 mg für Männer und 1200 mg für Frauen	Aufbau von Knochensubstanz, Blutgerinnung, Nerv-Reiz-Weiterleitung	Milchprodukte, Grünkohl
Magnesium	375 mg für Männer und Frauen	Aktivierung von über 300 Enzymen, Steuerung des Energiestoffwechsels, Stabilisierung der Zellmembranen, Verbesserung der Herzökonomie	Bananen, Vollkornprodukte, Nüsse
Kalium	4000 mg für Männer und Frauen	Erregung von Nerven und Muskeln, Reizweiterleitung im Herzen, Glykogenspeicherung	Kartoffeln, Bananen, Gemüse
Natrium	2000 mg für Männer und Frauen	Regulation des Wasserhaushalts, Aufrechterhaltung des Membranpotenzials	Kochsalz, Mineralwasser
Chlorid	3000 mg für Männer und Frauen	osmotischer Druck, Salzsäurebildung im Magen	Kochsalz, Mineralwasser
Phosphor	keine Angaben	Skelettaufbau, Bestandteil von ATP und ADP	Fleisch, Fisch, Milchprodukte, Eier, Getreideprodukte
Zink	10 mg für Männer und 7 mg für Frauen	Enzymaktivierung, Wundheilung, Immunfunktionen, Hormonstoffwechsel	rotes Fleisch, Austern, Hülsenfrüchte
Kupfer	1–2 mg für Männer und Frauen	Enzymbestandteil, Blutbildung, Knochenstoffwechsel	Nüsse
Eisen	10 mg für Männer und 15 mg für Frauen	Enzymaktivierung, Sauerstofftransport	rotes Fleisch, ungeschwefelte Aprikosen
Jod	150–200 ug für Männer und Frauen	Bestandteil der Schilddrüsenhormone	jodiertes Speisesalz, Seefisch
Selen	30–70 ug als Schätzwert für eine angemessene Zufuhr	Regulation der Schilddrüsenhormone, Antioxidans	Vollkornprodukte, Seefisch, Leber
Mangan	2–5 mg für Männer und Frauen	Enzymaktivierung, Knochenstoffwechsel, antioxidatives Potenzial	Spinat, Beeren, Hülsenfrüchte
Chrom	30–100 ug für Männer und Frauen	Fettstoffwechsel, Kohlenhydratstoffwechsel	Fleisch, Hefe, Pilze

tiger Anwendung über drei Monate als auch bei langfristiger Einnahme über 24 Wochen eine deutlich positive Veränderungen der Körperzusammensetzung nachweisen.[30] Es sei jedoch angemerkt, dass es aufgrund methodischer Schwächen erhebliche Zweifel an diesen Untersuchungen gibt. Da Chrom jedoch die Insulinsensibilität verbessert, kann eine Zufuhr bei kohlenhydratreicher Ernährung oder bei geringer Insulinsensibilität und Glukosetoleranz unter Umständen empfohlen werden.[31] Auch die Tatsache, dass intensives Training die Chromausscheidung erhöhen kann, spricht dafür, dass eine zusätzliche Chromversorgung für Sportler durchaus vorteilhaft sein könnte.

Der Nutzen von Mikronährstoffen im Überblick

Mikronährstoffe spielen eine bedeutende Rolle bei der Ernährung von Kraftsportlern und Bodybuildern, aber auch ebenso bei der Ernährung des Nichtsportlers. Da Vitamine und Mineralstoffe in verhältnismäßig geringen Mengen zugeführt werden müssen, reicht eine Versorgung über eine ausgewogene Ernährung in der Regel aus — selbst bei den kritischen Mikronährstoffen. Trotzdem kann es sinnvoll sein, einzelne Mikronährstoffe zu supplementieren, allerdings nur bei diagnostiziertem Mangel. Einzelne Vitamine und Mineralstoffe können sich sogar negativ auf die Gesundheit auswirken, wenn sie in zu hoher Konzentration aufgenommen werden. Einer nährstoffreichen Ernährung sollte daher möglichst der Vorzug gegeben werden, und nur in Ausnahmefällen sollte bei bekannten Mangelerscheinungen oder während sehr stark kalorienreduzierter Diäten von unter 1200 Kilokalorien täglich spezifisch supplementiert werden. Von pauschalen Megadosen ist jedenfalls auch im Bereich der Mikronährstoffe abzuraten.

Nährstoff–Timing und Häufigkeit der Mahlzeiten

Seit Jahren wird über das optimale Timing der Nährstoffe und die ideale Mahlzeitenfrequenz für den bestmöglichen Muskelaufbau, den Fettabbau und eine schnelle Regeneration diskutiert. In der Vergangenheit wurde diesen Punkten viel Beachtung geschenkt. Erfahren Sie in diesem Kapitel, wer hiervon konkret profitieren kann.

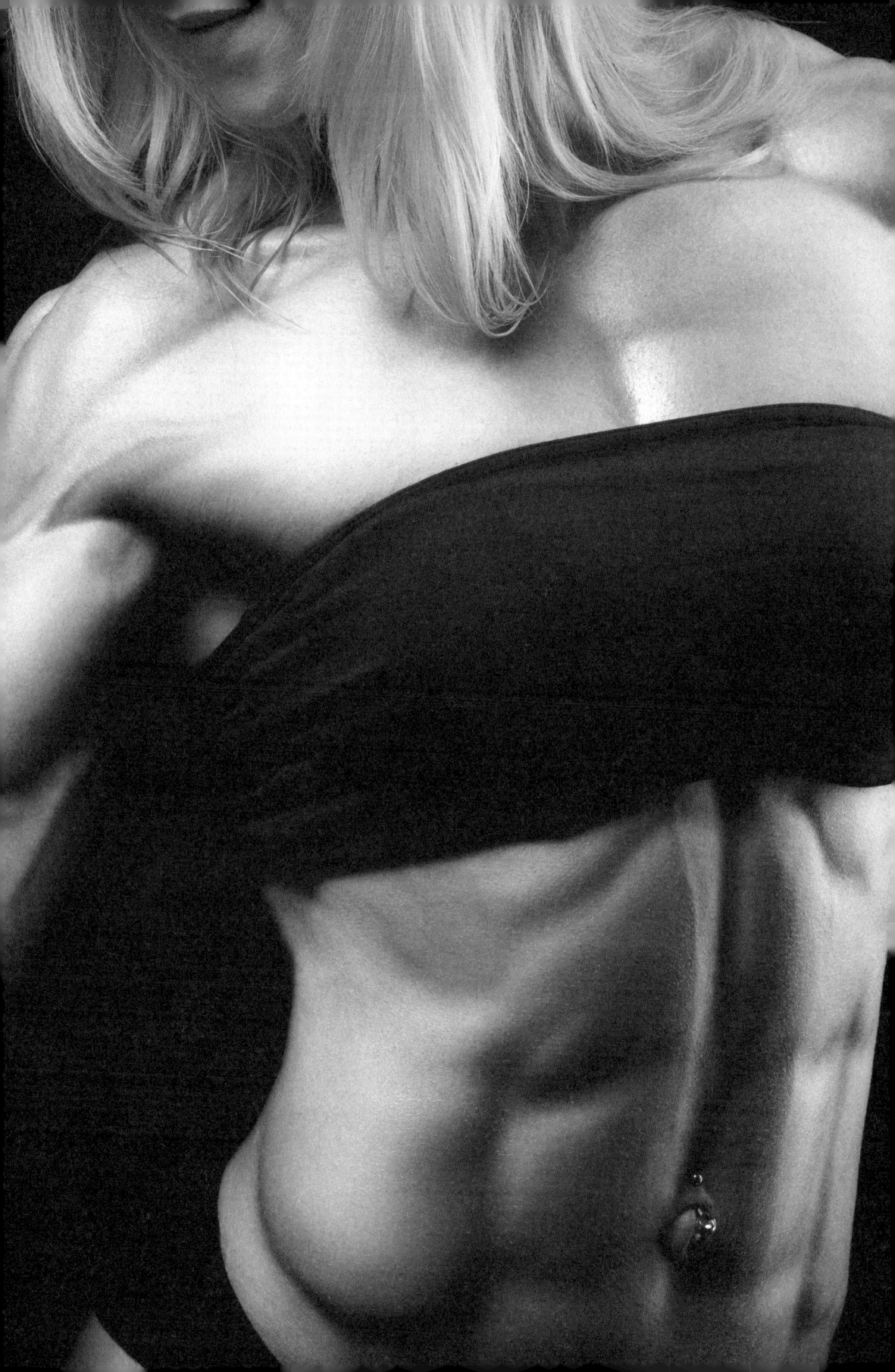

Der mögliche Nutzen von strategischem Nährstoff-Timing

Nährstoff-Timing und Mahlzeitenfrequenz spielen im Fitness- und Kraftsport vor allem bei Bodybuildern eine große Rolle, die sich zum Ziel gesetzt haben, möglichst viel Muskelmasse aufzubauen und gleichzeitig den Körperfettanteil möglichst gering zu halten. Das geht in manchen Fällen sogar so weit, dass die Häufigkeit der eingenommenen Mahlzeiten und das richtige Timing der Nährstoffe als wichtiger empfunden wurden als die Gesamtkalorien- und Nährstoffzufuhr. Im Rahmen unterschiedlicher neuer Diätformen wurden die wildesten Spekulationen geäußert, bis hin zu der Behauptung, nach dem Training könne man so viele Kohlenhydrate essen, wie man wolle, solange der Fettanteil gering sei. Doch häufig steckt in jeder, auch manch abwegiger Behauptung noch ein Fünkchen Wahrheit. Daher wollen wir der Frage etwas genauer auf den Grund gehen, wie wichtig die Mahlzeitenhäufigkeit und das Nährstoff-Timing denn nun tatsächlich sind.

Die Grundlagen

Hintergrund für ein Nährstoff-Timing ist vor allem das Interesse, die körperlichen Anpassungen nach einem Trainingsreiz zu optimieren und die entstandenen Muskelschäden schnellstmöglich zu reparieren, um schneller wieder trainieren zu können.[1] Wissenschaftler haben in verschiedenen Publikationen darauf hingewiesen, dass das Timing der rund um die Trainingseinheiten zugeführten Nährstoffe eine überdurchschnittliche Rolle spielt, wenn man seine Körperzusammensetzung hin zu mehr Muskelmasse und weniger Körperfett optimieren möchte.[2] Problematisch ist jedoch, dass die Steigerung der Proteinsynthese oftmals nur während eines sehr begrenzten Zeitraums beobachtet wurde. Innerhalb der ersten Stunden nach einem Training nur die Reaktion der Muskelproteinsynthese zu beobachten, lässt jedoch nur wenig Schlüsse darauf zu, wie sich das Ergebnis in Bezug auf den Gesamtzuwachs an Muskelmasse verhält. Auch ist unklar, ob die Nährstoffzufuhr unmittelbar vor oder nach dem Training den ausschlaggebenden Reiz liefert oder ob nicht vielmehr die Nährstoffzufuhr per se entscheidend ist, unabhängig vom Zeitpunkt. Es gibt allerdings auch Argumente, die für die zeitliche Planung der Nährstoffzufuhr sprechen. Beispielsweise konnten Candow et al. bei älteren Personen eine günstige Entwicklung von Muskelaufbau und Kraftentwicklung feststellen, wenn diese unmittelbar nach dem Krafttraining Protein und Kreatin konsumierten, im Gegensatz zur Einnahme dieser Nährstoffe zu irgendeinem anderen Zeitpunkt des Tages.[3] Die Wissenschaftler führten diesen Effekt auf eine verbesserte Nährstoffversorgung zurück, etwa aufgrund der verstärkten Blutzufuhr zum Muskel nach dem Training und einer besseren Aufnahme von Aminosäuren und Kreatin durch die Muskelzellen.

Aus diesem Beispiel wird ersichtlich, warum der Zeitpunkt der Nahrungszufuhr in den Mittelpunkt des Interesses rückt. Die Zeitspanne nach dem Training ist für eine Nährstoffzufuhr also besonders vorteilhaft, da hier die Anpassungsreaktionen des Körpers besonders intensiv sind. Wie lange dieses »Window of Opportunity« jedoch offen bleibt, ist die wohl spannendste Frage.

Vorweg muss geklärt werden, was ein Sportler mit seinem Nährstoff-Timing überhaupt erreichen möchte. Ein Ausdauersportler hat beispielsweise verstärktes Interesse daran, seine Glykogenspeicher nach dem Training schnell und effizient wieder aufzufüllen. Denn bei sehr intensivem Training mit hohem Volumen können niedrige Glykogenwerte in der Muskulatur zu signifikanten Leistungseinbußen führen.[4] Insbesondere wenn nur kurze Pausen zwischen zwei Trainingseinheiten eingeplant werden können, ist das Nährstoff-Timing wichtig. Eine rasche Zufuhr von Kohlenhydraten mit hohem Molekulargewicht nach dem Training oder Wettkampf kann die Glykogenspeicher vor der nächsten intensiven Belastung wieder optimal auffüllen.[5]

Einem Bodybuilder und Kraftsportler geht es jedoch eher darum, die anabolen Prozesse nach dem Training zu optimieren. Die entstandenen Muskelschäden – die deutlich größer sind als beim Ausdauersportler – sollen repariert und im Idealfall superkompensiert werden, damit der trainierte Muskel eine positive Netto-Proteinbilanz erreicht.

Die Rolle der Kohlenhydrate beim Nährstoff-Timing

Anders als für den Ausdauersport sind Kohlenhydrate für das Krafttraining und Bodybuilding von geringerer Bedeutung. Dennoch können sie wichtige Signalgeber sein, wenn es darum geht, den Muskelanabolismus zu fördern. Denn dieser wird in Wechselwirkung mit dem Katabolismus diverser Muskelproteinstrukturen über zahlreiche Signalwege gesteuert und kontrolliert.

Die wichtigsten Anker sind hierbei das mTOR (mammalian Target of Rapamycin) und die AMP-aktivierte Proteinkinase (AMPK). Ein Großteil der anabolen Signalkaskaden, die den Muskelaufbau steuern, laufen über Signalwege, die eine Aktivierung mTOR-eingeleiteter Signalkaskaden zur Folge haben. Diverse mTOR-Signalwege können über die Zufuhr von Aminosäuren reguliert werden.[6] Gleiches gilt für Insulin.[7] Es ist also naheliegend, dass eine Kombination aus hochglykämischen Kohlenhydraten und einer ausreichenden Menge Protein optimale Bedingungen für verschiedene Signalwege schafft, um mTOR zu stimulieren. Hinzu kommt AMPK, der natürliche Gegenspieler von mTOR. Es reguliert verstärkt den katabolen Stoffwechsel beziehungsweise reduziert anabole Stoffwechselwege in der Muskulatur. In erster Linie ist es dafür zuständig, die Energiebereitstellung auf zellulärer Ebene zu sichern. Energieaufwendige Prozesse wie etwa die der mTOR-Signalwege werden durch AMPK vermindert. Die

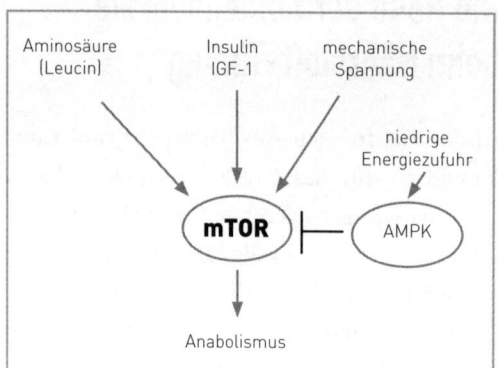

Leucin, Insulin und mechanische Spannung führen zu einer Stimulierung von mTOR und zu Anabolismus, wohingegen Energiemangel die mTOR-Aktivität unterdrückt.

energiebereitstellenden Prozesse wie etwa der Abbau der Glykogenspeicher und die Glykolyse sowie die ß-Oxidation werden ebenso angeregt wie der Proteinabbau.[8]

Bei intensivem und energieaufwendigem Training kommt es daher zu einem Anstieg von AMPK und einer Reduktion der mTOR-Aktivität. Ein Wiederauffüllen der Energiespeicher kann entsprechend zu einer Reduktion der AMPK-Aktivität führen und die Stoffwechsellage durch eine Erhöhung der mTOR-Aktivität im Muskel von katabol auf anabol umschalten. Genau an dieser Stelle werden Kohlenhydrate, neben ihrer Eigenschaft als Energielieferanten während des Trainings, für Bodybuilder und Kraftsportler interessant. Denn eine Verarmung der Glykogenreserven im Muskel steht in enger Verbindung mit einer deutlichen Erhöhung der AMPK-Werte.[9]

Die Auswirkung reduzierter Glykogenspeicher auf den Muskelaufbau

Eine rasche Wiederauffüllung der Glykogenspeicher nach dem Training kann also theoretisch den Muskelaufbauprozess optimieren. Wie relevant dies ist, hängt unter Umständen auch von der jeweiligen Trainingsgewohnheit eines Sportlers ab. Ein Kraftsportler, der nach einem Low-Volume- oder HIT-Ansatz trainiert, profitiert eventuell weniger von einer raschen Wiederauffüllung der Glykogenspeicher als einer, der durch ein sehr hohes Trainingsvolumen seine Energiespeicher stärker erschöpft. Wird beispielsweise mit geringem Volumen trainiert, kommt es nur zu einer moderaten Entleerung der Muskelglykogenspeicher, wie etwa Robergs et al. in einer Studie festgestellt haben. Drei Sätze mit dem 12-RM (12-Wiederholungsmaximum) eines Sportlers, ausgeführt bis zum Punkt des positiven Muskelversagens, haben zu einer Reduktion der Glykogenspeicher um 26 Prozent geführt, wohingegen sechs Sätze bereits zu einer Reduktion um 38 Prozent führen konnten.[10]

Hier stellt sich nun die Frage, ob eine Reduktion der Glykogenspeicher um 26 oder sogar 38 Prozent ausreichend ist, um eine AMPK-bedingte Reduktion der mTOR-Signalwege in einem Umfang zu provozieren, der sich negativ auf den Muskelaufbau auswirkt, oder ob dies für Kraftsportler und Bodybuilder weniger relevant ist und mehr auf Ausdauersportler zutrifft. Um dies eindeutig zu beantworten, müssen in Zukunft sicherlich noch weitere Studien folgen. Vermutlich führt eine Reduktion der Glykogen-

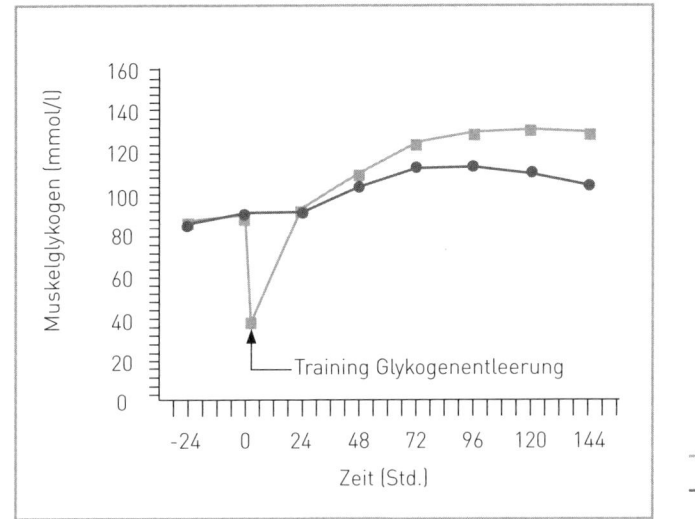

Die Glykogens-
peicherkapazität
der Muskeln
wird durch ein
vorangegangenes
Training zur
Glykogenent-
leerung positiv
beeinflusst.

speicher zu einer für den Muskelaufbau wenig optimalen Ausgangssituation. In der Praxis ist dies jedoch noch nicht geklärt. Auf der Basis der Beobachtungen, dass eine Verarmung der Muskelglykogenspeicher zu einem Anstieg der AMPK-Aktivität im Muskel führt und dies in negativem Zusammenhang mit den muskelanabolen mTOR-Signalwegen steht, kann angezweifelt werden, dass eine strenge Low-Carboder sogar ketogene Ernährung optimal für den Muskelaufbau ist. Es sei jedoch erneut darauf hingewiesen, dass es sich bei dieser Vermutung um rein theoretische Überlegungen handelt und es durchaus auch andere Studienergebnisse diesbezüglich gibt.[11] Für eine zeitlich korrekte Kohlenhydratzufuhr nach dem Training sprechen Studien, die zeigen, dass dies zu einer deutlich stärkeren Superkompensation der Glykogenspeicher führt als eine Kohlenhydratgabe erst zwei Stunden nach dem Training.[12]

Allerdings soll erneut darauf hingewiesen werden, dass dies in erster Linie für die Optimierung der Energiespeicher im Muskel und damit für den Ausdauersportler sinnvoll ist und weniger für den anabolen Reiz zum Muskelaufbau. Für den Kraftsport ist dieser Aspekt dann relevant, wenn ein Sportler zweimal täglich trainiert – und in beiden Einheiten dieselben Muskelgruppen mit sehr hohem Volumen belastet. Andernfalls wird das typische Trainingsvolumen eines Bodybuilders die Glykogenspeicher einer Muskelgruppe kaum erschöpfen. Wie schon erwähnt, kommt es beim Training von sechs Sätzen pro Muskel bis zum Versagen zu einer Abnahme des Glykogengehalts um gerade einmal 38 Prozent. Geht man davon aus, dass ein fortgeschrittener Sportler ein deutlich höheres Trainingsvolumen absolviert, kann man erwarten, dass er dies nicht innerhalb von

24 Stunden wiederholt. Da ein Muskel jedoch nur seinen eigenen Glykogenspeicher zur Energiebereitstellung nutzen kann, nicht jedoch andere, und man ein sehr hochvolumiges Training pro Muskel tendenziell nur einmal pro Woche absolviert, wird seine Leistung nicht dadurch limitiert, dass die Glykogenspeicher zu langsam wieder aufgefüllt werden. Daher ist das Timing der Kohlenhydrateinnahme nach dem Training für Kraftsportler und Bodybuilder von geringer Relevanz.

Welche Funktion Insulin hat

Für Kraftsportler und Bodybuilder ist aber die Wirkung von Insulin auf die Netto-Proteinbilanz relevant. Anders als häufig angenommen wirkt das durch Kohlenhydrate ausgeschüttete Hormon Insulin auf die Muskulatur nicht anabol, sondern antikatabol. Insulin hat dabei kaum einen Einfluss auf die Steigerung der Proteinsynthese. Ist dies doch der Fall, dann nur über Umwege, durch eine mögliche effizientere Einschleusung von Aminosäuren in die Muskelzellen. Allerdings hat es einen signifikanten Einfluss auf die Reduktion des belastungsinduzierten Proteinabbaus im Muskel.[13] Hierzu muss jedoch gesagt werden, dass die Effekte des Proteinabbaus deutlich weniger durch Trainings und Ernährung beeinflusst werden können als die Steigerung der Muskelproteinsynthese. Somit reichen geringe Mengen Insulin in Kombination mit Aminosäuren aus, um den Muskelproteinabbau nach einem Training in maximal möglichem Ausmaß zu reduzieren.[14] Kraftsportler und Bodybuilder sollten ihr Hauptaugenmerk also weniger auf die Reduktion des belastungsinduzierten Muskelproteinabbaus nach dem Training richten als auf die Steigerung der Proteinsynthese in den Muskelzellen. Um die Minderung des Proteinabbaus über die Nährstoffzufuhr zu optimieren, reicht eine alleinige Zufuhr von Whey-Protein aus. Dieses sorgt über die Ausschüttung eines Peptidhormons, des glukoseabhängigen insulinotropen Peptids, bereits alleine für eine ausreichend hohe Insulinantwort und liefert zudem noch die für die Steigerung der Muskelproteinsynthese wichtigen essenziellen Aminosäuren in prozentual hohen Mengen.[15, 16] Etwa 45 Gramm Whey-Protein reichten in wissenschaftlichen Untersuchungen aus, um eine entsprechende Insulinantwort zu provozieren.[17]

Zusammenfassend lässt sich sagen, dass das Nährstoff-Timing der Kohlenhydratzufuhr für Kraftsportler und Bodybuilder keine Rolle spielt, da es keinen positiven Einfluss auf die Optimierung des Muskelaufbaus oder die Reduktion des belastungsinduzierten Proteinabbaus im Muskelgewebe hat. Dass die Kohlenhydratzufuhr an sich Kraftsportlern Vorteile bietet, ist unbestritten. Sie dienen der Deckung des Energiebedarfs, damit der Kraftsportler seine persönlichen Ziele erreichen kann.

Die Rolle der Proteine beim Nährstoff-Timing

Für die Optimierung des Muskelaufbaus spielen die Proteine eine viel größere Rolle als die Kohlenhydrate. Denn die Proteinsyntheseaktivität in den Muskelzellen lässt sich deutlich stärker durch die Ernährung beeinflussen als die Reduktion des belastungsinduzierten Muskelproteinabbaus. Die Schlüsselfaktoren sind einzelne Aminosäuren. Wie bereits im Kapitel zu den Proteinen angesprochen, sind es die essenziellen Aminosäuren, die bereits in geringer Menge zu einer Steigerung der muskulären Proteinsyntheserate führen.[18] Dieser Effekt scheint durch ein vorangegangenes intensives Krafttraining noch verstärkt zu werden, was für die Bedeutung eines korrekten Nährstoff-Timings spricht.[19] Einige Studien scheinen deutliche Vorteile einer zum Training möglichst zeitnahen Gabe von Aminosäuren oder Proteinen aufzuzeigen. Die Ergebnisse sind jedoch teilweise widersprüchlich, einzelne Studien weisen Schwächen auf. Eine in diesem Zusammenhang recht häufig zitierte Studie ist die von Levenhagen und Kollegen.[20] Sie konnten zwar einen deutlichen Vorteil einer Timing-Strategie in Bezug auf die Steigerung der Muskelproteinsynthese beobachten, allerdings basiert ihre Studie auf einem Ausdauertraining mit moderater Intensität.

Es ist daher nicht unwahrscheinlich, dass sich die Steigerung der Proteinsynthese nicht auf die Neubildung myofibrillärer Proteinstrukturen bezog, sondern auf die Neubildung sarkoplasmatischer Proteinfraktionen. Nach einem standardisierten Krafttraining konnten nicht überall signifikante Effekte gemessen werden, und so konnten Rasmussen et al. keinen Unterschied der Proteinsyntheseak-

tivität zwischen einer eine Stunde und einer drei Stunden nach dem Training zugeführten kohlenhydratangereicherten Aminosäuren-mischung feststellen.[21]

Doch selbst wenn es unmittelbar nach einer Trainingseinheit zu verstärkten Effekten der Proteinsyntheseaktivität im Muskel kommt, sind akute Veränderungen nicht gleichzusetzen mit chronisch veränderten Regulationen myogener Signale.[22] Ein akuter Anstieg der Muskelproteinsynthese ist also nicht gleichzusetzen mit einem langfristigen Mehrwert für den Muskelaufbau,[23] zumal sich das Verhalten der Muskelproteinsynthese nach einer Trainingsbelastung mit dem Trainingsalter und der Trainingserfahrung verändern kann.[24]

Wichtig ist, dass die Muskelproteinsynthese und deren Aktivität sehr gute Gradmesser für die Beurteilung des Muskelaufbaueffekts sind. Wie angedeutet, lässt sich der Proteinabbau im Muskel deutlich weniger beeinflussen als der Neuaufbau von Muskelproteinstrukturen. Da die Muskelproteinsynthese den Muskelproteinabbau übersteigen muss, damit unter dem Strich eine positive Netto-Proteinbilanz vorliegt und neue Muskelmasse aufgebaut wird, muss die Bewertung von Kriterien zu Training und Ernährung von der maximalen Stimulierung der Syntheseaktivität ausgehen. An dieser Stelle soll – nur noch einmal zur Erinnerung – lediglich die zeitliche Abfolge der Nährstoffzufuhr in Bezug auf das Training diskutiert werden.

Neueste Untersuchungen zum Proteinbedarf vor und nach dem Training

Mehrere Arbeiten haben über mehrere Wochen genau das untersucht, worauf es einem Kraftsportler und Bodybuilder ankommt: den Muskelaufbau. Auch die Ergebnisse dieser Studien waren kontrovers. Einige Untersuchungen konnten nach zwölfwöchigem standardisiertem und progressivem Training bei einer Gruppe, die Protein unmittelbar nach dem Training konsumiert hatte, einen deutlich größeren Muskelquerschnitt feststellen als bei einer anderen, die die gleiche Menge Protein zwei Stunden später zu sich genommen hatte.[25] Es gibt jedoch auch vergleichbare Versuche, bei denen nach einer zwölfwöchigen Trainingsintervention zwischen einer Gruppe, der Protein, und einer anderen, der ein Placebo zugeführt worden war, kein Unterschied im Muskelquerschnitt festgestellt werden konnte.[26]

Wie kann es zu derart unterschiedlichen Ergebnissen kommen? Hierzu gibt es verschiedene Erklärungsversuche. Die Untersuchung von Verdijk et al. legt nahe, dass das Nährstoff-Timing dann irrelevant werden könnte, wenn der Proteinbedarf insgesamt über den Tag gedeckt ist. Dies widerspricht häufig geäußerten Annahmen, dass das korrekte Nährstoff-Timing entscheidender ist als die Gesamtnährstoffzufuhr. Zumindest betrifft das eine schnellstmögliche notwendige Proteinzufuhr nach dem Training.

Eine weitere interessante Untersuchung bezieht sowohl die Pre- als auch die Post-Workout-Zufuhr an Nährstoffen mit ein. Die Wissenschaftler Cribb und Hayes verglichen die Einnahme einer Mischung aus Protein, Kohlenhydraten und Kreatinmonohydrat unmittelbar vor und nach dem Training mit der Einnahme derselben Mischung morgens und abends jeweils fünf Stunden vor und nach dem Training.[27] Die Teilnehmer trainierten über zehn Wochen hinweg nach einem in der Intensität für Bodybuilder typischen Trainingsplan im Bereich von 70 bis 95 Prozent 1RM. Am Ende der zehn Wochen hatte die Gruppe, die das Supplement direkt vor und nach dem Training eingenommen hatte, signifikant mehr fettfreie Masse aufgebaut und einen deutlich größeren Muskelquerschnitt als eine zweiten Gruppe, die das gleiche Supplement in größerem zeitlichen Abstand zum Training eingenommen hatte. Dies scheint darauf hinzudeuten, dass ein »Window of Opportunity« für optimales Nährstoff-Timing tatsächlich in irgendeiner Form existiert, jedoch lässt sich die Zeitspanne nur schwer eindeutig definieren.

Zudem stellt sich die Frage, ob sich diese Zeitspanne im Laufe des Trainingsalters nicht möglicherweise verändert. Die Proteinsyntheseaktivität bei trainierten Personen erreicht deutlich früher ihren Höhepunkt und ist deutlich kürzer erhöht, als dies bei Untrainierten oder Krafttrainingsanfängern der Fall ist.[28] Für weit fortgeschrittene Sportler kann das Nährstoff-Timing also viel wichtiger sein als für weniger fortgeschrittene.

Zusammenfassend lässt sich sagen, dass die Frage, wie wichtig ein korrektes Nährstoff-

Timing ist, nicht endgültig beantwortet werden kann, weil die vielen Studien zu diesem Thema unterschiedliche Stärken und Schwächen aufweisen und methodisch nicht einheitlich sind. Dennoch lassen sich einige grundsätzliche Empfehlungen ableiten, die Gegenstand des nächsten Kapitels sind.

Praktische Empfehlungen zum Nährstoff-Timing

Aragon und Schoenfeld empfehlen als einfache und »idiotensichere« Maßnahme die Zufuhr von 0,4 bis 0,5 Gramm Protein pro Kilogramm fettfreier Körpermasse, jeweils in den beiden Stunden vor und nach dem Training.[29] Diese Empfehlung geht einher mit der Beobachtung des Muscle-Full-Effects. Da dieser im Durchschnitt drei bis vier Stunden anhält, sollte das Training zwischen zwei Mahlzeiten beziehungsweise Proteinsnacks stattfinden, die nicht mehr als etwa vier Stunden auseinanderliegen. Dann braucht man sich keine Sorgen um das korrekte Timing zur Stimulierung der Proteinsynthese zu machen. Anders ist das bei erfahrenen Kraftsportlern, deren Muskelproteinsyntheseaktivität nach einem Training schnell ihren Höhepunkt erreicht, danach aber auch schneller wieder auf ein basales Level abfällt.

Der Zeitraum kann verlängert werden, wenn man vor dem Training eine sehr protein-, fett- und ballaststoffreiche Mahlzeit zu sich nimmt. Dann kann die letzte proteinreiche Mahlzeit vor einem Training aufgrund ihrer deutlich schnelleren Magenpassage auch vier bis sechs Stunden Abstand zum Training haben. Hierzu fehlen jedoch verlässliche Daten. Für den Kraftsportler ist es relevant, über den Tag hinweg ausreichend hohe Mengen Kohlenhydrate zu verzehren, um seine Trainingsleistungen aufrechterhalten zu können. Dieser Wert ist individuell verschieden und abhängig von Muskelfaserzusammensetzung, Trainingsvolumen und Trainingsfrequenz.

Wie soeben erläutert, ist das Nährstoff-Timing zwar weitaus weniger entscheidend als vor einigen Jahren noch angenommen, nichtsdestotrotz sollte man sich fragen, wer

Geringe Bedeutung	Teilweise bedeutend	Hohe Bedeutung
• übergewichtige Personen • allgemeine Gesundheit • Anfänger • kein Leistungstraining • Ziele, die nicht mit extremem Muskelaufbau oder Fettabbau zusammenhängen	• fortgeschrittene Athleten • extrem fordernde Trainingseinheiten • Training unmittelbar am Morgen direkt nach dem Aufstehen • Trainingseinheiten, die länger als 90 bis 120 Minuten andauern	• Wettkampfathleten • mehrfache tägliche Wettkampfbelastung

was aus welchem Grund macht. Die Übersicht auf Seite 117 zeigt, für wen das Nährstoff-Timing relevant, für wen jedoch weniger wichtig ist.

Die optimale Mahlzeitenfrequenz

Die Frage nach der optimalen Mahlzeitenfrequenz für Sportler beschäftigt Bodybuilder und Fitnessathleten schon lange. Meist werden mehrere kleine Mahlzeiten pro Tag empfohlen. Es gibt auch die Annahme, Bodybuilder müssten sich alle zwei bis drei Stunden eine proteinreiche Mahlzeit zuführen, um – so die Begründung – den Aminosäureneinstrom in die Muskulatur nicht zu unterbrechen und permanent ein anaboles Umfeld garantieren zu können. Nach allem, was wir bisher über Proteine und Nährstoff-Timing wissen und in Anbetracht des Muscle-Full-Effects können bereits an dieser Stelle Zweifel entstehen, wie sinnvoll eine solche Praxis ist. Zweierlei Probleme können bestehen: Auf der einen Seite führt eine hohe Frequenz von Mahlzeiten möglicherweise dazu, dass diese parallel zum Muscle-Full-Effect eingenommen werden und deren anabole Wirkung auf die Muskelproteinsynthese somit wirkungslos bleibt; auf der anderen Seite besteht natürlich die Gefahr, dass durch die Zufuhr vieler kleiner Proteinmahlzeiten über den Tag die kritische Leucinschwelle zur maximalen Stimulation der Proteinsyntheseaktivität nicht erreicht wird und die Mahlzeit in dieser Hinsicht wirkungslos bleibt. Um diese Punkte zu klären, soll die Mahlzeitenfrequenz im Folgenden noch etwas genauer betrachtet werden.

Mahlzeitenfrequenz und Körperzusammensetzung

Ein Fitnesssportler wünscht sich in der Regel einen Körper mit einem hohen Anteil an Muskelmasse bei möglichst niedrigem Körperfettanteil. Einige Studien konnten einen direkten Einfluss der Mahlzeitenfrequenz auf den Körperfettanteil nachweisen, wenngleich sie nicht alle an trainierten Sportlern durchgeführt wurden und teilweise sehr kontroverse Ergebnisse lieferten. So konnte in einer Studie von Fabry et al. beobachtet werden, dass Personen, die täglich über fünf Mahlzeiten zu sich nahmen, eine höhere Wahrscheinlichkeit aufwiesen, übergewichtig zu werden als Personen, die weniger als drei Mahlzeiten täglich zu sich nahmen.[30] Ma et al. konnten hingegen genau das Gegenteil beobachten.[31] Personen, die vier oder mehr Mahlzeiten täglich aßen, hatten tendenziell eine geringere Wahrscheinlichkeit, an Übergewicht zu leiden als Personen, die täglich drei oder weniger Mahlzeiten zu sich nahmen. Auch Franko et al. konnten dies bestätigen.[32] Untersucht wurden Mädchen zwischen neun und 19 Jahren. Es konnte auch gezeigt werden, dass Mädchen bei mehr als drei Mahlzeiten täglich einen geringeren BMI aufwiesen als Mädchen, die weniger als drei Mahlzeiten täglich konsumierten. Interessant ist diese Studie, weil sich die meisten dieser Schulmädchen wahrscheinlich keine Gedanken über Kalorien machten. Entsprechend kann man von einer unvoreingenommenen Ad-libitum-Ernährung ausgehen. Es wurde nicht der reine Kaloriengehalt der Nahrung, aufgeteilt auf mehrere Mahlzeiten, für sich allein betrachtet, sondern auch die Faktoren Hunger, Appetit und Sättigungsgefühl hatten einen unmittelbaren Einfluss. Allerdings gibt es auch zahlreiche Untersuchungen, die keinen direkten Zusammenhang zwischen Mahlzeitenfrequenz und Körperzusammensetzung beziehungsweise Übergewicht feststellen konnten.[33, 34, 35]

Alle diese Studien beruhen auf den Angaben der teilnehmenden Personen. Es ist anzunehmen, dass diese Angaben oftmals nicht sehr genau sind oder aber dass ein gewisser »Under-Report« stattgefunden haben könnte. Das bedeutet, dass Teilnehmer einer Studie deutlich weniger Kalorien protokollieren, als sie tatsächlich täglich aufgenommen haben. Dies ist nicht unüblich und führt natürlich dazu, dass die Untersuchungsergebnisse verfälscht werden, wenn das Under-Reporting nicht statistisch herausgerechnet wird.[36]

Studien, die hingegen experimentell durchgeführt werden und bei denen die Energiezufuhr der Probanden überwacht wird, zeigen meist ein anderes Bild. Hier scheint sich die Mahlzeitenfrequenz bei gleicher Kalorienzufuhr nicht auf die Körperzusammensetzung auszuwirken. Bei gleichem kalorischem Defizit scheint es keinen Unterschied zu machen, ob täglich drei Hauptmahlzeiten oder drei Hauptmahlzeiten plus drei kleine Snacks eingenommen werden. Beide Gruppen reduzierten im Untersuchungszeitraum die gleiche Menge an Gewicht, Fettmasse und fettfreier Masse, der

BMI entwickelte sich ebenfalls identisch.[37] Auch bei einer ausgeglichenen Kalorienbilanz ergeben sich keine Veränderungen in der Körperzusammensetzung durch eine Veränderung der Mahlzeitenfrequenz.[38] Zumindest auf den Körperfettanteil scheint sich die Anzahl der Mahlzeiten pro Tag nicht auszuwirken. Wichtiger ist demnach die Gesamtenergiezufuhr.

Bringt eine erhöhte Mahlzeitenfrequenz Vorteile?

Für Kraftsportler und Bodybuilder ist jedoch nicht allein die Entwicklung des Körperfettanteils von Interesse, sondern vielmehr die Optimierung des Verhältnisses von Körperfett- zu Muskelanteil. Natürlich können sich auch trainierte Sportler nicht über die physikalischen Gesetze der Thermodynamik hinwegsetzen. Dennoch ist es genau diese Personengruppe, die am ehesten auf eine Veränderung der Mahlzeitenfrequenz reagiert.[39, 40] Für sie scheint eine erhöhte Mahlzeitenfrequenz diverse Vorteile gegenüber einer verringerten Mahlzeitenfrequenz zu haben. Allerdings muss wiederum die Frage nach der kritischen Leucinschwelle und dem Muscle-Full-Effect gestellt werden. Eine Mahlzeitenfrequenz, die über den Tag verteilt alle vier bis fünf Stunden Protein garantiert, wobei jede Mahlzeit oberhalb der kritischen Leucinschwelle von etwa 3 Gramm Leucin im Proteinanteil liegt, garantiert demnach etwa vier bis fünf Zeitpunkte, zu denen die Muskelproteinsynthese stimuliert wird. Zumindest theoretisch können so mehr anabole Reize gesetzt werden als mit einer niedrigeren Mahlzeitenfrequenz.

Eine aktuelle Studie scheint diese Theorie zu bestätigen. Untersucht wurden Sportler mit Erfahrung im Krafttraining. Eine Gruppe durfte ihre herkömmliche Mahlzeitenfrequenz beibehalten, eine zweite hatte an Tagen ohne Krafttraining ein eingeschränktes Zeitfenster von vier Stunden zur Verfügung, um alle Kalorien aufzunehmen. Beide Gruppen trainierten nach dem gleichen Trainingsplan an drei Tagen pro Woche. Am Ende der Studie wurde die Körperzusammensetzung kontrolliert. Dabei konnte gezeigt werden, dass die Gruppe, die regelmäßig ihre Mahlzeiten zu sich nahm, ihre Muskelmasse in den vermessenen Muskeln steigern konnten, wohingegen sich bei den Probanden mit der geringeren Mahlzeitenfrequenz kein Zuwachs an Muskelmasse zeigte. Allerdings muss hinzugefügt werden, dass die Personen mit der eingegrenzten zeitlichen Nahrungsaufnahme auch täglich rund 650 Kilokalorien weniger konsumierten als die Personen, die ihre Mahlzeitenfrequenz frei wählen konnten Trotz der eingeschränkten Mahlzeitenfrequenz und des Kaloriendefizits kam es zu keinem Verlust an fettfreier Körpermasse, und die Kraftentwicklung unterschied sich bei beiden Gruppen nicht.[41] Auf die Praxis übertragen bedeutet das, dass die Mahlzeitenfrequenz zumindest für die Reduktion des Körperfettanteils eine untergeordnete Rolle spielt, da sie auf die Leistungsfähigkeit oder die Erhaltung der fettfreien Masse keinen direkten Einfluss ausübt. Nur für den Aufbau von Muskelmasse kann eine häufigere Mahlzeitenfrequenz, unter Berücksichtigung des Muscle-Full-Effects und der kritischen Leucinschwelle pro Mahlzeit, gewisse Vorteile bieten. Das gilt es jedoch bei einer isokalorischen Kostform zu überprüfen.

Mahlzeitenfrequenz und der Einfluss auf den Stoffwechsel

In der Fitnessszene hört man auch oft, dass eine hohe Mahlzeitenfrequenz den Stoffwechsel anregt und am Laufen hält, wohingegen wenige Mahlzeiten den Stoffwechsel einschlafen lassen. Um dieser Behauptung auf den Grund zu gehen, muss man zunächst der Begriff »Stoffwechsel« noch einmal klären. Er bezeichnet »[…] den Transport und die chemische Umwandlung von Stoffen in einem Organismus«.[42] Für Bodybuilder und Kraftsportler sind in erster Linie der Einfluss der Mahlzeitenfrequenz auf die Entwicklung der nahrungsinduzierten Thermogenese, den Grundumsatz und den Proteinstoffwechsel von Interesse.

Der Einfluss auf die nahrungsinduzierte Thermogenese scheint unerheblich zu sein, sofern die Diäten den gleichen Energie- und Proteingehalt aufweisen. Es konnte weder ein Vor- noch ein Nachteil einer höheren oder niedrigeren Mahlzeitenfrequenz festgestellt werden. Dasselbe ergab der Vergleich einer Low-Carb-Ernährung bei hohem Fettanteil mit einer Low-Fat-Ernährung bei hohem Kohlenhydratanteil, bei isokalorischer Energieführung und gleichem Proteinanteil in der Diät.[43] Für die Praxis bedeutet das, dass ein Kraftsportler und Bodybuilder seinen Kohlenhydrat- und Fettverzehr auch an persönliche Vorlieben anpassen kann, ohne dabei negative Folgen für die Stoffwechselaktivität beziehungsweise die nahrungsinduzierte Thermogenese fürchten zu müssen. Ein Stoffwechselvorteil, der einer Low-Carb-Ernährung häufig zugesprochen wird, scheint nur dann zu existieren, wenn die Low-Carb-Variante einen deutlich höheren Proteinanteil aufweist als die Low-Fat-Diät, da ein hoher Proteinanteil generell zu einer erhöhten nahrungsinduzierten Thermogenese führt.[44]

Vereinzelte Untersuchungen zeigen unterschiedliche Stoffwechselreaktionen auf eine Kalorienzufuhr, bei der entweder sehr viele Kalorien über einen sehr kurzen Zeitraum aufgenommen oder diese Kalorien über mehrere Stunden verteilt wurden. Auch hier konnten teils kontroverse Ergebnisse beobachtet werden. So konnte gezeigt werden, dass die nahrungsinduzierte Thermogenese und die Auswirkung auf den Ruhestoffwechsel bei einer geringen Mahlzeitenfrequenz deutlich positiver ausfielen als bei einer höheren Mahlzeitenfrequenz und derselben Kalorien- und Makronährstoffzufuhr.[45] Allerdings wurde nur ein Zeitraum von fünf Stunden, also eine sehr akute Veränderung, untersucht und gemessen, die nicht eins zu eins auf eine typische Mahlzeit übertragen werden kann und unter Umständen keine direkte Relevanz für langfristige Untersuchungen hat. Testet man hingegen mit einer deutlich alltagsrelevanteren Methode, nämlich einem Vergleich von zwei Hauptmahlzeiten täglich (Frühstück und Abendessen) mit einer eher üblichen Mahlzeitenstrategie von drei Mahlzeiten täglich (Frühstück, Mittagessen und Abendessen), so ergibt sich über eine Messdauer von 36 Stunden kein signifikanter Unterschied in Bezug auf die nahrungsinduzierte Thermogenese und den Ruhestoffwechsel.[46]

Für Kraftsportler und Bodybuilder bedeutet das, dass die Mahlzeitenfrequenz bezüglich der nahrungsinduzierten Thermogenese nicht relevant ist. Entscheidend sind vielmehr die Gesamtenergiezufuhr und die Zusammensetzung der Makronährstoffe. Dasselbe gilt für die Auswirkung der Mahlzeitenfrequenz auf den Ruhestoffwechsel oder den Kalorienverbrauch über 24 Stunden.[47]

Auf die richtige Verteilung kommt es an

Das Mahlzeiten-Timing sowie die Mahlzeitenfrequenz sind wichtig, wenn man für den Muskelaufbau das Optimum aus der Ernährung herausholen möchte. Allerdings haben sie keine Priorität. Wichtiger als die Timing-Strategie sind die Gesamtenergiezufuhr und die richtige Verteilung der einzelnen Makronährstoffe; erst dann wird das Timing eingeschränkt relevant. Eine regelmäßige Proteinzufuhr unter Beachtung des Muscle-Full-Effects ist der wichtigste Faktor, um die Gesamtenergiezufuhr und die erhofften körperlichen Reaktionen zu optimieren. Aber auch persönliche Vorlieben und Kontinuität spielen in diesem Zusammenhang eine nicht zu vernachlässigende Rolle.

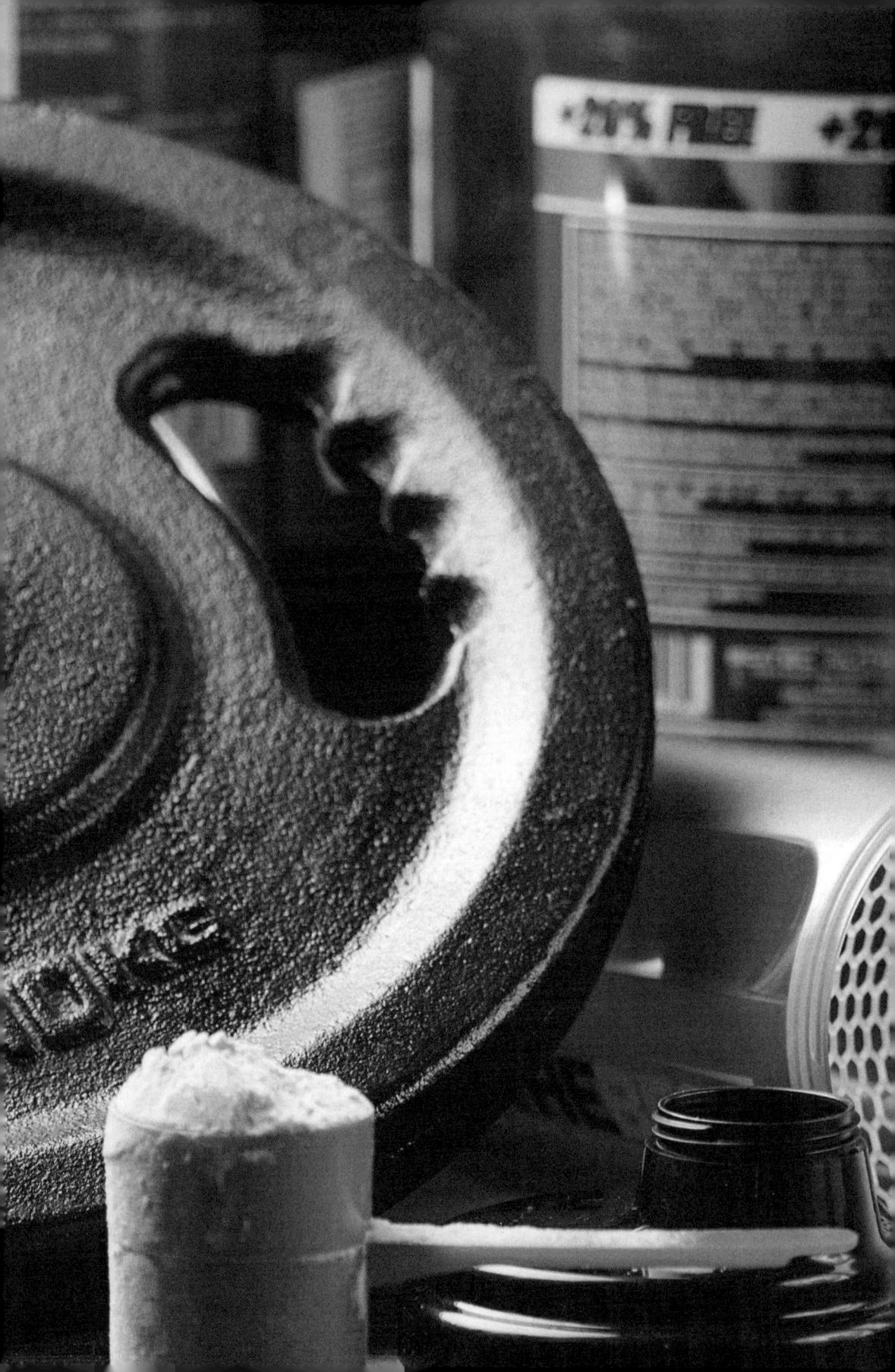

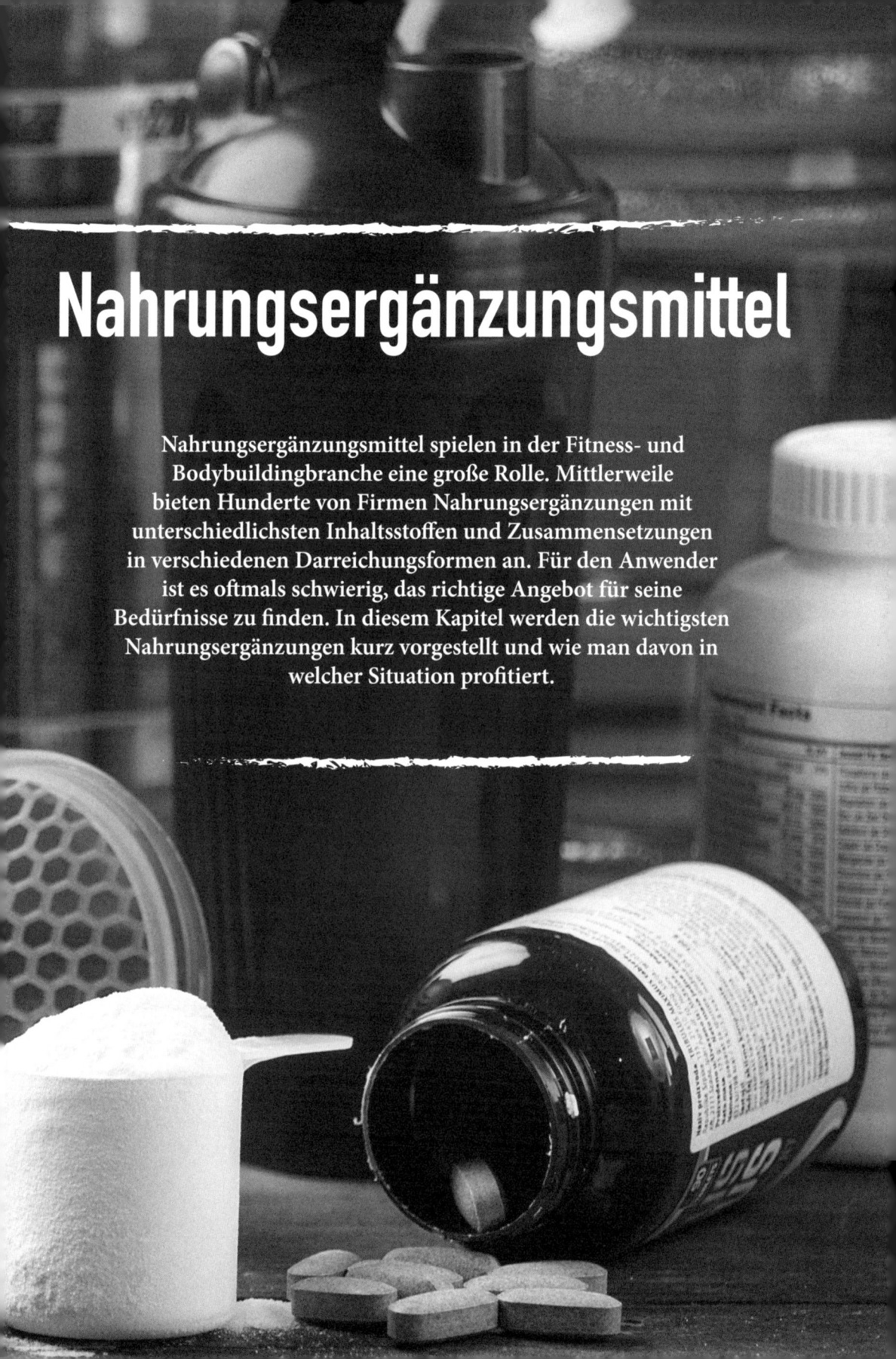

Nahrungsergänzungsmittel

Nahrungsergänzungsmittel spielen in der Fitness- und Bodybuildingbranche eine große Rolle. Mittlerweile bieten Hunderte von Firmen Nahrungsergänzungen mit unterschiedlichsten Inhaltsstoffen und Zusammensetzungen in verschiedenen Darreichungsformen an. Für den Anwender ist es oftmals schwierig, das richtige Angebot für seine Bedürfnisse zu finden. In diesem Kapitel werden die wichtigsten Nahrungsergänzungen kurz vorgestellt und wie man davon in welcher Situation profitiert.

Kreatin

Das am populärsten und häufigsten einge-
nommene Supplement ist wohl Kreatin, das
auch bei kaum einem Hersteller fehlt. Mittlerweile gibt es sehr unterschiedliche Formen
von Kreatin auf dem Markt. Der Klassiker ist
das Kreatinmonohydrat. Inzwischen werden
noch weitere Kreatinverbindungen wie Kre-
atin-HCL, Kreatin-Ethyl-Ester oder gepuf-
ferte Varianten wie Kre-Alkalyn angeboten.
Die unterschiedlichen Varianten und Darreichungsformen wirken sich den Herstellern
zufolge unterschiedlich auf Muskelmasse und
Kraftentwicklung aus. Grundbaustein und
Wirkstoff ist jedoch bei allen Produkten das
Kreatin.

In unserem Körper kommt es in erster Linie
als Kreatinphosphat vor, also gebunden an
einen Phosphatrest. Es dient als Phosphat-
spender für ADP für den Wiederaufbau von
ATP. Bei der Abspaltung eines Phosphatrests
von ATP wird Energie frei, die unser Organismus nutzen kann. Um ADP wieder in ATP
umzuwandeln, wird ein Phosphatteilchen
benötigt. Anschließend kann erneut Energie
aus der Abspaltung von Phosphat aus ATP
gewonnen werden. Je mehr Kreatinphosphat
seinen Phosphatrest zum Wiederaufbau von
ADP zu ATP freigibt, desto mehr Energie
kann auch freigesetzt und genutzt werden.
Es wird deutlich, dass Kreatin hauptsächlich
für Maximal- und Schnellkraftbelastungen
und demnach für die anaerob-alaktazide Energiebereitstellung relevant ist. Mit anderen

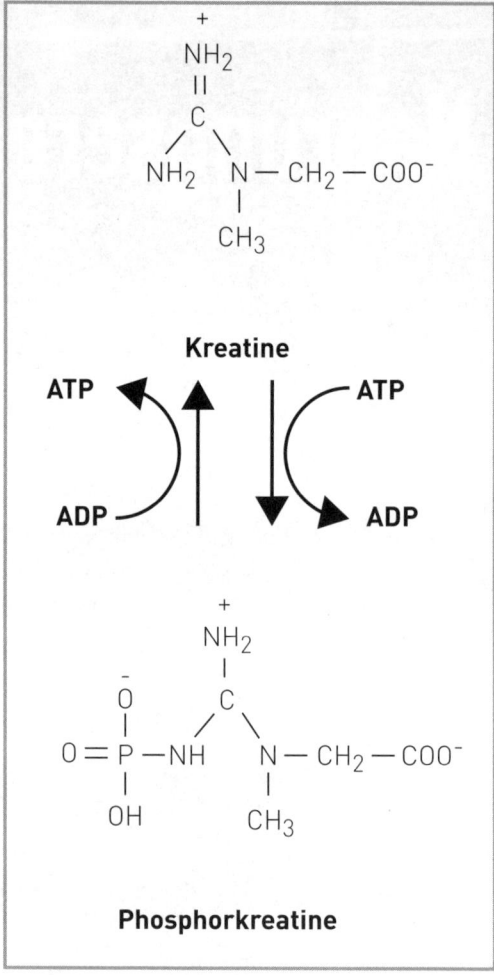

Die Grafik zeigt den anaerob-alaktaziden Stoffwechselweg
zur Energiegewinnung aus Kreatinphosphat und dessen
körpereigene Resynthese.

Worten: bei allen Belastungen, die nur wenige
Sekunden andauern, jedoch mit maximaler
Intensität ausgeführt werden.

Der Großteil der Studien, die zu Leistungssteigerungen im Bereich der Kraftwerte so-

wie zum Muskelaufbau veröffentlicht wurden, wurde mit Kreatinmonohydrat durchgeführt, und es ist nicht damit zu rechnen, dass andere Kreatinformen andere Ergebnisse erbringen werden. Der Wirkmechanismus von Kreatin verändert sich nicht durch unterschiedliche Formen. Dass eine Supplementierung mit Kreatin jedoch generell Kraft- und Muskelzuwächse bewirken kann, konnte mittlerweile in unterschiedlichen Untersuchungen nachgewiesen werden. So konnten beispielsweise deutliche Steigerungen der Maximalkraftwerte sowie eine Steigerung der fettfreien Masse durch eine Kreatingabe bei gleichzeitigem Krafttraining beobachtet werden. Diese Steigerungen fallen deutlich höher aus als bei einer Placebogabe.[1] Auch Volek et al. konnten verstärkte Anpassungen der Muskelfasern unter einer Kreatinzufuhr in Kombination mit hochintensivem Krafttraining feststellen.[2]

Häufig wird die zyklische Einnahme von Kreatin empfohlen, während der eine Ladephase von etwa sieben bis zehn Tagen eingehalten werden sollte mit einer täglichen Einnahme von bis zu 20 Gramm Kreatin. Dadurch sollte sich tatsächlich schnell eine Gewichtszunahme von 1 bis 2 Kilogramm Körpergewicht einstellen.[3] Allerdings scheint gerade die dauerhafte und regelmäßige Einnahme gemäßigter Mengen Kreatin mittel- und langfristig zu einer Steigerung der Muskelmasse und einer Optimierung der Leistung zu führen.[4]

Viele Anwender, die eine Ladephase einhalten, berichten auch von Unverträglichkeitsreaktionen in Form von Bauchschmerzen und Durchfall. Sportler, die unter solchen Problemen leiden, dürften von der dauerhaften Einnahme geringerer Dosen mehr profitieren. Strebt man generell eine langfristige Kreatineinnahme an, ist die Ladephase ohnehin nicht mehr relevant. Diese könnte sich höchstens dann als effektiv erweisen, wenn relativ kurzfristige und akute Effekte gewünscht sind. Andernfalls ist eine tägliche Zufuhr von 3 Gramm Kreatin täglich ausreichend. Nach 28-tägiger Einnahme unterscheidet sich der Kreatingehalt im Muskel, der durch eine Ladephase erhöht wurde, ohnehin nicht mehr von dem, der durch eine tägliche Zufuhr von 3 Gramm aufgebaut wurde.[5] Häufig thematisierte Nebenwirkungen auf die Gesundheit einzelner Organe wie Nieren oder Leber konnten bei einer regulären Einnahme von Kreatin bei stoffwechselgesunden Sportlern nicht beobachtet werden.[6]

Zusammenfassend lässt sich feststellen, dass Kreatin ein für Kraft- und Fitnesssportler sowie für Bodybuilder sicheres Supplement darstellt und eine der Nahrungsergänzungen ist, deren Wirksamkeit auch in wissenschaftlichen Studien nachgewiesen werden konnte.[7] Kreatinmonohydrat hat sich als effektive Darreichungsform erwiesen, die neueren Formen in nichts nachsteht. Vorteile für den Muskelkreatingehalt durch die Einnahme von Kreatin-Ethyl-Ester oder Kre-Alkalyn konnten bei gleicher Zufuhrmenge und Einnahmedauer nicht festgestellt werden.[8, 9]

Verzweigtkettige Aminosäuren (BCAA)

Ein bei Fitnesssportlern ebenfalls sehr beliebtes Supplement sind BCAA (Branched-Chain Amino Acids). Dabei handelt es sich um die drei essenziellen Aminosäuren Leucin, Isoleucin und Valin. Die Bedeutung von Leucin für den Muskelstoffwechsel und insbesondere die Stimulierung der muskulären Proteinsyntheserate wurde bereits in Kapitel zur Proteinzufuhr verdeutlicht. Im Unterschied zu den meisten anderen Aminosäuren werden die verzweigtkettigen Aminosäuren, deren Name sich von ihrer Molekülstruktur ableitet, nicht in der Leber verstoffwechselt, sondern sie gelangen auf direktem Wege zur Muskulatur – was die Bedeutung der BCAA im Bereich des Muskelstoffwechsels deutlich macht. Knapp 20 Prozent der Proteinstrukturen im Muskel bestehen aus diesen drei Aminosäuren. Leucin wirkt sich dabei, wie oben ausführlich dargelegt, am stärksten auf die Steigerung der Proteinaufbaurate im Muskel aus. Daher nehmen viele Sportler möglichst hohe Dosen Leucin auf oder wählen Nahrungsergänzungsmittel, die einen hohen Quotienten von Leucin zu Isoleucin und Valin aufweisen. Das bringt jedoch in der Regel kaum einen Vorteil, da die Stimulierung der Muskelproteinsynthese durch die Zufuhr von 3 Gramm Leucin ohnehin ihr Maximum erreicht hat.[10] Gleichzeitig kommt es durch ein Überangebot an Leucin zu einer Verarmung von Isoleucin und Valin im Blutplasma.[11] Es ist daher ratsam, die Aminosäuren in Form eines Aminosäurenverbunds beziehungsweise in Kombination zu supplementieren.

BCAA werden jedoch nicht ausschließlich zur Stimulierung der Proteinsynthese im Muskel empfohlen, um den Muskelaufbau zu unter-

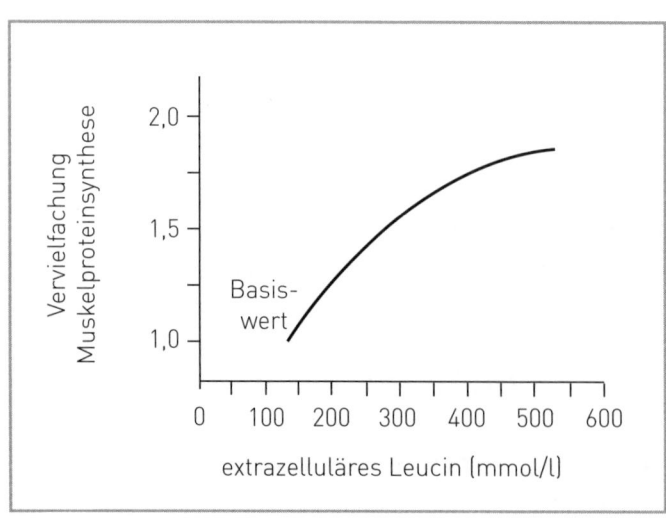

Die Muskelproteinsyntheseaktivität wird stark beeinflusst vom Plasmawert an Leucin. Ein Anstieg von Leucin im Blut führt zu einem Anstieg der Muskelproteinsynthese.

stützen. Vielmehr wurden sie ursprünglich eingenommen, um den Muskelverlust während einer kalorienreduzierten Fettabbaudiät zu verhindern. BCAA wirken in diesem Fall antikatabol. Dieser Effekt scheint auch bestätigt werden zu können. So konnte die Zufuhr von BCAA die Proteinabbaurate senken, und zwar ohne dass gleichzeitig Insulin anwesend war. Eine BCAA-Zufuhr bewirkte demnach eine drastische Steigerung von BCAA im Plasma und eine Reduktion des Proteinabbaus, ohne signifikante Auswirkungen auf die Insulinmenge im Blut zu haben.[12] Es sei jedoch angemerkt, dass diese Studie mit intravenöser BCAA-Zufuhr durchgeführt wurde. Man kann jedoch davon ausgehen, dass eine orale Zufuhr zu ähnlichen Ergebnissen führt.[13] Die Zufuhr von BCAA kann demnach tatsächlich den Proteinkatabolismus im Muskel senken, denn eine negative Energiebilanz und intensives Krafttraining führen zu einer erhöhten Oxidationsrate von BCAA.[14] Die Zufuhr von BCAA wiederum kann einen zusätzlichen antikatabolen Effekt auf das Muskelprotein haben, indem die Fettverbrennung im Muskel unter Belastung bei leeren Glykogenspeichern erhöht wird.[15] Dadurch kommt es zu einem indirekten antikatabolen Effekt durch eine Reduktion der Oxidation von Muskelproteinen.

Ob eine Zufuhr von BCAA auch während einer ausgeglichenen Kalorienbilanz, einer hyperkalorischen Ernährung oder einer ohnehin sehr proteinreichen Ernährung einen zusätzlichen Effekt auf den Muskelaufbau oder den Erhalt von Muskelproteinen hat, wird zuneh-mend angezweifelt – auch bei hypokalorischer Ernährung.[16] Ausschlaggebender als eine isolierte BCAA-Zufuhr scheint zu sein, dass der Gesamtbedarf an Proteinen gedeckt ist. Entsprechend profitieren von einer BCAA-Supplementierung in erster Linie Sportler, die ihren Proteinbedarf nicht oder nur mit qualitativ minderwertigerem Protein oder mit unvollständigen Proteinen mit geringem Gehalt an BCAA decken.

Zusammenfassend kann gesagt werden, dass eine BCAA-Zufuhr bei ausreichender Gesamtproteinzufuhr über die Nahrung mit hoher Wahrscheinlichkeit keinen nennenswerten Mehreffekt bewirkt. Nur in Einzelfällen wird von einer Leistungssteigerung beziehungsweise einer für Fitnesssportler und Bodybuilder relevanten positiven Veränderung der Körperzusammensetzung berichtet.[17] Die empfohlene Zufuhrmenge ist abhängig von der Zusammensetzung des jeweiligen Nahrungsergänzungsprodukts. Um die Proteinsynthese optimal zu steigern, sollte man bei der Dosierung eine Gesamtleucinzufuhr von 3 bis 4 Gramm pro Portion anstreben.

Glutamin

Die in der Muskelzelle mengenmäßig am stärksten vertretene Aminosäure ist Glutamin. Man findet es häufig in Kombinationen mit den bereits beschriebenen BCAA oder mit Kreatin. Meist wird es als synergistisch wirkende Transportmatrix beschrieben. Es gibt jedoch keine wissenschaftlichen Belege zu seiner Wirksamkeit. Vielmehr konnte gezeigt werden, dass eine akute Glutaminzufuhr zu keinerlei Leistungssteigerungen führt.[18] Gleiches gilt für die Regenerationsfähigkeit.[19] Sportler scheinen also in erster Instanz wesentlich weniger von einer Glutaminsupplementierung zu profitieren als häufig angenommen. Allerdings konnte gezeigt werden, dass intensives Training den Glutamingehalt im Blutplasma deutlich absinken lässt, und dieser Effekt scheint kumulativ zu sein. Das bedeutet, dass jedes weitere intensive Training zu einem weiteren Absinken des Glutaminspiegels im Blut führt. Laut Walsh et al. weisen Sportler, die sich übertrainiert und ausgelaugt fühlen, häufig einen niedrigen Blutglutaminspiegel auf.[20] Glutamin bringt also wohl keinen akuten Vorteil bei der Regeneration nach einzelnen Trainingseinheiten, kann jedoch mittel- oder langfristig zur Vermeidung von Übertraining hilfreich zu sein. Eventuell lassen sich Übertrainingszustände durch eine regelmäßige Glutamingabe verzögern. Das ist jedoch nur im Hochleistungssport von Relevanz. Freizeitsportler sollten vielmehr darauf achten, Training und Ernährung so weit zu optimieren, dass es erst gar nicht zu Übertrainingserscheinungen kommt. Ist der Glutaminspiegel im Plasma jedoch recht niedrig, bedeutet dies auch, dass die Leukozyten, die sich vorwiegend von Glutamin »ernähren«, eine Mangelversorgung aufweisen können, was wiederum die Immunfunktion einschränkt. Für diese These sprechen weitere Untersuchungen an Patienten nach Operationen, deren Immunsystem mithilfe einer zusätzlichen Glutaminzufuhr stabilisiert werden konnte.[21]

Eine Supplementierung mit Glutamin scheint insbesondere dann von Interesse zu sein, wenn sich ein Sportler ohnehin in einer Situation mit erhöhtem Stressaufkommen befindet. Vor allem der Darm profitiert dann von Glutamin als Nahrungsergänzungsmittel, da es die Aminosäurenaufnahme im Dünndarm verbessert. Für Sportler ist dies auch während einer Reduktionsdiät interessant.[22] Mit einer akuten Leistungssteigerung ist bei Kraftsportlern und Bodybuildern durch die Einnahme von Glutamin jedoch nicht zu rechnen.[23]

Koffein

Der sicherlich bekannteste Inhaltsstoff und auch das primäre Stimulans in den auf dem Markt angebotenen Pre-Workout-Supplementen ist Koffein. Ähnlich wie Kreatin wirkt sich auch Koffein nachweislich positiv auf die körperliche und geistige Leistungsfähigkeit aus. So konnten Leistungsoptimierungen sowohl im Bereich des Ausdauertrainings wie beim Kraftsport als auch bei Schnellkraftbelastungen beobachtet werden.[24, 25, 26, 27, 28] Die Wirkung ist jedoch stark von der Dosis abhängig. Nicht alle Untersuchungen konnten Leistungssteigerungen bestätigen, und wenn doch, dann nur in vergleichsweise hohen Dosierungen von bis zu 6 Milligramm Koffein pro Kilogramm Körpergewicht.[29] Ein 80 Kilogramm schwerer Sportler muss demnach vor dem Training eine Koffeinzufuhr von etwa 480 Milligramm einnehmen. Bedenkt man, dass eine Tasse Bohnenkaffee (etwa 150 Milliliter) rund 80 Milligramm Koffein enthält, müsste er vor dem Training oder Wettkampf 900 Milliliter Bohnenkaffee trinken. Diese Menge entspricht sechs Tassen. Damit wäre das obere Limit einer gesundheitlich unbedenklichen Koffeinmenge bereits vor der sportlichen Betätigung erreicht.[30]

Allerdings sollte die Empfehlung der Einnahmemenge nicht per se und pauschal übernommen werden. Denn der stimulatorische Effekt von Koffein hängt auch von der persönlichen und individuellen Toleranz ab, die wiederum stark davon beeinflusst wird, wie regelmäßig und in welchen Mengen man Koffein zu sich nimmt.[31] Die praktische Einnahmeempfehlung sollte sich also eher an der Minimalmenge Koffein orientieren, mit der man nach persönlichem Empfinden eine stimulatorische Wirkung mit Leistungssteigerung erreicht. Nach und nach muss diese Dosis aufgrund des Gewöhnungseffektes gesteigert werden. Dies kann dann bis zu einem kritischen Wert von 5 bis 6 Milligramm pro Kilogramm Körpergewicht fortgeführt werden, bevor eine Art Desensibilisierung durchgeführt werden sollte, während der man 10 bis 14 Tage lang komplett auf Koffein verzichtet.

Um die Ausprägung einer Toleranz möglichst lange zu vermeiden, empfiehlt es sich zudem, Koffein nicht vor jeder Trainingseinheit einzunehmen, sondern gezielt an Tagen mit geringer Motivation, wenig Energie oder ausschließlich vor besonders intensiven Trainingseinheiten.

Koffein kann aber nicht nur als »Booster« eingesetzt werden, sondern auch den Abbau von Körperfett unterstützen, insbesondere in Kombination mit grünem Tee beziehungsweise grünem Teeextrakt.[32] Denn man hat einen verstärkten thermogenen Effekt und eine vermehrte Lipolyseaktivität nach dem Konsum von Koffein in Kombination mit grünem Tee beobachtet. Lipolyse ist die Freisetzung von Fettsäuren aus dem Fettgewebe, die dann in den Mitochondrien – beispielsweise der Muskelzellen – verbrannt werden. Auch die mentale Leistungsfähigkeit kann durch Koffein gefördert werden.[33] Koffein ermöglicht also nicht nur Sportlern, hohe körperliche Leistungen zu erbringen, sondern optimiert auch die geistige Leistung. Sportlern kann Koffein also doppelt nützen, wenn eine Disziplin neben körperlichen Spitzenleistungen auch eine hohe Aufmerksamkeit fordert oder sie technisch anspruchsvoll ist.

Beta-Alanin

Beta-Alanin erfreut sich seit einigen Jahren in der Fitness-, Kraftsport- und Bodybuildingszene großer Popularität. Es ist das biogene Amin der Aminosäure Asparaginsäure und kann als ihre »modifizierte Variante« bezeichnet werden. Beta-Alanin wirkt als Teil der

Vorstufe des intramuskulären Säurepuffers Carnosin. Man konnte nachweisen, dass die Zufuhr von 6,4 Gramm Beta-Alanin über vier Wochen zu einem drastischen Anstieg der intramuskulären Carnosinkonzentration führte.[34] Entsprechend kommt die »Stärke« des Beta-Alanins erst dann voll zum Tragen, wenn ein starker Anstieg der intramuskulären Säurekonzentration auftritt, beispielsweise über die Anhäufung von Laktat. Beta-Alanin ist demnach vor allem für anaerobe Belastungen von Interesse. Dies konnte auch wissenschaftlich bestätigt werden. Zu einer Leistungsoptimierung durch eine Beta-Alanin-Zufuhr kommt es in der Regel erst ab einer hochintensiven Belastungsdauer von mehr als 60 Sekunden, wohingegen bei einer Belastungsdauer von unter 60 Sekunden kaum Leistungssteigerungen auftreten.[35] Ein Kraftdreikämpfer mit hochintensiven Belastungsspitzen über einen sehr kurzen Zeitraum und langen Satzpausen wird demnach wesentlich weniger von einer Beta-Alanin-Einnahme profitieren als ein Bodybuilder mit einer typischen Time Under Tension von 60 bis 120 Sekunden pro Satz oder einem Crosstraining-Athleten, der je nach Workout in den Bereich von 60 bis 240 Sekunden maximaler Belastung kommt.

Einige Studien konnten zudem eine Optimierung der Körperzusammensetzung durch die Einnahme von Beta-Alanin feststellen.[36, 37, 38] Ob dieser Effekt jedoch direkt über das Beta-Alanin ausgelöst wird oder indirekt darüber, dass die Muskelermüdung durch Training leicht nach hinten verschoben wird und da-

durch ein höheres Trainingsvolumen und ein größerer Workload bewältigt werden kann, ist bisher unbeantwortet. Zudem muss beachtet werden, dass diese Studien teils nicht direkt in Kombination mit einem Krafttraining durchgeführt wurden, sondern mit generell hochintensiven Trainingsbelastungen. Eine direkte Übertragung auf Kraftsportler und vor allem Bodybuilder ist hier nicht gegeben.

Der Einnahmezeitpunkt für Beta-Alanin spielt keine Rolle. Ziel der Einnahme ist die dauerhafte Erhöhung der Carnosinkonzentration in der Muskelzelle, wie eingangs bereits erwähnt. Entsprechend ist eine akute Supplementierung nicht sinnvoll beziehungsweise nicht entscheidend. Wichtiger ist die Einnahme über mindestens vier bis acht Wochen, um eine ausreichende Erhöhung gewährleisten zu können und anschließend davon auch profitieren zu können. Die Einnahmemenge sollte bei etwa 2 bis 5 Gramm täglich liegen. Hohe Einzeldosierungen können ein Kribbeln auf der Haut verursachen. Dieser Effekt ist harmlos und kann vermindert oder ganz vermieden werden, indem man die Gesamtzufuhr an Beta-Alanin auf mehrere kleine Einzeldosen über den Tag verteilt.

Nahrungsergänzungen auf Proteinbasis

Nahrungsergänzungen auf der Basis von Nahrungsproteinen sind ebenfalls sehr populär. Insbesondere die Proteinkomponenten Whey und Casein dominieren den Markt. Sie werden als einzelne Komponenten angeboten oder in Form von Mischungen, wie dies beispielsweise bei einem Milchprotein der Fall ist, das von Natur aus zu etwa 20 Prozent aus Molkenprotein (Whey) und zu 80 Prozent aus Casein besteht. Doch auch isolierte Reis-, Soja- und Lupinenproteine haben in den vergangenen Jahren den Nahrungsergänzungsmarkt erobert. Die unterschiedlichen Proteinsorten haben unterschiedliche Vor- und Nachteile, die bei der Einnahme beachtet werden müssen. Dazu gehören beispielsweise die Verdauungsgeschwindigkeit einzelner Proteinkomponenten oder die individuelle Zusammensetzung des Aminosäurenprofils eines Proteinpulvers. Da sich diese von Produkt zu Produkt unterscheiden und insbesondere individuelle Kombinationen und Mixturen starken Schwankungen unterliegen, wird an dieser Stelle nicht weiter auf deren konkrete Anwendung eingegangen, und es soll auch keine Bewertung einzelner Produkte oder Eiweißkomponenten erfolgen. Stattdessen soll an dieser Stelle noch einmal auf das Kapitel über Protein in diesem Buch verwiesen werden. Kraftsportler und Bodybuilder sollten sich darüber im Klaren sein, welche Kriterien eine optimale Proteinzufuhr erfüllen muss, damit ihr Muskelaufbau und Fettabbau maximal davon profitiert. Entsprechend können die Proteinpulver überprüft und ausgewählt werden.

Ein praktisches Beispiel: Soll bei der Proteinzufuhr mit einer einzelnen Mahlzeit ein Leucingehalt von 3 Gramm erreicht werden, muss anhand des Aminosäurenprofils des gewählten Produktes die Einzeldosierung ermittelt werden. Die Einzeldosierung eines Molkenproteins muss aufgrund seines hohen Gehalts an essenziellen Aminosäuren und Leucin sowie seiner sehr hohen biologischen Wertigkeit geringer ausfallen als die Einzeldosierung eines Reisprotein-Isolates, um dieselbe Wirkung zu erzielen. Bei der Bewertung einzelner Proteinpulver geht es also nicht grundlegend darum, welches Protein besser oder schlechter ist, sondern welche Stärken und Schwächen einzelne Proteine aufweisen und wie sie dementsprechend am besten verwendet werden können.

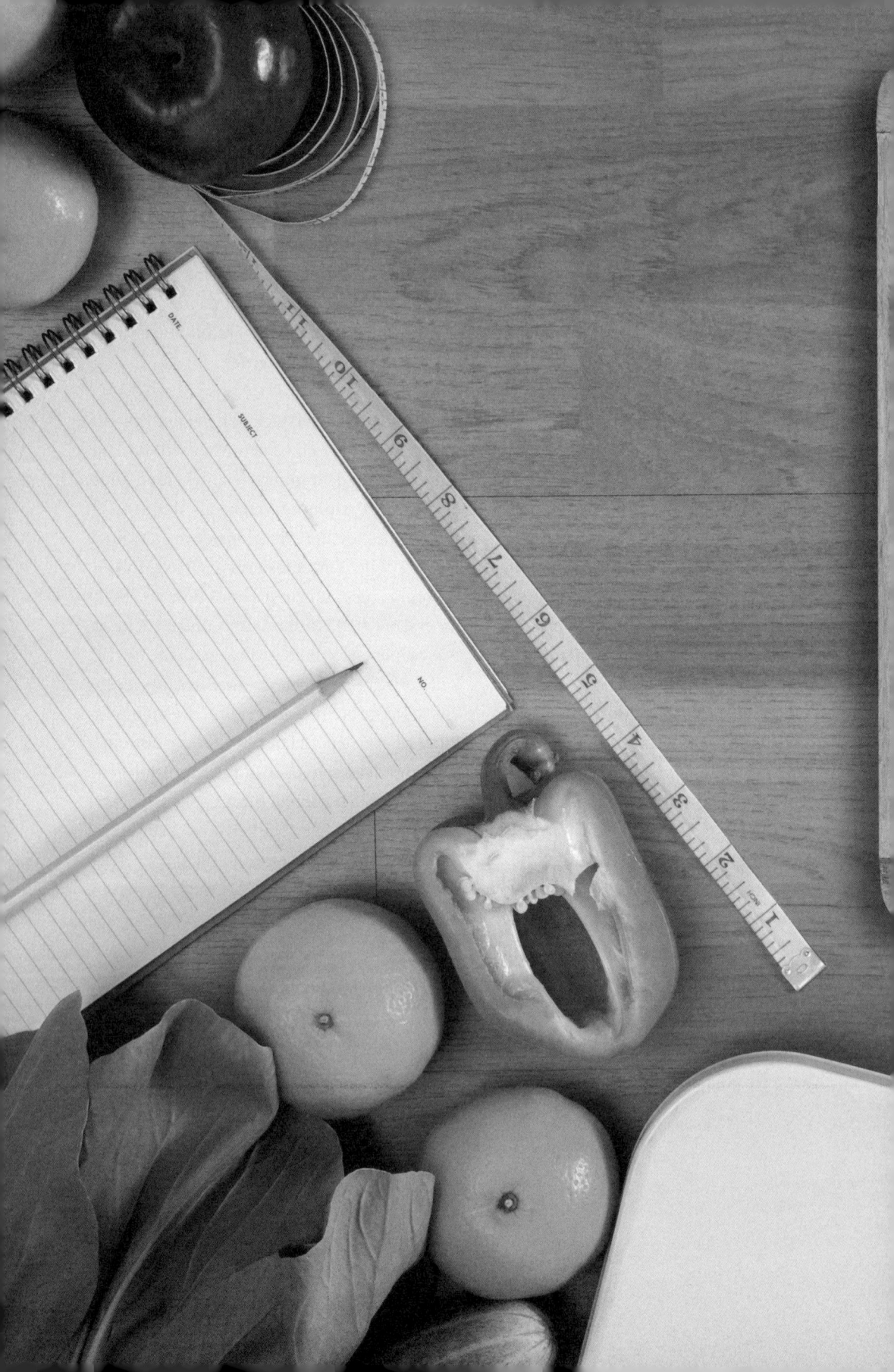

Low Carb oder High Carb?

Immer wieder hört man von Autoren, Trainern und Beratern, dass eine bestimmte Ernährungsweise effektiver ist als eine andere. Der Klassiker ist die Frage, ob eine kohlenhydratarme Ernährung effektiver ist als eine fettarme. Dieser Fragestellung soll im Folgenden auf den Grund gegangen werden.

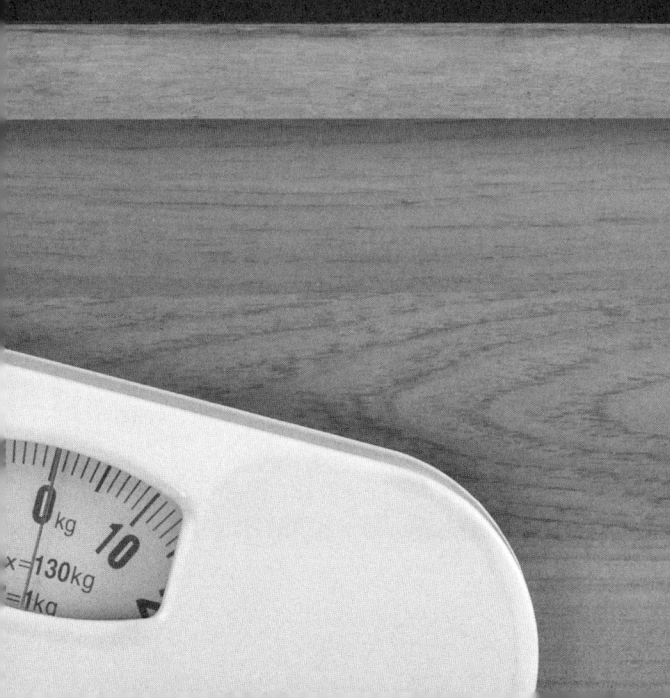

Wenig Kohlenhydrate oder lieber wenig Fett?

Bereits im ersten Kapitel wurde verdeutlicht, dass die Energiebilanz der entscheidende Faktor für die Beeinflussung der Körperzusammensetzung ist. Wer abnehmen möchte, muss mehr Kalorien verbrennen, als über die Ernährung zugeführt werden. Wer Körpergewicht aufbauen möchte, muss mehr essen, als er verbrennt. Gibt es aber vielleicht spezielle Ernährungsformen, die diese physikalischen Gesetze aushebeln? Schließlich werden immer wieder Studien veröffentlicht, die nachweisen, dass beispielsweise eine Low-Carb-Ernährung effektiver Fett abbaut als Ernährungsformen mit einem höheren Kohlenhydratanteil. Wie kann das sein? Oftmals lautet die Antwort, dass es sich entweder um Studien handelt, die methodische Mängel aufweisen, oder dass deren Ergebnisse fehlerhaft interpretiert werden. Insbesondere bei Anhängern der fettreichen Low-Carb-Ernährung ist dies recht häufig der Fall. Daher ist es sinnvoll, die einzelnen Punkte etwas genauer unter die Lupe zu nehmen, um sich dann ein Bild davon machen zu können, welche Ernährungsform tatsächlich einen höheren Nutzen hat.

Verbessert eine Low-Carb-Ernährung die Fettverbrennung?

Die Antwort auf diese Frage lautet kurz und knapp: ja! Streicht man die Kohlenhydrate aus der Ernährung, kommt es unweigerlich zu einem Anstieg der Fettverbrennung, da-

mit der Körper seinen Energiebedarf decken kann. Allerdings darf man nicht den Fehler begehen, die Begriffe »Fettverbrennung« und »Fettabbau« zu verwechseln oder gleichzustellen. Denn unter »Fettverbrennung« versteht man nur die Deckung des Energiebedarfs über die Oxidation von Fettsäuren, wie im entsprechenden Kapitel bereits ausführlich dargelegt. Eine hohe Fettverbrennungsrate bedeutet jedoch noch nicht, dass es netto zu einem Fettabbau kommt. Denn werden größere Mengen Fett über die Nahrung zugeführt als über die Verbrennung abgebaut, kommt es letztlich aufgrund der positiven Energiebilanz zu einem stärkeren Fettauf- als -abbau. Es werden also mehr Fettsäuren eingelagert als freigesetzt und verbrannt. Isst man hingegen mehr Kohlenhydrate, beginnt der Körper auch mehr Kohlenhydrate zu verbrennen. Der Körper kann sich also relativ gut an die jeweiligen Substrate anpassen und entsprechend nach deren Verfügbarkeit für die Energiebereitstellung nutzen.[1] Messbar ist dies anhand des respiratorischen Quotienten.

Ernährt sich ein Fitnesssportler also Low Carb, verbringt sein Körper im Laufe des Tages eine längere Phase im Bereich des Fettstoffwechsels. Ernährt er sich hingegen mit einer typischen kohlenhydratbetonten Mischkost, befindet er sich länger im Kohlenhydratstoffwechsel. Über den Fettabbau kann hier zunächst keine Aussage getroffen werden.

Anhänger der Low-Carb-High-Fat-Bewegung argumentieren nun häufig damit, dass ein hö-

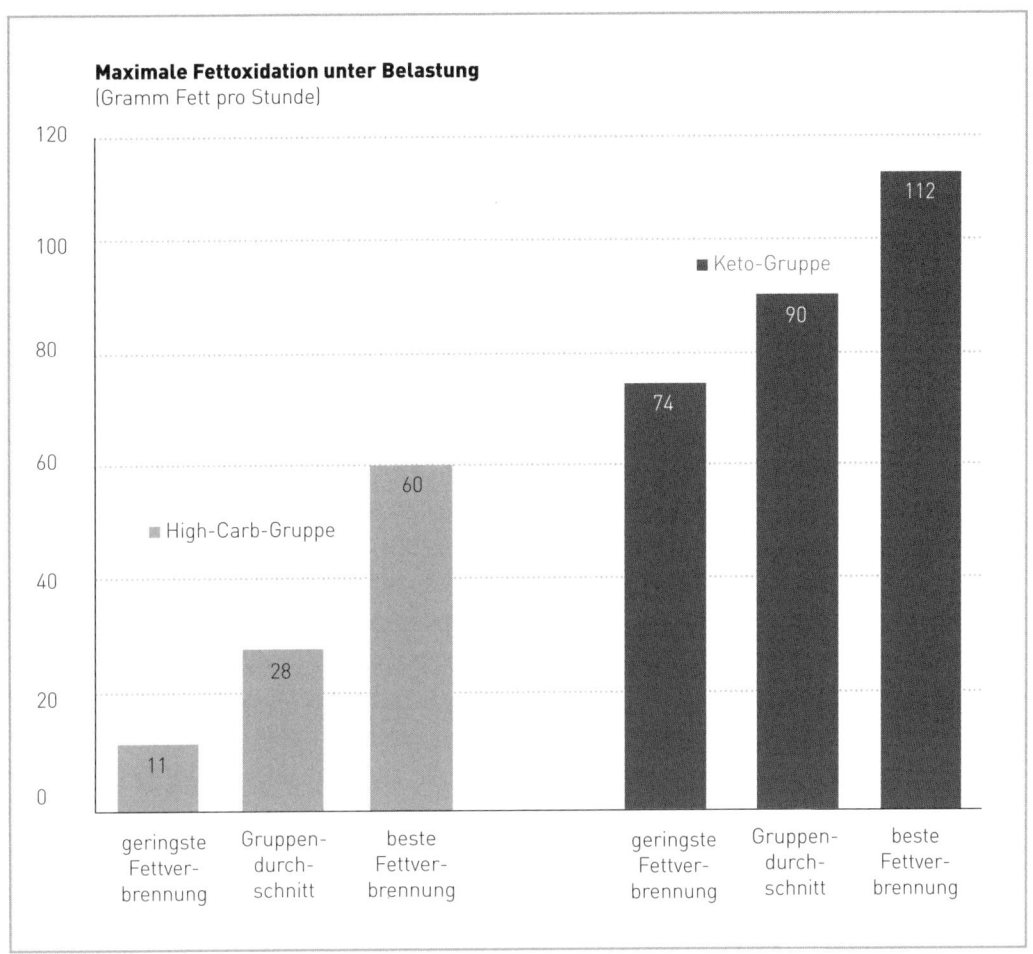

Eine ketogene Low-Carb-Ernährung führt bei Testpersonen zu einem drastischen Anstieg der Rate der Fettoxidation unter körperlicher Belastung.

herer Fettkonsum mit einer stärkeren Fettverbrennung einhergeht und dass man sich, um Körperfett zu verbrennen, mehr Nahrungsfett zuführen sollte. Auch wenn diese Aussage nicht vollkommen verkehrt ist, so ist sie doch auch nicht ganz richtig. Hier muss man etwas genauer hinschauen. Eine ältere Studie von Phinney et al. konnte zeigen, dass Ausdauer-sportler, die sich einer fettreichen ketogenen Ernährung unterzogen, deutlich mehr Fett pro Stunde verbrannten als Personen, die eine typisch westliche Ernährungsweise mit deutlich weniger Fett und mehr Kohlenhydraten befolgten.[2]

Heute ist jedoch klar, dass weniger der hohe Fettanteil an der Ernährung für eine verstärkte Fettverbrennung sorgt als vielmehr die Reduktion der Kohlenhydrate generell. Es sind demnach bei einer reinen Reduktion der Kohlenhydrate ohne Steigerung der Fettzufuhr, also bei einer kohlenhydrat- und fettarmen Ernährungsweise, ähnliche Ergebnisse zu erwarten wie bei komplettem Fasten.[3]

Auch dass eine kohlenhydratreduzierte Ernährung den Abbau von Körperfett oder den Aufbau von Muskelmasse mehr begünstigt als eine kohlenhydratreichere, konnte eine aktuelle Studie widerlegen. Der wichtigste Aspekt dieser Studie ist vor allem, dass die Kalorien- und die Proteinzufuhr der beiden Diätgruppen identisch waren. Denn gerade hierauf kommt es bei Reduktionsdiäten an, damit es zu keinerlei vorteilhaften Effekten einer Ernährungsweise kommt.[4] Die Probanden verlieren dann in der Regel gleich viel Körperfett, unabhängig von der zugeführten Kohlenhydrat- oder Fettmenge.

Das Protein ist entscheidend

Entscheidend für den Fettabbau ist demnach weniger, ob Low Carb oder Low Fat, sondern die über die Nahrung zugeführte Proteinmenge. Wer mehr Protein konsumiert, wird bei gleicher Kalorienzufuhr besser Fett abbauen können.[5] Ruft man sich hierzu noch einmal die thermogenen Eigenschaften des Proteins ins Gedächtnis, leuchtet das ein. Denn wenn durch den Konsum größerer Mengen Protein mehr Wärme vom Körper produziert und demzufolge mehr Energie an die Außentemperatur abgegeben wird, verbleibt natürlich auch entsprechend weniger nutzbare Energie im Körper. Der thermische Effekt der Nahrung wird durch eine erhöhte Proteinzufuhr gesteigert und das Kaloriendefizit dadurch indirekt vergrößert. Erneut ist somit die Energiebilanz der entscheidende Faktor.

Der Stoffwechselvorteil von Low-Carb-Diäten

Spricht man von Low-Carb-Diäten, ist immer wieder von einem Stoffwechselvorteil oder dem »Metabolic Advantage« gegenüber kohlenhydratreicheren Mischkostdiäten die Rede. Demzufolge führen Low-Carb-Diäten bei gleicher Kalorienzufuhr zu einem schnelleren Gewichtsverlust. Wie jedoch vorher bereits festgestellt wurde, handelt es sich nicht um einen Vorteil von Low Carb, sondern von einem hohen Proteinanteil. Eine rein fettreiche Low-Carb-Ernährung hat für die Körperzusammensetzung hingegen keinerlei Vorteile gegenüber einer isokalorischen kohlenhydratreichen Diät mit gleichem Proteinanteil.[6] Wann immer neue Diäten versprechen, man könne alles essen und vor allem so viel man möchte, sofern man nur einen bestimmten Makronährstoff meide, kann man diese getrost ignorieren. Am Ende entscheidet die Kalorienbilanz über den Gewichtsverlust und die Proteinmenge über dessen Qualität. Schließlich möchte man als Kraftsportler und Bodybuilder mit Sicherheit in erster Linie Körperfett reduzieren und seine Muskelmasse dabei so gut wie möglich erhalten.

Sind Low-Carb-Diäten also nicht empfehlenswert?

Low-Carb- oder ketogene Ernährungsformen bringen für die Körperzusammensetzung bei isokalorischer Energiebilanz und gleicher Proteinzufuhr keinerlei Vorteile. Allerdings haben solche kohlenhydratreduzierten Kostformen für Kraftsportler und Bodybuilder auch keine Nachteile. In diesem Zusammenhang kann auch die Insulinsensibilität des Fitnesssportlers eine bedeutsame Rolle spielen. Diese hängt davon ab, wie gut die Insulinrezeptoren auf den Zellen auf das Hormon Insulin reagieren. Es wird immer dann ausgeschüttet, wenn der Blutzucker erhöht ist. Anschließend dockt Insulin am spezifischen Insulinrezeptor an und befördert den sich im Blut befindlichen Zucker in die Zellen. Weist jemand eine hohe Insulinsensibilität auf, benötigt er deutlich weniger Insulin, um den Blutzuckerspiegel nach einer spezifischen Kohlenhydratmenge zu senken, als jemand mit einer niedrigeren Insulinsensibilität. Menschen mit guter Insulinsensibilität kommen daher tendenziell mit kohlenhydratreichen Ernährungsformen besser zurecht als Menschen mit niedriger Insulinsensibilität. Letztere fühlen sich in der Regel mit einer kohlenhydratreduzierteren Ernährung deutlich wohler.

Insulinrezeptoren gibt es nicht nur an Muskel- und Fettzellen, sondern auch im Gehirn.[7] Dort regelt Insulin unter anderem die Sättigung, indem es sich an einen Insulinrezeptor bindet. Reagieren die Insulinrezeptoren bereits auf geringe Mengen Insulin, besteht ein guter Sättigungseffekt. Sportler mit einer hohen Insulinsensibilität der Gehirnzellen reagieren auf eine kohlenhydratreiche Mahlzeit mit guter Sättigung, wohingegen Sportler mit niedriger Insulinsensibilität schnell wieder hungrig werden und sich eher müde und schlapp fühlen.

Die Frage der Sättigung bei Low-Carb-Diäten

Aus dem eben Gesagten folgt, dass sich nur schwer eine generelle Aussage darüber machen lässt, ob eine Low-Carb-Diät besser sättigt als eine Low-Fat-Ernährung mit höherem Kohlenhydratanteil. Das hängt davon ab, wie gut der individuelle Körper auf Kohlenhydrate reagiert und diese verstoffwechseln kann. Es ist jedoch auffällig, dass die am besten sättigenden Lebensmittel gemäß Sättigungsindex kohlenhydratreich sind.[8] Um den Sättigungsindex zu ermitteln, wurde gemessen, wie gut einzelne Lebensmittel im Vergleich zu Weißbrot sättigen, wie die folgende Tabelle zeigt. Die besten Werte haben gekochte Kartoffeln, gekochter Hafer sowie Obst wie Äpfel und Orangen. Gemüse wurde nicht explizit untersucht. Es ist jedoch zu vermuten, dass dieses aufgrund seiner geringen Kaloriendichte ebenfalls einen hohen Wert erreicht. Das wiederum spricht dafür, dass eine Low-Carb-Ernährung doch einen sehr hohen Sättigungsgrad aufweisen kann.

Mit Vorsicht zu genießen ist die Empfehlung, sich kohlenhydratreiche, fettarme Kost ad li-

Lebensmittel	Sättigungs-index in %
gekochte Kartoffeln	323
weißer Fisch (Lengfisch)	225
gekochter Hafer	209
Orangen	202
Äpfel	197
Vollkornnudeln	188
Rindfleisch	176
gebackene Bohnen	168
Trauben	162
Vollkornbrot	157
Popcorn (ohne Zucker)	154
Eier	150
Käse	146
weißer Reis	138
Linsen	133
Vollkornreis	132
Smacks	132

Lebensmittel	Sättigungs-index in %
Cracker	127
Kekse	120
Nudeln	119
Bananen	118
Cornflakes	118
Pommes frites	116
Weißbrot	100
Müsli	100
Eiscreme	96
Chips	91
Joghurt	88
Erdnüsse	84
Karamell-Riegel	70
Donuts	68
Kuchen	65
Croissants	47

bitum zuzuführen, weil man aufgrund ihrer angeblich appetitunterdrückenden Wirkung insgesamt weniger Kalorien konsumiert als bei einer kohlenhydratbetonten Mischkost. Dies konnte die Wissenschaft nur bedingt bestätigen. Vielmehr verhält es sich so, dass die Gesamtenergiezufuhr bei den untersuchten Probanden mit zunehmendem prozentualem Fettanteil in der Ernährung anstieg.[9] Es sei je-

doch dazugesagt, dass es sich bei dieser Untersuchung nicht um den konkreten Vergleich von strikten Low-Carb-Diäten mit Low-Fat-Ernährungsweisen handelte. Wie kann es dann aber sein, dass viele dieser Low-Carb-Ernährungsformen trotzdem funktionieren? Viele Anwender berichten, dass sie bei einem Umstieg auf eine Low-Carb-Ernährung hervorragende Ergebnisse bei der Reduktion des

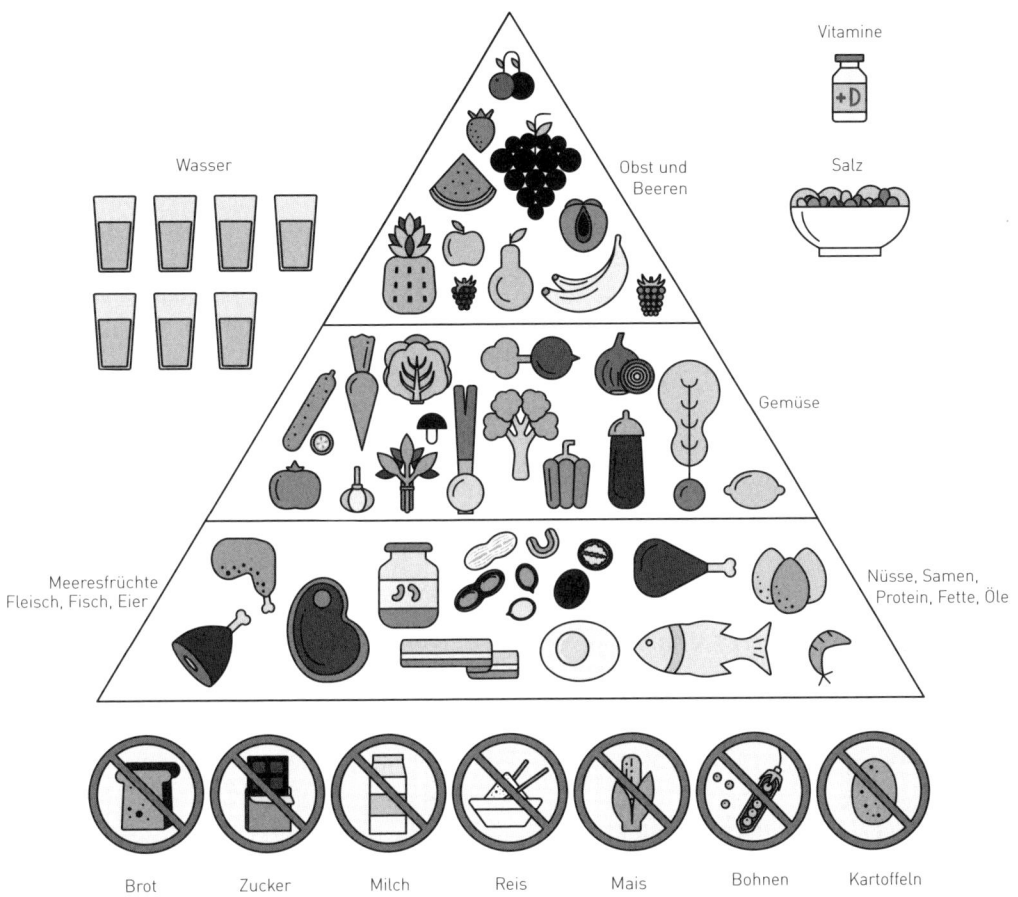

Vitamine

Wasser

Obst und Beeren

Salz

Gemüse

Meeresfrüchte Fleisch, Fisch, Eier

Nüsse, Samen, Protein, Fette, Öle

Brot Zucker Milch Reis Mais Bohnen Kartoffeln

Diese typische Paläo-Ernährungspyramide veranschaulicht, welche Nahrungsmittel bevorzugt verzehrt und welche gemieden werden sollten.

Körperfettanteils verzeichnen konnten. Hier muss strikt unterschieden werden zwischen einer Low-Carb-Ernährung mit »echten« Lebensmitteln und einer Ernährungsform, der künstlich Fett hinzugefügt wird.

Menschen, die ihre gewohnte Ernährung beibehalten, jedoch die kohlenhydratreichen Beilagen streichen oder zumindest reduzieren und dafür mehr Gemüse und Proteine über Fleisch, Fisch oder Milchprodukte zu sich nehmen, reduzieren ihre Kalorienzufuhr, indem sie praktisch eine komplette Makronährstoffgruppe streichen und durch sättigende Beilagen ersetzen. Man kann dies in der Praxis sehr gut an der Paläo-Ernährung beobachten. Hier sind praktisch nur unverarbeitete Lebensmittel erlaubt. Während technisch verarbeitete Lebensmittel vom Speiseplan gestrichen wurden, durften die Probanden einer Studie über die Paläo-Ernährung so viel essen, wie sie wollten. Allein dadurch kam es zu gravierenden Kalorienreduktionen.[10] Die Probanden der Paläo-Gruppe konsumierten gerade einmal knapp 1400 Kalorien täglich. Ein solches Vorgehen ist anders einzustufen als beispielsweise das Zufügen großer Mengen Butter und Kokosöl zum Kaffee, wie dies in manchen Diätformen empfohlen wird.[11] Das führt zu einer starken Erhöhung der täglichen Energiezufuhr. Anwender dieser Methode berichten oft, dass sie länger satt sind und diese Art der Kaffeezubereitung Hunger und Appetit unterdrückt. Trifft das zu, kann diese Praxis wirklich erfolgreich Fett abbauen. Wird jedoch behauptet, dass diese Praxis die Fettverbrennung und den Fettabbau beschleunigt, muss noch einmal auf den Unterschied zwischen Fettverbrennung und Fettabbau hingewiesen werden.

Kalorienüberschuss durch Proteine

Nun wollen nicht alle Anwender einer Low-Carb-Ernährung zwangsläufig ihr Körpergewicht reduzieren, sondern möglicherweise fettfreie Muskelmasse aufbauen. Dass das möglich ist, wurde bereits mit der Studie von Wilson et al. bestätigt. Dennoch gilt es einige Dinge zu bedenken, wenn man vorhat, mit einer reduzierten Kohlenhydratzufuhr in eine Muskelaufbauphase zu starten.

Für den massiven Aufbau von Muskelmasse ist ausreichend Energie notwendig. Zwar erscheint es durchaus möglich, auch während einer Kalorienreduktion fettfreie Muskelmasse aufzubauen, optimal ist dies jedoch nicht, und je fortgeschrittener ein Kraftsportler oder Bodybuilder ist und je geringer sein Körperfettanteil, desto schwieriger ist es in der Regel für ihn, ohne ausreichende Energiezufuhr weiter erfolgreich Muskeln aufzubauen.[12] Versucht man nun, seine Energiezufuhr über Nahrungsproteine zu erhöhen, könnte das zu einer Enttäuschung führen. Wie bereits im Kapitel zu den Nahrungsproteinen angesprochen, besitzen Eiweiße eine sehr hohe thermogene Eigenschaft. Trainierte Sportler, die durch eine starke Erhöhung der Proteinzufuhr ihre Gesamtenergiezufuhr in einen überkalorischen Bereich steigerten, konnten nach einigen Wochen keine signifikanten Fortschritte beim Muskelaufbau beobachten.[13] Insbesondere wenn der Aufbau neuer Muskelmasse im Vordergrund steht, ist es demnach wenig sinnvoll, übertriebene Proteinmengen weit über den Bedarf hinaus zu konsumieren. Für den Muskelaufbau erscheint es sinnvoller, die Proteinmenge auf die Bedarfsdeckung zu beschränken und einen Kalorienüberschuss mit Nahrungsfetten und Nahrungskohlenhydraten zu generieren.

Kalorienüberschuss durch Fette

Strebt man eine kohlenhydratarme Ernährung mit gemäßigtem Proteinanteil an, bleiben nur die Nahrungsfette als Energiequelle übrig. Oft wird behauptet, dass diese nicht im Körperfett eingelagert werden, solange keine Kohlenhydrate konsumiert werden, die den Insulinspiegel im Blut erhöhen. Das ist jedoch nicht ganz richtig. Mithilfe des Proteins Acylation Stimulating Protein (ASP) können Nahrungsfette auch ohne Erhöhung des Insulinspiegels durch Kohlenhydrate oder Nahrungsproteine gespeichert werden.[14] Die Effizienz der Energiespeicherung aus Fett ist sogar besonders hoch. Blaxter et al. fanden heraus, dass Nahrungsfett bei einem Kalorienüberschuss mit rund 96 Prozent deutlich effizienter in Körperfett gespeichert wird als beispielsweise Kohlenhydrate, die eine Effizienz von lediglich etwa 80 Prozent aufweisen[15], wie die folgende Tabelle zeigt. Diese Erkenntnis kommt nicht allzu überraschend. Denn entgegen der häufigen Annahme, Kohlenhydrate würden einfach und bevorzugt im Körperfett gespeichert, konnte dies in wissenschaftlichen Untersuchungen nur bei lang anhaltender und dauerhaft überschüssiger Kohlenhydratzufuhr beobachtet werden.[16] Angesichts der hohen Speichereffizienz von Fetten im Fettgewebe auch ohne Insulin erscheint eine überkalorische Diät mit geringem Kohlenhydrat- und hohem Fettanteil für den Muskelaufbau nicht geeignet, da sie besonders effektiv den Fettaufbau fördert.

Nährstoff	Speicherort	Effizienz
Kohlenhydrate	Körperfett	0,8
Protein	Körperfett	0,66
Fett	Körperfett	0,96
Kohlenhydrate	Glykogen	0,95

Carb-Cycling-Strategien – das Nonplusultra für fettfreien Muskelaufbau?

Wenn ein Overfeeding weder mit Proteinen noch mit Nahrungsfetten für den Muskelaufbau sinnvoll ist und man weiß, dass eine langfristige Überversorgung mit Kohlenhydraten die De-novo-Lipogenese, also den Aufbau von Körperfett aus Kohlenhydraten, ebenfalls steigern kann, stellt sich die Frage, ob nicht eine strategische Zufuhr von Kohlenhydraten den Muskelaufbau ohne unnötigen Fettaufbau in besonderem Maße fördern könnte. Die Grundidee hierbei ist, die Kohlenhydratspeicher der Muskeln gezielt über mehrere Tage mittels einer unterkalorischen oder isokalorischen kohlenhydratarmen Ernährung zu entleeren, gefolgt von einer mehrtägigen überkalorischen kohlenhydratreichen Ernährungsform mit niedrigem Nahrungsfettanteil. Die Kohlenhydratladephase darf nur so lange andauern, bis die Glykogenspeicher vollständig gefüllt sind, und muss rechtzeitig wieder beendet werden, bevor eine verstärkte Fettbildung über die De-novo-Lipogenese beginnt. Die anschließende Entladephase der Kohlenhydratspeicher dient dann in erster Linie dazu, den Körper in eine gute Ausgangsposition für eine erneute Ladephase zu bringen. In der Praxis werden diese Strategien teilweise sehr erfolgreich angewendet.

Ein Klassiker ist die sogenannte Metabolic Diet von Dr. Mauro Di Pasquale, die einen Wechsel von fünf bis sechs Tagen kohlenhydratarmer Ernährung und ein- bis zweitägiger Kohlenhydratladephase vorsieht.[17] Ein etwas aktuellerer Ansatz stammt von Martin Berkhan mit seinem Leangains-Konzept. Berkhan kombiniert Calorie- und Carb-Cycling – bei dem an Trainingstagen gezielt mehr Kalorien und Kohlenhydrate zugeführt werden und die trainingsfreien Tage unterkalorisch und kohlenhydratarm gestaltet werden – mit intermittierendem Fasten und einer Overfeeding-Strategie an den Tagen nach den Trainingseinheiten.[18]

Egal, welche Strategie man wählt, alle diese Vorgehensweisen haben dasselbe Ziel: die Kohlenhydratzufuhr zur Optimierung der Körperzusammensetzung zu manipulieren, um einen muskulösen und schlanken Körper mit möglichst geringem Körperfettanteil zu erreichen.

Low Carb gegen hartnäckige Fettpölsterchen

Körperfett ist nicht gleich Körperfett. Vielmehr können unterschiedliche Faktoren direkt beeinflussen, wie gut wir bestimmte Fettpölsterchen abbauen. Eine Rolle spielt hier zum Beispiel die Verteilung unterschiedlicher Rezeptoren auf dem Fettgewebe oder auch die Durchblutung des Gewebes. So kommt es dazu, dass das Körperfett nicht gleichmäßig im ganzen Körper, sondern an bestimmten Stellen schneller und einfacher abgebaut wird als an anderen. Hartnäckige Fettpolster finden sich am unteren Bauch- und Rückenbereich bei Männern und rund um Hüften und Po bei Frauen. Um zu verstehen, warum diese Fettpolster so hartnäckig sind und wie eine Low-Carb-Diät sie abbauen kann, muss man die Physiologie dieser speziellen Fettzellen etwas genauer betrachten.

Unterschiedliche Fettzonen – unterschiedliche Rezeptoren

Die Fettzellen haben unterschiedliche Rezeptoren. An diese können Hormone andocken und eine Reaktion in der Zelle auslösen. Relevant für den Abbau von hartnäckigem Körperfett sind vor allem die Insulinrezeptoren, die α2-Rezeptoren und die β2-Rezeptoren. Kommt es nach einer kohlenhydratreichen Mahlzeit zu einem Anstieg des Blutzuckerspiegels und infolgedessen zu einer Insulinausschüttung, dockt das Insulin an die entsprechenden Rezeptoren am Fettgewebe an. Dadurch wird eine Reaktion in der Fettzelle ausgelöst, die die Fettfreisetzung aus dem Fettgewebe vollständig blockiert. Ein hoher Insulinspiegel führt also dazu, dass bereits der erste Schritt der Fettverbrennung gehemmt wird. Es ist somit leicht nachvollziehbar, dass eine Reduktion der Kohlenhydratzufuhr auch die Insulinausschüttung reduziert und damit die Fettfreisetzung in den Fettzellen nicht blockiert wird.

Weitere Rezeptoren sind die α2-Rezeptoren. Auch an sie können Hormone andocken und eine Reaktion in Gang setzen, in diesem Fall das Adrenalin. Es wird immer dann ausgeschüttet, wenn eine schnelle Energiefreisetzung dem Körper sein Überleben sichern muss, etwa durch Flucht oder Kampf. Auch bei intensivem Training oder langen Fastenphasen werden große Mengen Adrenalin ausgeschüttet. Dockt das Adrenalin nun an die α2-Rezeptoren an, kommt es zu einer ähnlichen Reaktion wie bei Insulin am Insulinrezeptor: Die Fettfreisetzung wird gehemmt. Paradoxerweise können also Sport und Diät, die eigentlich den Fettabbau unterstützen sollen, plötzlich genau das Gegenteil bewirken.

Eine bessere Ausgangslage bieten die β2-Rezeptoren. Das Adrenalin kann sich auch an diese Rezeptoren binden, mit dem Unterschied, dass es hier zur genau entgegengesetzten Reaktion kommt. Das Andocken von Adrenalin an die β2-Rezeptoren führt zu einer verstärkten Freisetzung von Fettsäuren aus dem Fettgewebe, sodass diese dann verbrannt werden können. Sport und Diät können also doch zum Fettabbau beitragen. Das Problem ist nur, dass das hartnäckige Fettgewebe weitaus mehr α2- als β2-Rezeptoren aufweist. Frauen können im Bereich des Problemzonenfettes bis zu neunmal mehr α2- als β2-Rezeptoren aufweisen. Das erklärt, warum viele Frauen mit einem gut durchtrainierten Sixpack ausgestattet sind, gleichzeitig jedoch reichlich Fett an Hüften und Po mit sich herumtragen und im Unterkörper bei Weitem nicht so schlank sind wie im Oberkörper. Denn je mehr α2-Rezeptoren sich am Fettgewebe befinden, desto höher ist natürlich auch die Wahrscheinlichkeit, dass das Adrenalin an die α2-Rezeptoren und nicht wie gewünscht an die β2-Rezeptoren andockt.

Eine kohlenhydratarme Ernährung kann also gleich mehrfach helfen. Auf der einen Seite reichen bereits geringe Insulinmengen aus, um die Lipolyse im hartnäckigen Fettgewebe zu unterdrücken, weil dessen Insulinsensibilität besonders hoch ist; andererseits kann eine kohlenhydratarme Ernährung bereits nach drei bis vier Tagen strikter Kohlenhydratreduktion die α2-Rezeptoren blockieren, sodass sich die Wahrscheinlichkeit, dass das Adrenalin am β2- statt am α2-Rezeptor andockt, deutlich erhöht.[19] Das hartnäckige Fettgewebe wird demnach effizienter abgebaut.

Durchblutung des hartnäckigen Fettgewebes

Ein weiteres Problem des hartnäckigen Fettgewebes ist, dass es eher schlecht durchblutet ist. In der Praxis fühlen sich diese Regionen sogar oft kälter an als andere. Ohne eine gute Durchblutung können die freigesetzten Fettsäuren jedoch nicht optimal abtransportiert werden, um zum Ort der Fettverbrennung zu gelangen: zu den Muskelzellen. Daher ist es wichtig, die Durchblutung dieser Bereiche zu verbessern, zum Beispiel durch Cardiotraining oder Bewegung mit niedriger Intensität und langer Ausführungsdauer.

Auch Fasten kann hier helfen. Denn es hat sich mehrfach gezeigt, dass ausgedehnte Fastenphasen die Durchblutung des hartnäckigen Fettgewebes verbessert. Intermittierendes Fasten baut nicht auf magische Weise mehr Fett ab, sondern ist eher ein Werkzeug, das die Fettfreisetzung an hartnäckigen Körperstellen erleichtert. Ein Kaloriendefizit wird für den Fettabbau nach wie vor benötigt. Und Fasten bietet noch einen weiteren Vorteil: Verlängerte Fastenphasen können zu einer verstärkten Freisetzung von Adrenalin führen.

Nimmt man nun alles zusammen, kann man sagen, dass eine mehrtägige Low-Carb-Phase die Aktivität der α2-Rezeptoren hemmen kann. Kombiniert mit regelmäßigen Fastenphasen und lockerem Cardiotraining lässt sich außerdem die Adrenalinausschüttung optimieren und die Durchblutung des hartnäckigen Fettgewebes verbessern. So kann der »Angriff« auf die hartnäckigen Fettpölsterchen gelingen.

Ernährungsweisen individuell anpassen

- Anstatt sich generell für eine bestimmte Ernährungsweise zu entscheiden, ist es sinnvoller, die Ernährung an die individuellen Ziele und Erfordernisse anzupassen. Hilfreich können Blutmessungen sein, die die Insulinreaktion (nicht nur den Blutzuckerspiegel!) nach einer kohlenhydratreichen Trinklösung analysieren.
- Die Insulinsensibilität ist keine feste Größe, sondern kann sich mit der Zeit verändern. Training kann die Insulinsensibilität verbessern sowie Körperfett reduzieren. Es kann also gut sein, dass jemand mit einem Körperfettanteil von über 20 Prozent mit einer kohlenhydratreduzierten Ernährung gut zurechtkommt, aber plötzlich verstärkt an Heißhungerattacken leidet, wenn der Körperfettanteil unter 10 Prozent sinkt.
- Da die Kalorienbilanz und die Proteinzufuhr entscheidend sind, müssen lediglich diese beiden Faktoren standardisiert sein. Die Zufuhr von Fetten und Kohlenhydraten kann sich dann flexibel und variabel gestalten lassen, je nach individueller Reaktion darauf.

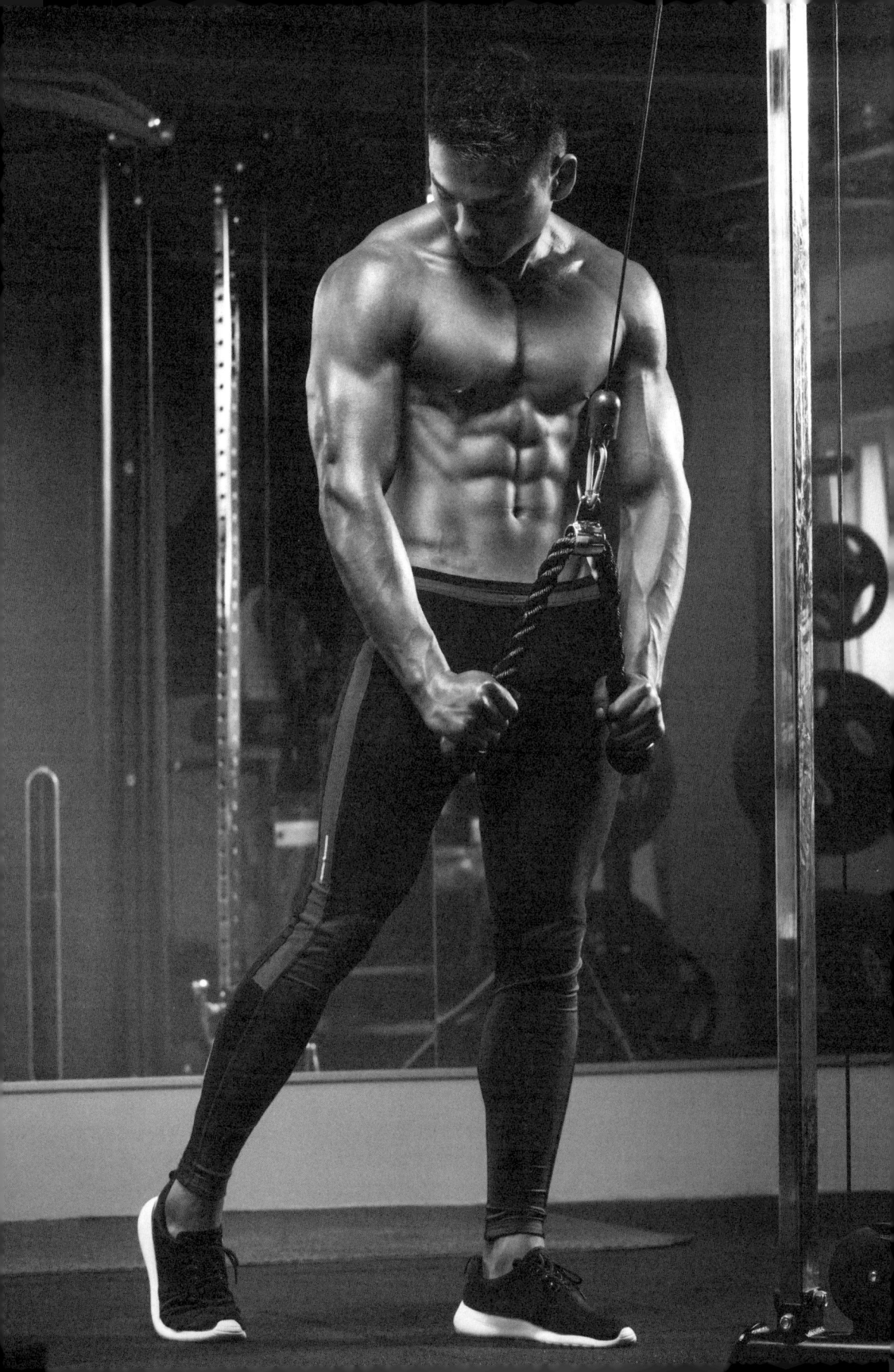

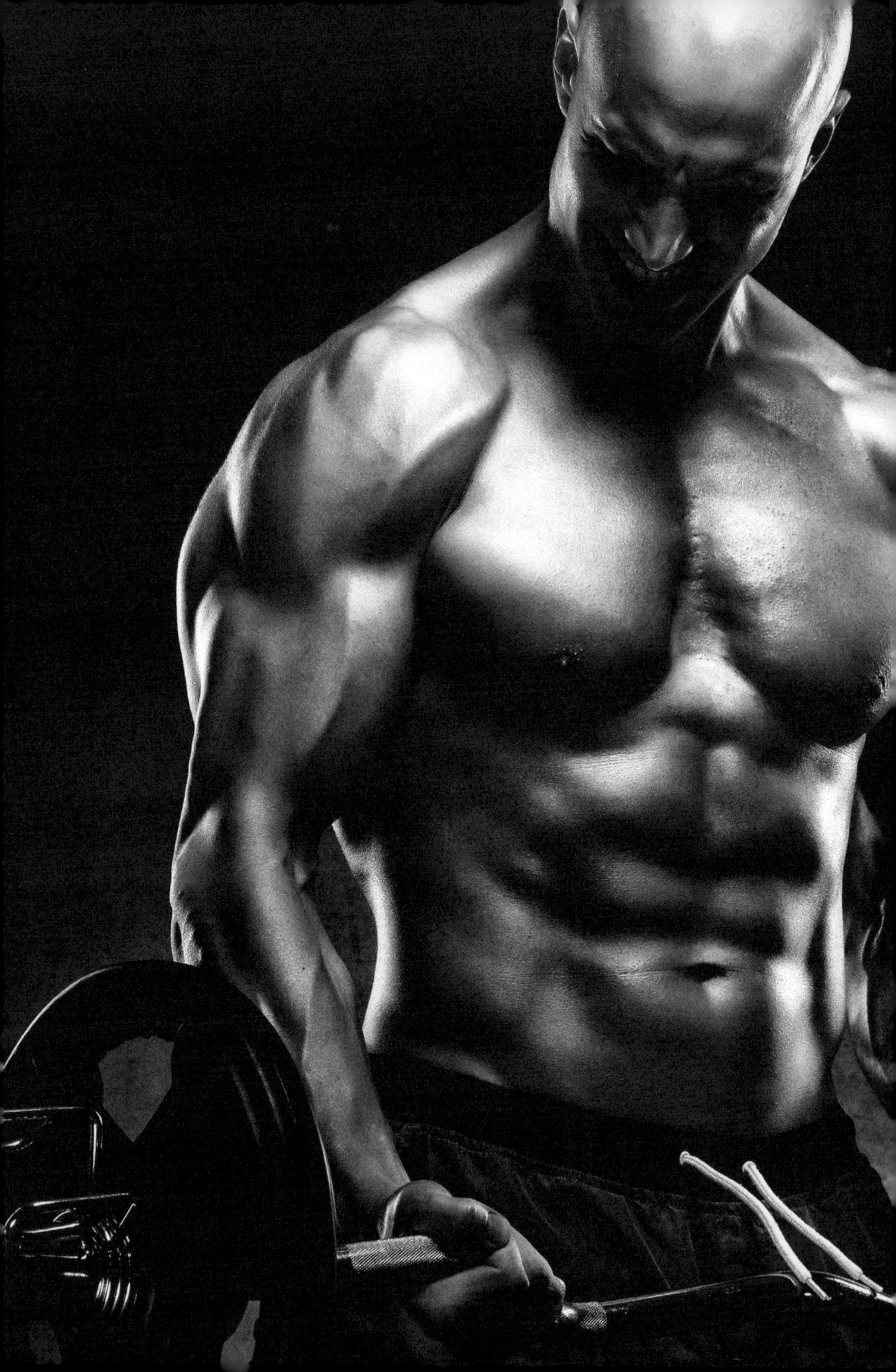

Körperfettabbau und eingeschlafener Stoffwechsel

Diäten werden meist durchgeführt, um Körperfett abzubauen. Die meisten Kraftsportler und Bodybuilder, die das umsetzen möchten, kennen die Problematik mit hartnäckigem Fettgewebe. Sie haben außerdem bereits in der Praxis erfahren, dass mit zunehmender Diätdauer die Reduktion von Körperfett immer schwerer fällt. Das wird meist mit einem eingeschlafenen Stoffwechsel erklärt – und diesem Thema wollen wir hier auf den Grund gehen.

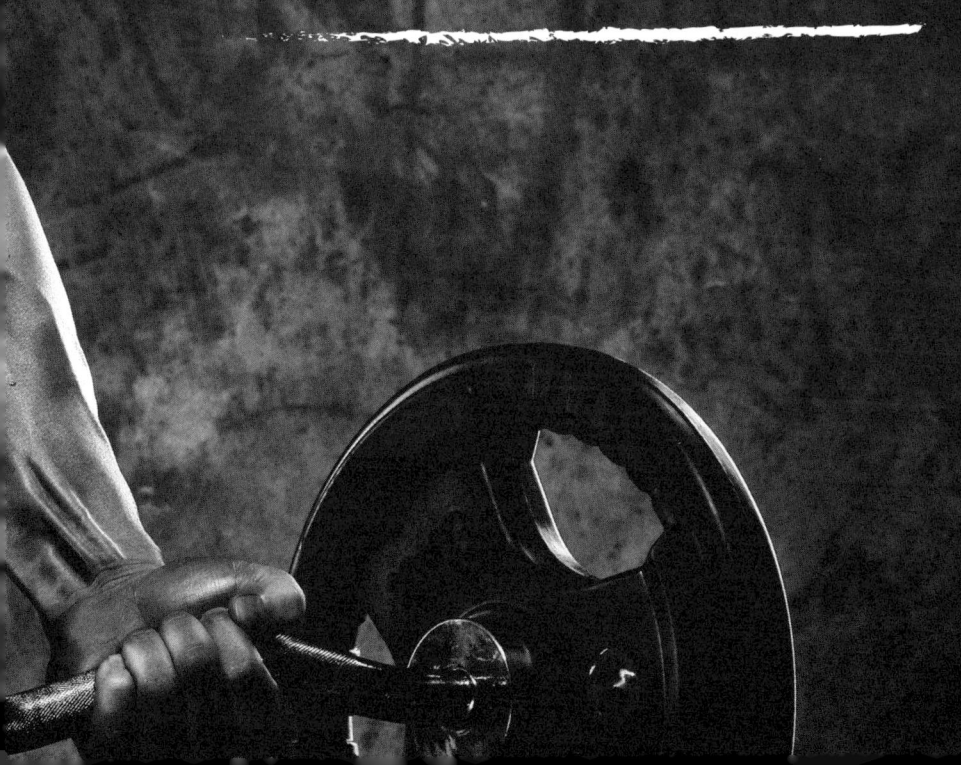

Eingeschlafener Stoffwechsel – was ist das?

Zunächst wollen wir uns die Frage stellen, ob es einen eingeschlafenen Stoffwechsel überhaupt gibt. In der Bodybuilding- und Fitnessszene ist häufig sogar von »metabolischem Schaden« die Rede. Gemeint ist damit, dass man es einfach nicht schafft, mehr Körpergewicht und Körperfett zu verlieren, was man auch versucht. Sportler und vor allem Sportlerinnen berichten, dass sie täglich mehrere Stunden Sport treiben, die Kohlenhydrat- und Kalorienzufuhr auf ein Minimum senken und es trotzdem nicht schaffen, weiter abzunehmen. In ganz extremen Fällen wird sogar von einer Zunahme von Körpergewicht berichtet. Demnach müsste sich die Stoffwechselaktivität unter den Kalorienbedarf eines Tages reduziert haben. Ruft man sich noch einmal die Grundlagen der Thermodynamik ins Gedächtnis, würde das bedeuten, dass der Körper aus einem starken Kaloriendefizit plötzlich einen Kalorienüberschuss erschaffen könnte – was jedoch nicht möglich ist. Denn wie wir gehört haben, kann Energie weder geschaffen noch vernichtet, sondern nur in unterschiedliche Formen umgewandelt werden.

Dass es während einer Phase der Körperfettreduktion jedoch zu vermindertem Kalorienverbrauch beziehungsweise Kalorienbedarf kommt, ist unbestritten. Denn der Energiebedarf hängt sehr eng mit dem Körpergewicht zusammen.[1] Wie wir im Kapitel zum Energiebedarf bereits gesehen haben, verbrennt daher ein schwerer Mensch in Ruhe mehr Energie als ein leichter. Verliert ein Kraftsportler oder Bodybuilder im Verlauf einer Diätphase an Körpergewicht, verringert sich demnach auch sein Energiebedarf in Ruhe.[2] Der Grundumsatz eines Menschen entspricht grob dem 24-Fachen seines Körpergewichts. Ein 90 Kilogramm schwerer Kraftsportler hat demnach einen Grundumsatz von 2160 Kalorien täglich. Reduziert der Kraftsportler sein Körpergewicht auf 80 Kilogramm, verringert sich sein Kalorienbedarf auf 1920 Kalorien. Er ist also nach der Diät 240 Kalorien niedriger als davor.

Das kann jedoch nicht als Stoffwechselverlangsamung angesehen werden. Würde man mit einem 10 Kilogramm schweren Rucksack eine Stunde lang auf einem Laufband joggen, würde man annehmen, dass man mehr Kalorien verbrennt als bei der gleichen Trainingseinheit ohne Rucksack. Interessanterweise fällt jedoch die Reduktion des Energiebedarfs in der Regel stärker aus, als man aufgrund der reinen Gewichtsabnahme erwarten würde.[3] Das kann dann als eingeschlafener Stoffwechsel bezeichnet werden. Allerdings sei angemerkt, dass es sich im Durchschnitt um eine etwa 15 Prozent stärkere Reduktion handelt, als man erwarten würde. Der Energiebedarf wird also nach der Diät nicht um die erwarteten 240 Kalorien, sondern um 275 Kalorien reduziert. Differenz: 35 Kalorien. Das erklärt jedoch kaum, warum man trotz stärkerer Kalorienreduktion und mehr Sport plötzlich kein Mehr an Körperfett verliert. Es muss also noch andere Mechanis-

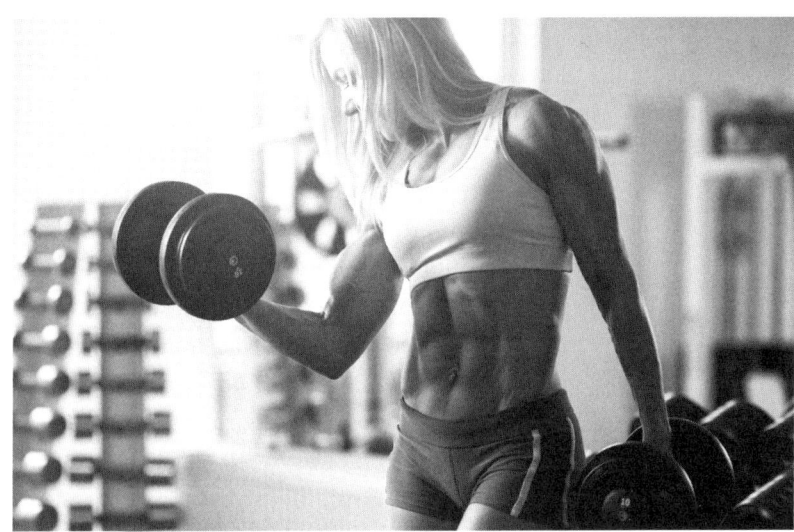

Während einer kalorienreduzierten Diät sollte ein Training aufrechterhalten werden – jedoch mit weniger Trainingsvolumen.

men geben, die das Abnehmen mit zunehmender Diätdauer erschweren.

Dem Muskelabbau entgegenwirken

Am schnellsten spart der Organismus Energie ein, wenn er sehr stoffwechselaktive Masse abbaut. Muskelmasse benötigt deutlich mehr Energie pro Tag und Kilogramm als Fettmasse. Während Körperfett etwa 3 bis 5 Kalorien pro Kilogramm und Tag verbraucht, benötigt Muskelmasse das Vier- bis Fünffache davon.[4] Der Körper ist jedoch bestrebt, an seiner Fettmasse festzuhalten, um für etwaige Hungersnöte bestens gerüstet zu sein. Überschüssige Muskelmasse hingegen stellt ein Überlebensrisiko dar, da sie die Fettspeicher in einer Phase des Nahrungsmangels schnell aufzehrt. Überschüssig ist Muskelmasse, die nicht direkt für überlebensnotwendige Ereignisse benötigt wird. Für Kraftsportler und Bodybuilder, die während einer Diät möglichst wenig Muskelmasse einbüßen wollen, bedeutet dies, dass sie dem Körper durch Krafttraining signalisieren müssen, dass seine Belastungen fester Bestandteil des Alltags sind und demnach als lebensnotwendig angesehen werden müssen. An dieser Stelle wird klar, wie wichtig es für einen Kraftsportler und Bodybuilder ist, während einer Diätphase möglichst intensiv weiterzutrainieren und in erster Linie an den Krafterhalt zu denken.[5] Verstärkt werden kann dieser Effekt durch die ausreichende Zufuhr von Nahrungsprotein.[6] Grobe Fehler in der Trainingsplanung können hingegen dazu führen, dass der Verlust an Muskelmasse stark zunimmt. Ein Wechsel der Trainingsintensität hin zu mehr Volumen mit höherer Wiederholungszahl und geringerer Intensität, wie dies häufig in der Praxis beobachtet werden kann, ist demnach nicht empfehlenswert. Vielmehr ist für den Erhalt der Muskelmasse bereits ein

Drittel des Volumens ausreichend, mit dem die Muskelmasse aufgebaut wurde, vorausgesetzt, die Trainingsintensität bleibt konstant hoch.[7]

Wird hingegen nicht trainiert und zu wenig Protein über die Nahrung zugeführt, kann bei einer Reduktion der Kalorienzufuhr um etwa 40 Prozent bis zu 60 Prozent des Gewichtsverlusts durch den Verlust von fettfreier Masse entstehen. So verloren die Probanden einer Studie über einen Zeitraum von 21 Tagen im Durchschnitt 3,2 Kilogramm Gewicht.[8] Das entspricht bei einem Verlust von 60 Prozent fettfreier Masse maximal rund 1,9 Kilogramm und führt zu einer weiteren Energieeinsparung von 30 bis 40 Kalorien pro Tag, sofern die fettfreie Masse vorwiegend aus Muskelgewebe besteht. Die Gefahr, im weiteren Verlauf der Diät noch mehr Muskelmasse zu verlieren, steigt damit noch einmal deutlich an, denn die geringere Muskelmasse verringert auch die Leistungsfähigkeit, weshalb wiederum weniger intensiv trainiert werden kann und weiterer Muskelverlust droht – ein Teufelskreis. Oberste Priorität für einen erfolgreichen Abbau von Körperfett muss also sein, die Trainingsleistung so gut wie möglich zu erhalten und gleichzeitig ausreichend Nahrungsprotein als zusätzlichen Muskelschutz zu konsumieren. Weitere Informationen hierzu finden sich im Kapitel zum Proteinbedarf (Seite 22–45).

Wenngleich eine Energieeinsparung von 30 bis 40 Kalorien pro Tag sehr gering ist, ebenso wie die Menge der durch verlangsamte Stoffwechselaktivität eingesparten Kalorien,

summieren sich diese Mengen. Das größte Problem ist jedoch, dass sich diese kleinen Reduktionen des Ruheenergiebedarfs dauerhaft schwierig wieder beheben lassen, sodass sich der Stoffwechselgrundumsatz selbst Monate nach einer Diät noch immer nicht richtig erholt hat.[9] Die Folge kann sein, dass sich der Stoffwechsel mit jeder weiteren radikalen Diät immer schneller immer stärker anpasst und es daher tatsächlich immer schwieriger wird, auf gleichem Kalorienniveau erfolgreich Fett abzubauen. Dass die Stoffwechselaktivität so stark herabgesetzt ist, dass es selbst bei extrem niedriger Kalorienzufuhr und sehr hohem Sportpensum zu einem Aufheben eines Kaloriendefizits kommt, ist jedoch praktisch ausgeschlossen.[10]

Ökonomisierung der Muskeltätigkeit

Ein weiterer Mechanismus, mit dem der Organismus seine Fettreserven schont, ist die Ökonomisierung der Muskeltätigkeit. Das bedeutet, dass eine Tätigkeit plötzlich weniger Energie verbraucht als zuvor. Dieser Vorgang ist prinzipiell als physiologisch vollkommen sinnvoll einzustufen und mit ein Grund dafür, warum Diäten zu stocken beginnen. Der Körper passt sich an den Energiebedarf durch intensives Training an.[11] Für die Praxis könnte das bedeuten, dass sich verschiedene Trainingsübungen, die hauptsächlich den Kalorienverbrauch erhöhen sollen, idealerweise regelmäßig abwechseln, damit so einer etwaigen Ökonomisierung der Muskelarbeit durch eine verbesserte intra-, vor allem jedoch intermuskulären Muskelkoordination entgegengewirkt wird. Anstatt sich beispiels-

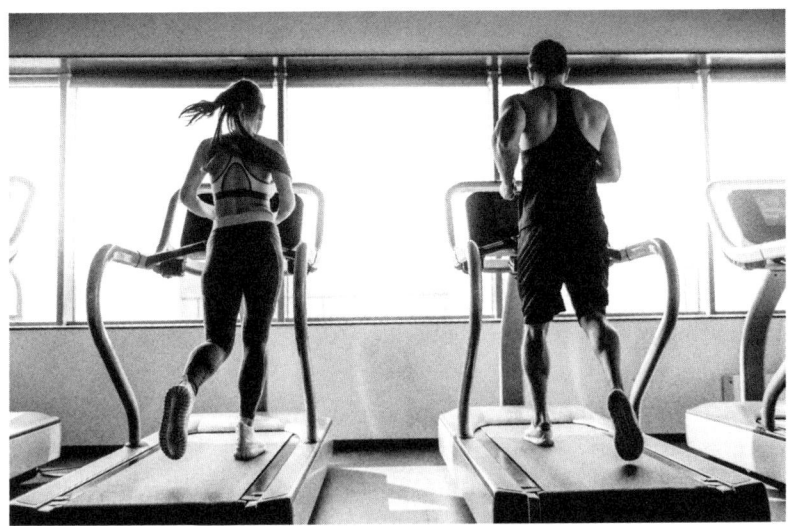

Eine Abwechslung bei der Wahl des Cardiotrainings ist wichtig, damit während einer Diät die Muskeln ökonomischer arbeiten.

weise beim Cardiotraining immer nur auf den Fahrradergometer zu verlassen, ist ein Wechsel in der Art des Cardiotrainings nach einigen Einheiten oder Wochen sinnvoll, beispielsweise vom Fahrradergometer auf den Crosstrainer, später auf leichtes Joggen und weiter auf Incline Walking auf dem Laufband, bevor man wieder für einige Wochen zum Fahrradergometer zurückkehrt. Alternativ kann man die Trainingsdauer oder -intensität schrittweise erhöhen, um die Kalorieneinsparung durch Ökonomisierung zu kompensieren. Ist die Energiebilanz des Organismus ausgeglichen, geht er durchaus noch verschwenderisch mit seinen Ressourcen um. Während einer energiereduzierten Diät stellt sich die Ökonomisierung der Muskeltätigkeit jedoch schneller ein, damit Energie gespart wird.[12] Der Körper versucht erneut, an seinen Fettspeichern festzuhalten. Im Umkehrschluss bedeutet dies natürlich auch, dass man nach ei-

ner Diät deutlich weniger Kalorien konsumieren muss als vielleicht im Vorfeld kalkuliert, um das neue Gewicht zu halten.[13]

Kalorienverbrauch durch NEAT

Ein wichtiger Aspekt des Kalorienverbrauchs ist der sogenannte NEAT-Wert, die Non-Exercise Activity Thermogenesis. Hierbei handelt es sich um den Kalorienverbrauch, der nicht direkt durch Training entsteht. Während man bei ausgeglichener Energiebilanz möglicherweise noch aktiv ist und sich im Laufe des Tages viel bewegt, können Sportler bei einer Kalorienrestriktion förmlich bequem werden. Körperliche Betätigungen im Alltag fallen zunehmend schwerer. So entscheiden sich Diäthaltende plötzlich für den Aufzug statt die Treppe oder für das Auto statt des Fahrrads. Solche meist unbewussten Veränderungen der Bewegungsgewohnheiten führen dazu, dass man den Kalorienverbrauch reduziert. Je mehr »echtes Training« also während einer Diät hinzukommt, desto träger werden die Menschen meist im Alltag.[14]

Summa summarum kann diese Verhaltensänderung dazu führen, dass die durch sportliche Aktivitäten verbrannten Kalorien vollkommen kompensiert werden. In der Praxis ist beispielsweise häufig zu beobachten, dass der Energiebedarf von leistungsorientierten Sportlern entgegen allen Erwartungen meist viel höher ist als von Fitnesssportlern. Werden Kalorienzufuhr, Kalorienverbrennung und Alltagsaktivität nicht allesamt gleichermaßen analysiert, kann ein Übermaß an Sport beim Abnehmen schnell zum Problem werden. Je träger und erschöpfter sich der Sportler aufgrund einer Kalorienreduktion fühlt, desto größer ist natürlich auch die Gefahr, dass er seine Diät nicht kontinuierlich und präzise genug durchführt oder schnell die Motivation verliert.[15] Ein Sportprogramm, das zu einem moderaten Kaloriendefizit führt, kann hingegen das Durchhaltevermögen bei einer Diät verbessern.[16] Crashdiäten können demnach höchstens zu anfänglichen Erfolgen führen, die die Motivation steigern, sollten langfristig jedoch ebenso gemieden werden wie extreme Trainings- und Sportpraktiken.[17]

Der Kalorienverbrauch durch NEAT lässt sich erhöhen, indem man die Alltagsbewegung möglichst aufrechterhält, auch wenn dies bei einem Kaloriendefizit zunehmend schwerfällt. Es gibt jedoch auch Stoffwechselanpassungen, auf die wenig bis kein Einfluss genommen werden kann. Dazu zählt die Regulation der Körperwärme. Bei einem Kaloriendefizit passt sich der Stoffwechsel so an, dass in Ruhe weniger Energie verbrannt wird und die Körpertemperatur der Extremitäten sinkt.[18] Das geplante Kaloriendefizit verringert sich also erneut. Problematisch ist dies tatsächlich in erster Linie im Hinblick auf die Ökonomisierung der Muskelarbeit unter Belastung. Auf der einen Seite versucht der Körper, in Bewegung Energie einzusparen, auf der anderen Seite tut er das auch in Ruhe. Zusammen kann dies zu einer deutlichen Einsparung des Energiebedarfs führen. Während man den NEAT-Wert über Bewegung aufrechterhalten kann, lässt sich die Körpertemperatur nur bedingt beeinflussen, weshalb diese Kalorieneinsparung hingenommen werden muss. Diese ist jedoch umso größer, je niedriger der Körperfettanteil und je höher das Kaloriendefizit sind. Auch das spricht gegen eine permanente und dauerhafte streng kalorienreduzierte Diät.

Weniger Kalorien – mehr Hunger

Je weniger Kalorien man zu sich nimmt, desto größer werden in der Regel Hunger und Appetit.[19] Verstärkt wird dies durch erheblichen Gewichtsverlust. Das erklärt, warum der Hunger mit abnehmendem Körperfettanteil graduell zunimmt. Erschwerend kommt hinzu, dass mit sinkendem Körpergewicht auch der Appetit und die Lust auf spezielle Nahrungsmittel immer drängender werden.[20] Die Diät weiter durchzuhalten wird immer schwieriger.

Wer die Diät abbricht, leidet oft unter einem schlechten Gewissen, was langfristig Essstörungen zur Folge haben kann.[21] Der Grund für das starke Hungergefühl ist unter anderem eine verstärkte Ausschüttung des Hungerhormons Ghrelin.[22] Einer seiner Gegenspieler ist das Leptin. Es kommt vornehmlich in Fettzellen vor und übermittelt dem Gehirn über bestimmte Rezeptoren den Füllstand der Fettzellen und damit die Menge der gespeicherten Energie. Sinkt der Körperfettanteil und damit die Energiezufuhr, sinkt auch der Leptinspiegel. Leptin dient jedoch auch als Sättigungshormon und verstärkt die Sättigungswirkung weiterer an der Steuerung von Hunger und Sättigung beteiligter Hormone. Je stärker die Kalorienreduktion und je länger diese anhält, desto stärker empfinden Diät haltende Sportler den Appetit. Bereits eine viertägige streng kalorienreduzierte Ernährung führt zu einer rapiden Abnahme der Leptinkonzentration und somit zu starkem Appetit und Hunger.[23] Parallel kommt es zu einem Anstieg von Ghrelin. Hier wird auch deutlich, dass der Organismus einen Abbau seiner Fettreserven unter allen Umständen vermeiden möchte und zudem dafür sorgt, dass eine Zunahme der Kalorienzufuhr erfolgt.

Leptin kann jedoch noch viel mehr. Es hat einen starken Einfluss auf die gesamte Stoffwechselaktivität, inklusive eines Regelmechanismus, der die Aktivität der Schilddrüsenhormone beeinflusst.[24] Auch die Wärmeproduktion des Körpers steht in direkter Verbindung mit dem Leptinspiegel im Körper.[25] Dies wiederum erklärt, warum viele Diäthaltende nach einem »Schummeltag« oder einem geplanten Refeed ein verstärktes Wärmegefühl empfinden und stärker schwitzen als gewöhnlich. Denn gerade Overfeeding-Phasen führen zu einem Anstieg der Leptinkonzentration.[26]

Im Wissen, dass Leptin einen starken Einfluss auf die Entstehung und Unterdrückung von Hunger und Appetit wie auch auf die Stoffwechselaktivität ausüben kann, wird in vielen Diätkonzepten mit Schummeltagen oder Refeeds gearbeitet. Diese sollen negative Stoffwechselanpassungen verhindern. Der Leptinspiegel und dessen Auswirkung auf die Stoffwechselrate scheinen sich ähnlich zu verhalten wie die Negativanpassung des Stoffwechsels nach einer Energierestriktion. Zwar kommt es bereits nach wenigen Tagen zu einem deutlichen Abfall des Leptinspiegels im Organismus, allerdings geht dies nicht direkt mit einer Reduktion der Stoffwechselrate einher.[27] Selbst nach 72 Stunden vollkommenen Fastens kam es bei Versuchspersonen zu keinerlei negativen Auswirkungen in Bezug auf die Stoffwechselrate. Umgekehrt führt ein kurzfristiges Overfeeding nur bedingt zu einer anhaltenden Erhöhung des Leptinspiegels.[28] Eine zwölfstündige Overfeeding-Phase brachte lediglich eine 40-prozentige Erhöhung des Leptinspiegels mit sich, welche bis zum Morgen des Folgetages anhielt, wohingegen eine moderate und längerfristig angesetzte mehrtägige Erhöhung der Kalorienzufuhr über den Erhaltungsbedarf hinaus zu einer Verdreifachung der Leptinkonzentration führen konnte – jedoch auch zu erneutem Körperfettaufbau. Kurzfristige Refeeds sind daher eher aus psychologischen Gründen und zur kurzfristigen Unterdrückung der Ghrelinausschüttung sinnvoll, welche dann zu verstärktem Hunger führen kann. Soll das Absinken der Stoffwechselaktivität verhindert oder teilweise rückgängig gemacht werden, eignet sich das Konzept einer Diätpause wesentlich besser.

Refeed oder Diätpause?

Während Refeeds meist nur sehr akut über einen Zeitraum von 12 bis 36 Stunden stattfinden, wird eine Diätpause längerfristig über einen Zeitraum von 10 bis 14 Tagen geplant. Während dieser Zeit sollte sich der Kraftsportler oder Bodybuilder bewusst kalorienreich und insbesondere kohlenhydratreich ernähren. Denn Glukose ist der Makronährstoff mit dem stärksten Einfluss auf die Leptinkonzentration.[29] Die mittel- und langfristige Steuerung des Energiestoffwechsels übernehmen die Schilddrüsenhormone. Deren Aktivität und Ausschüttung sowie die Umwandlung von T4 in die aktive T3-Form sind ebenfalls direkt von der Energiezufuhr über die Ernährung abhängig.[30] Auch hier spricht alles für eine regelmäßige Diätpause in der energiereduzierten Diät. Aus praktischer Erfahrung heraus kann empfohlen werden, die Kalorien während der Diätpause mindestens auf Erhaltungsniveau anzuheben oder dieses tendenziell sogar moderat um 10 bis 15 Prozent zu überschreiten. Die Kohlenhydratzufuhr sollte während dieser Zeit die tägliche Zufuhrmenge von etwa 150 Gramm nicht unterschreiten.

Wichtig! Eine Diätpause darf keinesfalls als eine Unterbrechung der Diät oder als Verzögerung der Diätergebnisse verstanden werden. Vielmehr ist die Diätpause integraler Bestandteil der Diät, die die Basis dafür legt, dass die Diäterfolge erreicht und später auch besser stabilisiert werden können.

Tipps zur idealen Diätplanung

Nachdem die Gefahren und Probleme einer Reduktionsdiät ausführlich dargelegt wurden, wird in den folgenden Abschnitten noch einmal zusammenfassend dargestellt, wie ein praxisorientierter Diätansatz aussehen kann, sodass mit einer Reduktionsdiät maximaler Erfolg erzielt werden kann. Spezialstrategien, etwa die Planung von Diätpausen, die positive Beeinflussung von Rezeptoren am hartnäckigen Fettgewebe durch gezielte kohlenhydratarme Ernährungsstrategien oder Fasten- und Cardioaktivitäten sind nur ein kleiner Teil einer gut durchdachten Diätplanung.

Erfolg braucht Zeit

Einer der wichtigsten Faktoren für eine erfolgreiche Diät ist ausreichend Zeit für die Körperfettreduktion. Wie wir gesehen haben, führt eine langfristig geplante Reduktionsdiät höchstwahrscheinlich zum Erfolg, da sie einige der angesprochenen Stoffwechselanpassungen aufheben oder zumindest reduzieren kann. Lediglich bei einem sehr hohen Körperfettanteil kann mit einer von Anfang an gut geplanten Crashdiät über einen kurzen Zeitraum ein motivierender

Anfangserfolg erzielt werden. Grundsätzlich gilt jedoch: je niedriger der Körperfettanteil, desto langsamer sollte Körperfett abgebaut werden. Eine Gewichtsreduktion von 0,5 bis maximal 1 Prozent des Körpergewichts sollte als Ziel festgelegt werden. Personen mit hohem Körperfettanteil können anfänglich noch mit etwa 1,5 Prozent des Körpergewichtes als optimale Gewichtsreduktion pro Woche kalkulieren.

Fokus auf den Erhalt von Muskelmasse

Auch wenn dies auf den ersten Blick etwas seltsam erscheinen mag, sollte nicht der maximale Fettverlust im Fokus einer Reduktionsdiät stehen, sondern der maximale Muskelerhalt. Oben wurde bereits erklärt, welche schwerwiegenden Folgen ein Muskelabbau für den Erfolg einer Diät haben kann. Demnach sollte der Krafterhalt während einer Diätphase das oberste Ziel sein. Während das Volumen und die Trainingsfrequenz gesenkt werden können, sollte die Intensität des Trainings während einer Diät immer auf möglichst hohem Niveau verankert werden. Ein Kraftverlust im Training bereits innerhalb der ersten Diätwochen deutet auf eine nicht optimal gestaltete Diätplanung hin. Man sollte also während einer Gewichtsreduktion nicht nur Waage oder den Körperumfang im Auge behalten, sondern vor allem auch die Trainingsergebnisse.

Maximaler Fettabbau

Erst jetzt richtet sich der Fokus auf den maximalen Fettabbau. Dieser wird über das Kaloriendefizit und das zusätzliche Cardiotraining gesteuert. Wobei betont werden muss, dass Cardiotraining für die Reduktion des Körperfettanteils nicht notwendig ist. Es steigert lediglich den Energieverbrauch. Erhöht ein Kraftsportler oder Bodybuilder den Cardioanteil seines Trainings, kann er mehr Kalorien in seine Ernährung einplanen. Insbesondere sehr leichte Athleten oder Frauen können durch zusätzliches Cardiotraining eine zu starke Reduktion der Kalorienzahl verhindern. Führt das ergänzende Cardiotraining jedoch dazu, dass die Alltagsaktivität stark abnimmt oder Hunger und Appetit sich verstärken, sollte man eher über eine weitere Reduktion der Kalorien nachdenken. Diese wird von Sportlern in der Regel besser toleriert als zusätzliches Cardiotraining. Allerdings muss hier natürlich eine individuelle Entscheidung getroffen werden.

Die Wahl der richtigen Diät

Bei einer Reduktionsdiät sind ein Kaloriendefizit und ausreichend Protein für den Muskelerhalt entscheidend. Timing-Strategien, die Wahl der richtigen Mahlzeitenfrequenz sowie die Entscheidung für mehr oder weniger Kohlenhydrate beziehungsweise Fett sind bei isokalorischer Kostführung und einer festgeschriebenen Menge Nahrungsprotein für den Diäterfolg weniger entscheidend als die konsequente Durchführung der gewählten Strategie. Daher sollte bei der Wahl der Diät unbedingt auf persönliche Vorlieben geachtet werden. Im Grunde muss sich der Kraftsportler oder Bodybuilder nur fragen, mit welcher Nahrungsmittelzusammensetzung er am besten langfristig garantieren kann, kontinuierlich im Kaloriendefizit zu bleiben.

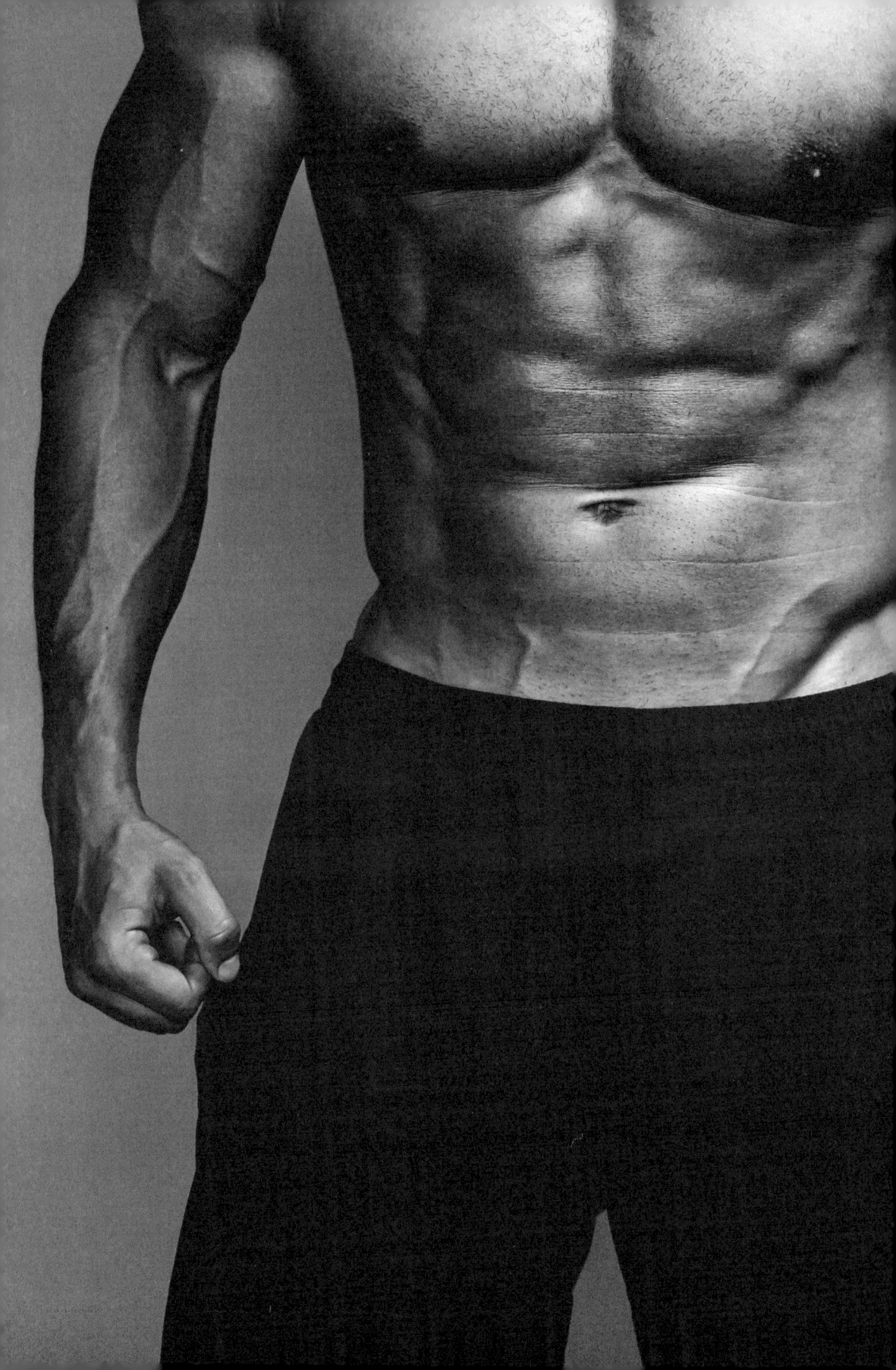

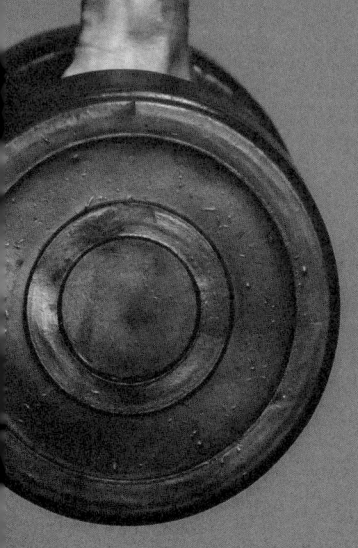

Feintuning für die Peak Week

Nachdem man sich Wochen und Monate durch eine Diät
gekämpft hat, möchte man endlich die persönliche Topform und
seine maximale körperliche Ästhetik erreichen. Bodybuilder
nennen diesen letzten Feinschliff »Peak Week«. Ganz gezielt
manipulieren sie in der letzten Woche vor einem Fotoshooting
oder Wettkampf einige Variablen der Ernährung.

Das klassische Schema

Üblicherweise beginnen Bodybuilder etwa eine Woche vor einem Wettkampf oder Fotoshooting damit, sich speziell vorzubereiten. Das Ziel ist die bestmögliche Form. Die Muskelglykogenspeicher werden gefüllt und das Wasser unter der Haut reduziert. Das soll einen prallen Look mit einer Art »Pergamentpapierhaut«-Optik vereinen und für ein extrem »trockenes« Aussehen sorgen.

Flüssigkeits- und Salzzufuhr erhöhen

Etwa sieben Tage vor dem Wettkampf wird die Flüssigkeitszufuhr drastisch erhöht. In einzelnen Fällen waren das schon über 12 Liter täglich. Gleichzeitig wird der Konsum von Salz erhöht und die Kohlenhydratzufuhr reduziert. Die Grundidee dahinter ist, die Nieren durch die hohe Flüssigkeitszufuhr dazu anzuregen, verstärkt Flüssigkeit auszuscheiden. Dasselbe bezweckt die erhöhte Natriumzufuhr. Natrium speichert Flüssigkeit im extrazellulären Raum. Es soll ausgeschwemmt werden und damit auch gleich das Wasser. Die Kohlenhydrate werden reduziert, um den Muskel auf eine Art Superkompensation vorzubereiten. Denn nach einer (kompletten) Reduktion der Glykogenspeicher im Muskel durch eine eingeschränkte Kohlenhydratzufuhr bei Aufrechterhaltung oder sogar Erhöhung des typischen Trainingspensums ist der Muskel kurzfristig in der Lage, Glykogen über das Normalmaß hinaus zu speichern. Das bewirkt einen vollen, prallen Look.

Ein bis zwei Tage vor dem Wettkampf oder Fotoshooting wird die Salzzufuhr komplett eingestellt. Dafür wird verstärkt Kalium konsumiert. Das wiederum soll Wasser innerhalb der Zellen halten und die Kohlenhydratspeicherung im Muskel unterstützen. Denn nun beginnt die Ladephase. Nachdem die Kohlenhydratspeicher in den Tagen zuvor entleert wurden, werden sie nun praktisch überfüllt. Das Wasser, das nun noch unter der Haut sitzt, soll mit den Kohlenhydraten in die Muskeln transportiert werden. Daher wird die Flüssigkeitszufuhr etwa 24 bis 36 Stunden vor dem Wettkampf oder Fotoshooting stark eingeschränkt. Wenn alles funktioniert hat, sollte man am Tag X in seiner besten Form, dehydriert und angefüllt mit Kohlenhydraten auf der Bühne oder am Set stehen.

Interessanterweise nutzen so gut wie alle Bodybuilder und Fitnesssportler diese Methode, um sich auf einen Wettkampf vorzubereiten. Bei den meisten Athleten stellt sich jedoch der gewünschte Effekt nicht ein. Nach eigenen Angaben sehen die meisten Athleten am Tag nach dem Event besser aus als beim Wettkampf selbst. Meist wird von einer pralleren Optik, einer besseren Vaskularität (Sichtbarkeit von Venen) und einem besseren Pump berichtet. Am Wettkampftag selbst wirken viele Sportler hingegen flach und müssen kämpfen, um den gewünschten Muskelpump zu erreichen – wenn es ihnen überhaupt gelingt. Von der Vaskularität an den Tagen und Wochen während der eigentlichen Diät ist nicht mehr viel übrig. Woran könnte das liegen?

Die bessere Methode

Die beschriebene Methode klingt Erfolg versprechend. Dass die Praxis davon abweicht, hat seinen Grund vor allem darin, dass das beschriebene Vorgehen vollkommen gegen die natürliche Physiologie arbeitet. Wer seine Bestform auf natürliche Art und Weise erreichen möchte, ohne den Einsatz diverser Medikamente, sollte etwas durchdachter vorgehen. Die korrekten Schritte zum Feintuning vor dem Event werden im Folgenden genauer erläutert.

Reduktion des Körperfettanteils

Von oberster Priorität ist, dass der Körperfettanteil auf einem absoluten Minimum ist. Die Diät in den Wochen und Monaten vor der Peak Week sind viel entscheidender als die Peak Week und das Feintuning selbst. Ein Grund, warum die Peak Week bei vielen Athleten nicht den gewünschten Erfolg bringt, ist, dass schlichtweg noch zu viel Fettgewebe vorhanden ist. Vor lauter Verzweiflung versuchen dann viele Athleten, ihr noch vorhandenes Körperfett durch Entwässern loszuwerden. Doch das ist nicht möglich. Viele Sportler müssen sich nun der Einsicht stellen, dass die Diät zeitlich nicht richtig geplant wurde.

Die menschliche Haut hat eine Dicke von 1,5 bis 2 Millimetern. Ist die Haut an einer Stelle am Körper noch dicker als die Hautfalte, die man am Handrücken greifen kann, kann man davon ausgehen, dass sich hier noch Körperfett befindet und es sich nicht um Wasserspeiche-

rungen unter der Haut handelt. Ohnehin deuten deutlich sichtbare Wasserspeicherungen im Körper eher auf eine schwerwiegende Erkrankung wichtiger Organe hin. Die meisten Sportler verwechseln also Körperfett mit Wasser und hätten eher noch einige Wochen Diät benötigt als eine Entwässerungsstrategie zur Peak Week. Selbstverständlich muss nicht jeder Sportler für ein Fotoshooting einen vollkommen fettfreien Körper aufweisen, mit einer Hautfaltendicke von maximal 4 bis 5 Millimetern an praktisch jeder Körperstelle. Nicht einmal für Wettkämpfer ist dies zwingend notwendig. Es geht vielmehr darum zu verstehen, dass die beschriebene Vorgehensweise erstens nicht notwendig und zweitens nicht Erfolg versprechend ist, wenn nicht nahezu das gesamte subkutane Fettgewebe zuvor eliminiert wurde. Ein Großteil der Sportler ist für eine solche Spezialstrategie meist nicht ausreichend in Form – und wenn doch, besteht die Gefahr, dass man seine Form eher verschlechtert als verbessert. Besser ist es, mit anstatt gegen die Physiologie des Körpers zu arbeiten, um eine Enttäuschung zu vermeiden.

Wasser und Salz – richtig zugeführt

Da hier die meisten Fehler begangen werden, soll mit dieser Thematik begonnen werden. Wasser ist es, was den Muskel prall macht. Das Verhältnis von intrazellulärer zu extrazellulärer Flüssigkeit ist stabil und wird von unserem Körper sehr präzise geregelt.[1] Das ist extrem wichtig, um ein Gleichgewicht der Ionen und die Zellfunktionen aufrechterhalten zu können und den Blutdruck zu regulieren.

	Ausgangswerte	Nach Tag 1	Nach Tag 2	Nach Tag 6
Natrium im Urin (mmol/Tag)	217	105	59	9,9
Aldosteron (ng/100 ml)	10,4	11,7	22,5	37
Natrium im Blut (mmol/l)	139	139	139	138

Der Körper reagiert in kürzester Zeit auf eine Veränderung des Verhältnisses von intrazellulärer zu extrazellulärer Flüssigkeit. Etwa 30 bis 35 Prozent der Flüssigkeit befinden sich im extrazellulären Raum und 65 bis 70 Prozent im intrazellulären Raum. Es ist nicht einfach, die Flüssigkeitsmenge in einem Raum zu verändern, ohne dass es zu einem Ausgleich im anderen Raum kommt. Einfacher ausgedrückt: Reduziert man beispielsweise wie beschrieben die Flüssigkeit im extrazellulären Raum, so reduziert man unbeabsichtigt auch die Flüssigkeit im intrazellulären Raum, denn das normale Verhältnis von extrazellulärer zu intrazellulärer Flüssigkeit muss wieder hergestellt werden.[2] Das Ergebnis: Die Muskeln sehen am Wettkampftag oder beim Fotoshooting flach aus, nicht prall und voll, wie eigentlich gewünscht und geplant.

Dies dürfte bereits eine erste Erklärung dafür sein, warum Athleten, die vor dem Wettkampf die Flüssigkeitszufuhr reduzieren, erst am Tag oder in den Stunden nach dem Wettkampf deutlich besser aussehen als beim Wettkampf selbst. Nach dem Wettkampf wurde die Flüssigkeitszufuhr wieder erhöht, und entsprechend mehr Wasser kann auch wieder im intrazellulären Raum, also innerhalb der Muskelzellen, eingelagert werden. Auch der Muskelpump und die Vaskularität nehmen wieder zu. Mehr Flüssigkeit im Körper bedeutet unter anderem mehr Blutvolumen, und dieses kann die Vaskularität verbessern. Vor allem dann, wenn noch ausreichend Natrium zur Verfügung steht, wie wir noch sehen werden.

Die Reduktion der Flüssigkeitszufuhr in den Tagen oder Stunden vor dem Wettkampf, insbesondere während der Aufladephase mit Kohlenhydraten, beeinträchtigt zudem eine optimale Einlagerung von Glykogen im Muskel. Denn jedes Gramm Glykogen benötigt etwa 2,7 Gramm Wasser, um effektiv gespeichert zu werden. Weniger Flüssigkeit bedeutet also auch, dass die Kohlenhydrate nicht richtig im Muskel eingelagert werden können, und das fehlende Wasser lässt den Muskel eher flach statt prall aussehen.[3] Es sind also nicht die Kohlenhydrate, die einen Athleten voll und prall wirken lassen, sondern es ist die Flüssigkeit, die durch die Kohlenhydrate mit in die Zellen transportiert wird.

Eine verringerte Salzzufuhr kann ähnlich fatale Folgen für die perfekte Optik eines Bodybuilders haben. Das Ausscheiden und Zurückhalten von Natrium im Körper wird

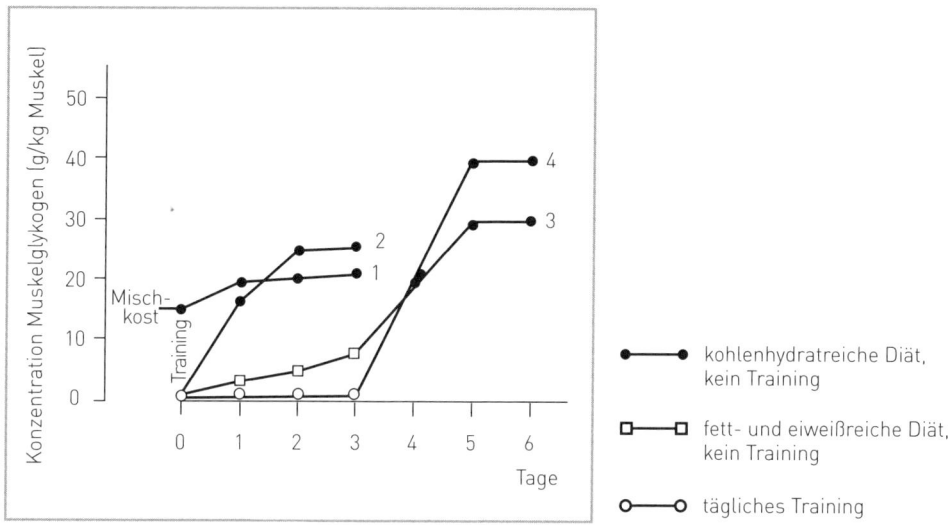

Durch ein tägliches Training und eine Kohlenhydratentleerung kommt es zum stärksten Anstieg der Muskelglykogenwerte nach einer Wiederauffüllung.

durch die Nieren geregelt, das maßgebliche Ausscheidungsorgan. Hormonelle Regelmechanismen steuern den Natriumgehalt im Plasma sehr genau. Mit diesem Gehalt stehen auch die Blutdruckregulation und das Blutvolumen in enger Verbindung.[4] Dabei wird die Ausscheidung von Natrium über die Nieren nach Bedarf geregelt. Wird viel Natrium über die Nahrung aufgenommen, kommt es zu einer verstärkten Ausscheidung, wird sehr natriumarm gegessen, ist das Gegenteil der Fall. Selbst nach sechstägigem vollständigen Salzverzicht kommt es zu keinerlei Veränderungen des Natriumspiegels im Plasma. Lediglich die Ausscheidung über den Urin verringert sich drastisch.[5] Natrium auszuschwemmen ist also bei Weitem nicht so einfach, wie es beim klassischen Entwässerungsschema vollzogen

werden soll. Die Tabelle auf Seite 160 zeigt also, dass ein Salzverzicht lediglich zu einem verringerten Ausscheiden von Salz mit dem Urin bei gleichzeitiger Erhöhung des Aldosteronwerts zur Folge hat. Die Menge an Natrium im Blut bleibt jedoch unverändert.

Ein Problem, das die Reduktion von Salz jedoch hervorruft, ist ein starker Anstieg von Aldosteron. Dieses ist für die Rückresorption von Wasser und Natrium zuständig und hält demnach beides im Körper. Es bewirkt also genau das Gegenteil von dem, was eigentlich erreicht werden sollte. Ähnliche Auswirkungen auf den Aldosteronspiegel haben im Übrigen auch starke Schwankungen des Verhältnisses von Natrium zu Kalium.[6] Der rasche Wechsel von hoher Natrium- und geringer Kaliumzufuhr zu einem umgekehrten Verhältnis kann das Desaster noch einmal verstärken. Statt prall und möglichst »trocken« auf der Bühne zu stehen, wirkt man eher »flach« und »weich«, wenn es darauf ankommt.

Die Lösung besteht darin, die Zufuhr von Wasser und Salz in der letzten Diätwoche möglichst konstant zu halten. Beim Wasser gilt: lieber etwas zu viel als etwas zu wenig trinken, auch am Wettkampftag. Absurde Mengen von über zehn Litern täglich sind weder erforderlich noch empfehlenswert. Entscheidender als die Manipulation des Wasser- und Elektrolythaushalts ist die Steuerung der Kohlenhydratmenge, wie im Folgenden noch genauer betrachtet werden soll.

Für die Aufnahme von Glukose ist Natrium unerlässlich. Wird die Natriumzufuhr reduziert, kann sich auch die Aktivität eines Proteins namens SGLT-1 reduzieren, das wiederum für die Aufnahme von Glukose unerlässlich ist.[7] Kalium ist also nicht allein für die Glukoseaufnahme in den Körper und für die Muskelzellen von Bedeutung, sondern auch Natrium spielt dabei eine wichtige Rolle. Zusammenfassend kann gesagt werden, dass das klassische Entwässerungsschema für den drogenabstinenten Bodybuilder keinen Mehr- effekt bietet, sondern vielmehr die Gefahr birgt, dass er dadurch seine Form eher verschlechtert als verbessert. Ist der Körperfett- anteil zu hoch, braucht der Sportler ohnehin keine Überlegungen zu Entwässerungsstrate- gien anzustellen.

Kohlenhydratzufuhr – So ist's richtig

Wurde die korrekte Zufuhr von Natrium, Kalium und Wasser beachtet, stellt sich noch die Frage nach der optimalen Kohlenhydratzu- fuhr in den Tagen vor einem Wettkampf oder Fotoshooting. Bei der klassischen Peak-Week- Methode werden die Glykogenspeicher durch Reduktion der Kohlenhydratzufuhr entleert und ein bis drei Tage vor dem Wettkampf wieder aufgefüllt. Es handelt sich somit um eine modifizierte Form der Saltin-Diät zur Super- kompensation der Glykogenspeicher.[8] Das soll den Muskel kurzfristig dazu in die Lage versetzen, größere Glykogenmengen als gewöhn- lich zu speichern.

Auch das »Calorie Partitioning«, das bereits im Zusammenhang mit dem Timing der rich- tigen Nährstoffe erläuterte gezielte Lenken der Nährstoffspeicherung in den Muskel und weg vom Fettgewebe, lässt sich durch diese Praktik verbessern. Die vermehrte Einlagerung von Kohlenhydraten in Muskelgewebe anstatt in Fettgewebe ist stark abhängig von der Insu- linsensibilität der Muskelzellen. Diese wiede- rum kann deutlich erhöht werden durch eine Kohlenhydratentladung in Kombination mit Muskelkontraktionen durch Training.[9] Die In- sulinsensibilität konnte so im Tierversuch von 18 auf 48 Stunden erhöht werden im Vergleich zu Versuchstieren, die ihre Glykogenspeicher nicht entleert hatten. Dies könnte unter ande- rem erklären, warum kurzfristiges Overfee- ding mit Kohlenhydraten nach einer Entlee- rung der Kohlenhydratspeicher praktisch zu keinem Fettaufbau führt.[10] Eine Ladephase vor einem Wettkampf kann deshalb für einen Bodybuilder oder Fitnesssportler sinnvoll sein. Verstärkt werden kann dieser Effekt durch die gleichzeitige Einnahme von Kreatin.[11] Es wird jedoch empfohlen, mit der Kreatineinnahme nicht erst während der letzten Woche vor dem Wettkampf zu beginnen, sondern bereits in den Wochen davor. Eine vermehrte Wasserspeicherung im extrazellulären Raum muss nicht befürchtet werden. Eine Kreatineinnahme kann zwar zu einer Wasserspeicherung im Körper führen, die Verteilung im intra- und extrazellulären Raum wird dadurch jedoch nicht negativ beeinflusst.[12]

In der Praxis zeigt sich jedoch, dass ein sogenanntes Überladen dazu führen kann, dass der Athlet kurzfristig verstärkt Flüssigkeit unter der Haut speichert, wodurch sich die Optik einer dicken Haut ergibt und der Athlet etwas weicher wirkt. Ursache ist jedoch nicht das Wasser, sondern die Zufuhr von zu vielen Kohlenhydraten. Es kommt zu einem Effekt, der als Spillover bezeichnet wird.[13] Hierbei handelt es sich um eine erhöhte extrazelluläre Glukosekonzentration, die die Flüssigkeit nicht innerhalb, sondern außerhalb der Zelle bindet. Einfach gesagt sind die Glykogenspeicher voll und können keine Glukose mehr aufnehmen. Der einzige Ausweg für den Körper besteht darin, die überschüssige Glukose zu verbrauchen, am besten mit Bewegung. Am Wettkampftag bietet sich dazu ein ausgedehntes Aufwärmprogramm vor dem Bühnenauftritt an, besser ist jedoch ein korrektes Timing der Ladestrategie. Wer nun noch mehr Koh-

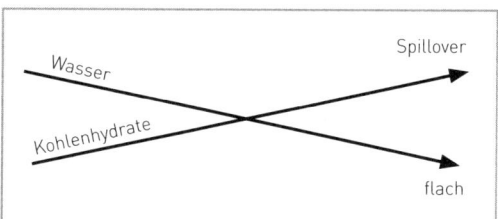

Ein zu geringer Wasserkonsum lässt den Bodybuilder flach wirken. Ein zu hoher Kohlenhydratkonsum führt zu einem Überladen.

lenhydrate isst, damit diese das Wasser in die Muskelzellen ziehen, macht die Situation in der Regel nur noch schlimmer. Es wird also auch hier einmal mehr deutlich, dass nicht ein extremes Vorgehen zur Topform führt, sondern vielmehr das ausgewogene Verhältnis von Wasserzufuhr, Kohlenhydratzufuhr und Elektrolyten. Die Grafik oben macht dies noch einmal deutlich.

Der Spillover-Effekt

Wird in den Tagen vor und am Tag des Wettkampfes oder Fotoshootings zu wenig Wasser getrunken, wirkt der Athlet eher flach. Soll dies über die zusätzliche Zufuhr von Kohlenhydraten ausgeglichen werden, kommt es zum berüchtigten Spillover, worunter die Form leidet, sodass der Bodybuilder weich und nicht trocken und hart aussieht. Tritt beides kombiniert auf – was in der Wettkampfpraxis nicht selten der Fall ist –, kommt es zu einem flachen und weichen Look. Beginnt der Athlet hingegen nach dem Wettkampf wieder verstärkt, sich Flüssigkeit und Salz zuzuführen, verbessert sich das Erscheinungsbild meist sehr rasch. Durch die zusätzliche Flüssigkeit können die Kohlenhydrate effektiver in den Zellen gespeichert werden und das Blutvolumen erhöht sich. Das zusätzliche Salz unterstützt diese Prozesse und normalisiert den Blutdruck, was in Verbindung mit dem erhöhten Blutvolumen zu einem verbesserten Pumpeffekt und einer deutlich besseren Vaskularisierung führt.

Die Kunst besteht in der Peak Week also nicht darin, extreme Manipulationen an der Diät vorzunehmen, sondern mit vorsichtigen Veränderungen auch noch die letzten Prozentpunkte herauszukitzeln. Wie die Grafik auf Seite 163 zeigt, gibt es einen Punkt mit ausreichender Flüssigkeitszufuhr und optimaler Kohlenhydratmenge, da sich die Linien kreuzen. Wie hoch diese Kohlenhydratmenge genau sein muss, kann nicht pauschal beziffert werden. Sie hängt stark von der Kohlenhydrattoleranz des Athleten ab und diese wiederum von seiner Insulinsensibilität. Worauf beim Laden allerdings geachtet werden sollte, ist die Art der zugeführten Kohlenhydrate. Man sollte primär auf stärkehaltige Kohlenhydrate zurückgreifen. Große Mengen Fruktose, wie etwa in Haushaltszucker oder Obst enthalten, sollten vermieden werden. Fruktose wird in erster Linie als Leberglykogen gespeichert und nur in geringem Maße in Form von Muskelglykogen.[14] Letzteres möchte der Bodybuilder jedoch in diesem Moment haben.

Der richtige Zeitpunkt

Beim Timing der Kohlenhydratzufuhr hat sich in der Praxis das Aufladen der Kohlenhy-
dratspeicher etwa zwei Tage vor dem Wettkampf bewährt. Die Auffüllung der Speicher dauert in etwa 24 Stunden.[15] Ist dann ersichtlich, dass es zu einem Spillover gekommen ist, hat der Athlet weitere 12 bis 24 Stunden Zeit, dies durch eine leichte Trainingseinheit auszugleichen. Ist hingegen ersichtlich, dass die gewünschte Muskelfülle noch nicht erreicht wurde, kann bis zum Wettkampf mit kleinen Kohlenhydratportionen nachgeladen werden. Aufgrund der für die Wiederauffüllung der Glykogenspeicher benötigten Zeit sollte das Laden am Wettkampftag abgeschlossen sein. Schnelles Nachladen am Wettkampftag selbst ist nur eingeschränkt sinnvoll, und dann nur in den letzten Stunden vor dem Wettkampf mit Kohlenhydraten mit hohem Molekulargewicht. Diese werden deutlich schneller gespeichert als Glykogen.[16] Beispiele sind etwa hochmolekulare Wachsmaisstärke oder im Idealfall Vitargo®.

Die Angst vieler Athleten, dass die Glykogenspeicher am Wettkampftag wieder abgebaut sind, wenn bereits zwei Tage zuvor mit Kohlenhydraten aufgeladen wurde, ist unbegründet. Einerseits nimmt, wie gesagt, die Wiederauffüllung der Kohlenhydratspeicher allein bereits 24 Stunden in Anspruch, andererseits können Kohlenhydrate aufgrund der Phosphorylierung der Glukose zu Glukose-6-Phosphat nur durch einen lokalen Abbau wieder reduziert werden. Daher ist in erster Linie wichtig, dass während und nach dem Laden nicht mehr trainiert wird. Dem Glykogenverbrauch durch erhöhte Glykolyse-

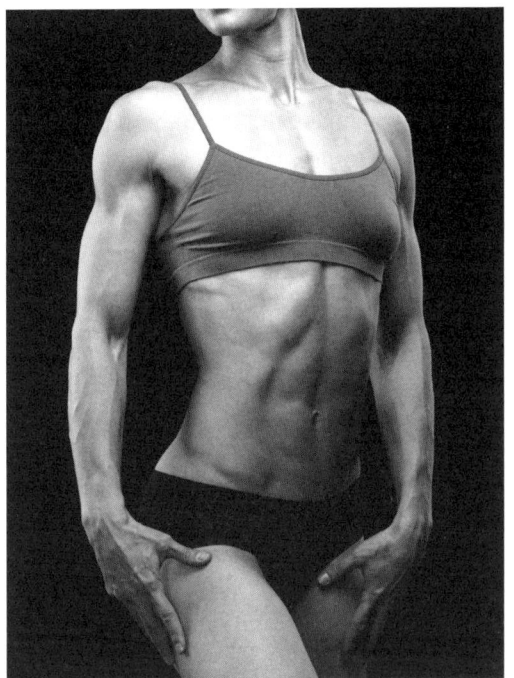 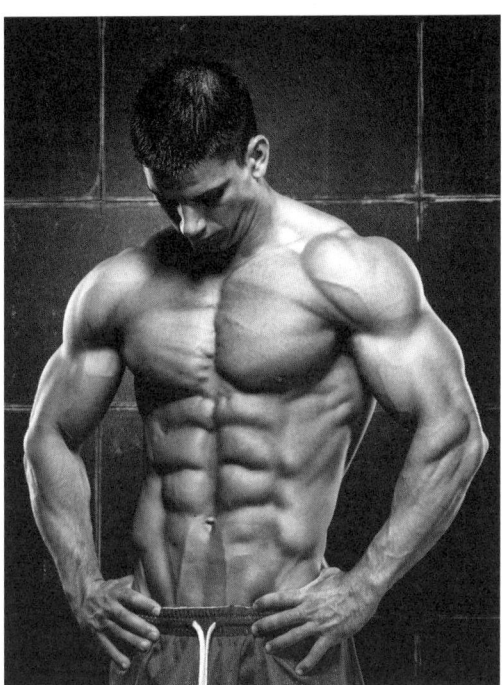

Eine optimale Vorbereitung beschert einen perfekten Körper für Wettkampf und Fotoshooting.

aktivität in den Zellen, der durch die verstärkte Kohlenhydratzufuhr zu erwarten ist, kann durch eine weitere moderate Kohlenhydratzufuhr an den Tagen nach dem Kohlenhydratladen entgegengewirkt werden. Es geht dann nur noch darum, die Glykogenspeicher gefüllt zu halten. Am Tag nach dem eigentlichen Carb-Loading kann die Kohlenhydratzufuhr auf etwa 50 Prozent der Menge des Ladetags reduziert werden.

Am Wettkampftag

Der Wettkampftag selbst sollte nur noch dazu genutzt werden, die optimierte Form nach dem Feintuning zu bewahren. Es sollten nur noch geringe Kohlenhydrat- beziehungsweise

Nahrungsmengen konsumiert werden, um einen Spillover in letzter Minute zu vermeiden und den Magen-Darm-Trakt leer zu halten. Ein voller Bauch kann auf der Wettkampfbühne oder beim Fotoshooting schnell wie ein Blähbauch wirken. Das Gleiche gilt für die Wasserzufuhr. Zwar sollte am Wettkampftag unbedingt weiterhin getrunken werden, aber nur nach Durst und schluckweise, um einen »Wasserbauch« zu vermeiden. Zudem sollte man nur leicht verdauliche Nahrungsmittel mit einem geringen Ballaststoffanteil zu sich nehmen. Größere Mengen Obst und Gemüse sind am Wettkampftag nicht anzuraten, ebenso wenig Nahrungsmittel, deren Toleranz und Verträglichkeit unbekannt sind. Sowohl das Laden als auch die Verpflegung am Wettkampftag sollte ausschließlich mit Lebensmitteln erfolgen, die in der Diätphase ebenfalls verzehrt wurden und deren Verträglichkeit bereits ausgetestet ist. Dasselbe gilt für Supplemente.

Der Unterschied zwischen einer 95-prozentigen und einer 100-prozentigen Wettkampfform ist auf der Bühne oder beim Fotoshooting kaum wahrzunehmen. Ein leichter Blähbauch oder Spillover fällt hingegen deutlich auf. Etwa 30 bis 60 Minuten vor dem Bühnenauftritt oder Fotoshooting sollten noch einmal etwa 500 Milliliter Wasser getrunken werden, idealerweise mit einem erhöhten Natriumgehalt von 500 bis 1000 Milligramm. Das kann den Muskelpump und die Vaskularität schnell verbessern. Auch die Einnahme von 3000 bis 6000 Milligramm Arginin oder Citrullin Malat kann hilfreich sein. Allerdings sollte beides einige Tage vor dem Wettkampf getestet werden, um die Verträglichkeit und Toleranz sicherzustellen.

Proteine und Fette in der Peak Week

Die Protein- und Fettzufuhr in der letzten Woche vor dem Wettkampf sollte der Protein- und Fettmenge während der gesamten Diätdauer entsprechen. Am Wettkampftag selbst sollte die Proteinzufuhr eher gering sein, um das Nahrungsvolumen möglichst gering zu halten. In den zwei bis drei Tagen vor dem Wettkampf und am Wettkampftag selbst liegt der Fokus auf den Kohlenhydraten. Eine zusätzliche Proteinzufuhr bringt keine Vorteile.[17]

Das Wichtigste für erfolgreiches Bodybuilding auf einen Blick

Für den optimalen Erfolg im Kraftsport und Bodybuilding ist die richtige Ernährung nahezu unverzichtbar. Ohne die richtigen Nährstoffe in der richtigen Menge ist es schwierig bis unmöglich, seine Fitnessziele zu erreichen. Allerdings können alle Empfehlungen einigen einfachen Prioritäten zugeordnet werden.

Der Kohlenhydrat- und Proteinbedarf

• Das Wichtigste ist die richtige Kalorienmenge, ausgerichtet an der Zielsetzung, gefolgt von einer ausreichenden Menge Gesamtprotein.

• Beim Timing der Proteine ist in erster Linie wichtig, dass man ausreichend Protein pro Mahlzeit konsumiert, um die Muskelproteinsynthese maximal zu stimulieren. Die genaue Zusammensetzung von Kohlenhydraten und Proteinen spielt dann eine weitaus geringere Rolle.

- Sind Kalorien- und Proteingehalt gleich hoch, ist es unwichtig, ob nun die restlichen zur Verfügung stehenden Kalorien verstärkt aus Kohlenhydraten oder aus Fetten zugeführt werden – zumindest während der Phase der Körperfettreduktion.
- Bei überschüssiger Aufbauernährung ist die Effizienz der Körperfettspeicherung durch Fette deutlich höher als durch Kohlenhydrate. Kohlenhydrate werden erst viel später als Körperfett gespeichert. Demzufolge könnte eine gezielte Carb-Cycling-Strategie eine gute Lösung für einen möglichst fettfreien Aufbau sein.

Der Bedarf an Mikronährstoffen

- Wurden die Kalorien gedeckt und ausreichend Protein zugeführt, sollte als Nächstes auf die ausreichende Versorgung mit Mikronährstoffen geachtet werden. Ohne diese funktioniert der gesamte Organismus nicht so, wie er sollte.
- Mangelzustände können durch Nahrungsergänzungsmittel behoben werden. Diese müssen jedoch mit Bedacht ausgewählt werden. Der Fokus sollte immer darauf liegen, die natürliche Ernährung zu optimieren. Dadurch lassen sich Probleme während der Diätführung vermeiden. Negative Stoffwechselanpassungen, die den Fettabbau erschweren, können dann eventuell umgangen werden.

Das Feintuning

Nach der Diät sollte man für das Feintuning der Form auf extreme Maßnahmen verzichten und besser mit statt gegen die Physiologie arbeiten. Befolgt man die Schritte wie in den einzelnen Kapiteln vorgestellt, lässt die Topform mit Sicherheit nicht lange auf sich warten.

Die Peak Week

- Der Versuch, die optische Erscheinung und die Bestform durch gezielte Manipulationen der Diät weiter zu optimieren, ist nur sinnvoll, wenn der Körperfettanteil bereits vor der Peak Week auf dem Minimum ist.
- Wer eine Woche vor einem Wettkampf oder einem Fotoshooting noch nicht in der gewünschten Form ist, hat mit hoher Wahrscheinlichkeit seine Diät nicht optimal geplant. Wer dies hingegen bereits eine Woche zuvor erreicht, braucht keine großen Veränderungen mehr vorzunehmen.
- Eine Peak-Week-Anleitung erklärt also weniger, was man während der letzten Woche vor einem Wettkampf tun sollte, sondern was man vermeiden sollte, um geplant mit guter Form in den Wettkampf zu starten. Je optimaler die Form bereits in den Tagen zuvor ist, desto besser!

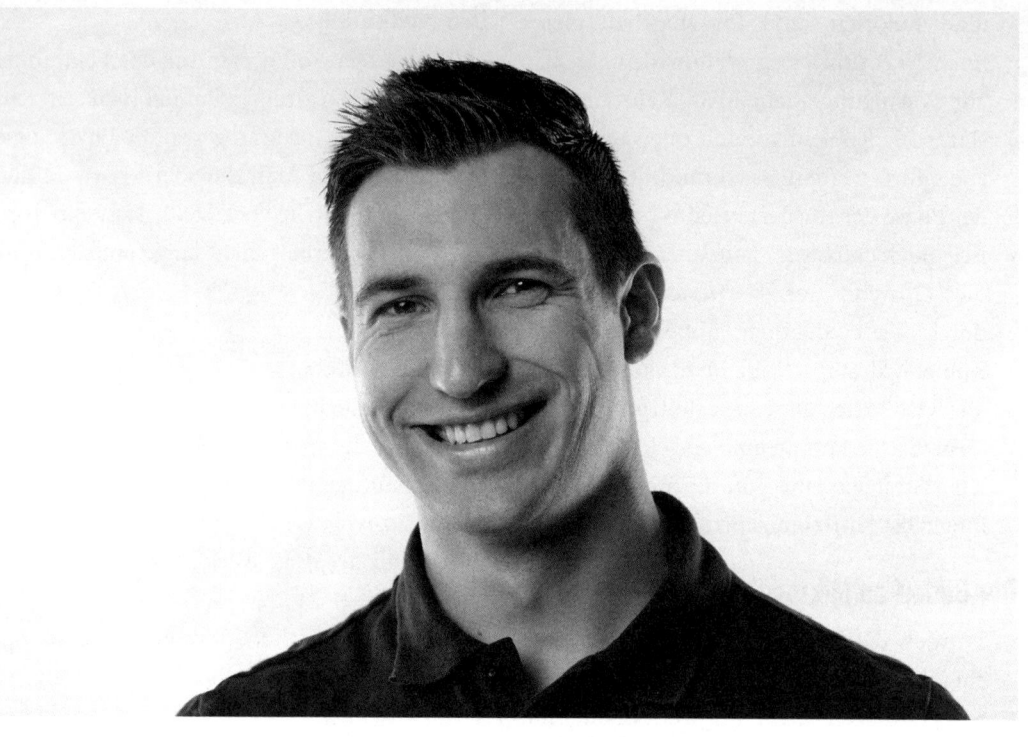

Über den Autor

Philipp Rauscher ist selbstständiger Ernährungsberater, Krafttrainer, Autor und Dozent für private Bildungseinrichtungen. Als Autor verfasste er bereits mehrere Bücher, außerdem schreibt er für *Men's Health* sowie die Fitnessplattformen Team Andro und fitnessfreaks. com und bietet Coachings über seine Homepage www.logisch-ernaehren.com an. Sein Schwerpunkt ist die Ernährungsberatung von Fitnesssportlern, aber auch die ernährungstherapeutische Betreuung von Personen mit

Krebs und Stoffwechselerkrankungen. Er betreute vom Amateursportler bis zum Handball- und Fußballbundesligisten und Olympioniken Athleten in den unterschiedlichsten Sportarten und bereitet Natural Bodybuilder auf Wettkämpfe vor. Zudem ist Rauscher im Bereich Produktentwicklung für Sportnahrungsergänzungsmittel tätig. Schon immer im Kraftsport zu Hause, erreichte er den Höhepunkt seiner sportlichen Karriere im Jahr 2009 mit dem Titel des Deutschen Meisters und des Vizeweltmeisters der World Fitness Federation (WFF) im Bodybuilding.

Quellenverzeichnis

Kapitel »Proteine und Aminosäuren«

[1] Ten Have, G. A., et al.: *Absorption kinetics of amino acids, peptides, and intact proteins.* International Journal of Sport Nutrition and Exercise Metabolism 17. Suppl (2007), S. 23–36

[2] Moore, Daniel R., et al.: *Ingested protein dose response of muscle and albumin protein synthesis after resistance exercise in young men.* The American Journal of Clinical Nutrition 89.1 (2009), S. 161–168

[3] Jungas, Robert L., Mitchell L. Halperin und John T. Brosnan: *Quantitative analysis of amino acid oxidation and related gluconeogenesis in humans.* Physiological Reviews 72.2 (1992), S. 419–448

[4] vgl. [1]

[5] National Research Council: *Recommended Dietary Allowances.* National Academy Press, 10. Auflage (1989)

[6] Brosnan, John T. und Margaret E. Brosnan: *Branched-chain amino acids: enzyme and substrate regulation.* The Journal of Nutrition 136.1 (2006), S. 207–211

[7] Benevenga, Norlin J., Mark J. Gahl und Ken P. Blemings: *Role of protein synthesis in amino acid catabolism.* The Journal of Nutrition 123.2 (1993), S. 332–336

[8] Gelfand, Robert A., et al.: *Removal of infused amino acids by splanchnic and leg tissues in humans.* American Journal of Physiology-Endocrinology and Metabolism 250.4 (1986), E 407–413

[9] Wagenmakers, Anton J.: *Protein and amino acid metabolism in human muscle.* Skeletal Muscle Metabolism in Exercise and Diabetes, Springer US (1998), S. 307–319

[10] Fern, E. B., R. N. Bielinski und Y. Schutz: *Effects of exaggerated amino acid and protein supply in man.* Experientia 47.2 (1991), S. 168–172

[11] Meguid, Michael M., et al.: *Leucine kinetics at graded leucine intakes in young men.* The American Journal of Clinical Nutrition 43.5 (1986), S. 770–780

[12] Meredith, Carol N., et al.: *Lysine kinetics at graded lysine intakes in young men.* The American Journal of Clinical Nutrition 43.5 (1986), S. 787–794

[13] Motil, Kathleen J., et al.: *Whole-body leucine and lysine metabolism: response to dietary protein intake in young men.* American Journal of Physiology-Endocrinology and Metabolism 240.6 (1981), E 712–721

[14] Lemon, Peter W.: *Is increased dietary protein necessary or beneficial for individuals with a physically active lifestyle?.* Nutrition Reviews 54.4 (1996), S. 169

[15] Millward, D. J.: *The endocrine response to dietary protein: the anabolic drive on growth.* Milk Proteins, Steinkopff (1989), S. 49–61

[16] Millward, D. J. und J. P. W. Rivers: *The need for indispensable amino acids: the concept of the anabolic drive.* Diabetes/Metabolism Reviews 5.2 (1989), S. 191–211

[17] Paddon-Jones, Douglas, et al.: *Amino acid ingestion improves muscle protein synthesis in the young and elderly.* American Journal of Physiology-Endocrinology and Metabolism 286.3 (2004), E 321–328

[18] Tipton, Kevin D., et al.: *Postexercise net protein synthesis in human muscle from orally administered amino acids.* American Journal of Physiology-Endocrinology and Metabolism 276.4 (1999), E 628–634

[19] Atherton, Philip J., et al.: *Muscle full effect after oral protein: time-dependent concordance and discordance between human muscle protein synthesis and mTORC1 signaling.* The American Journal of Clinical Nutrition 92.5 (2010), S. 1080–1088

[20] Mitchell, William Kyle, et al.: *A dose-rather than delivery profile–dependent mechanism*

regulates the "muscle-full" effect in response to oral essential amino acid intake in young men. The Journal of Nutrition 145.2 (2015), S. 207–214

[21] vgl. [19]

[22] vgl. [19]

[23] Boirie, Yves, et al.: *Slow and fast dietary proteins differently modulate postprandial protein accretion.* Proceedings of the National Academy of Sciences 94.26 (1997), S. 14930–14935

[24] Phillips, Stuart M.: *Eating the right proteins to support muscle mass with exercise.* Präsentation auf der 4. International Whey Conference (2005)

[25] Gropper, S. und J. Smith: *Advanced Nutrition and Human Metabolism.* Cengage Learning Emea, International edition of 6th revised edition (2012)

[26] Bilsborough, Shane und Neil Mann.: *A review of issues of dietary protein intake in humans.* International Journal of Sport Nutrition and Exercise Metabolism 16.2 (2006), S. 129

[27] Ferraris, Ronalda P. und Jared M. Diamond: *Specific regulation of intestinal nutrient transporters by their dietary substrates.* Annual Review of Physiology 51.1 (1989), S. 125–141

[28] https://www.dge.de/wissenschaft/referenzwerte/protein/. Stand: 20.07.2016

[29] http://www.team-andro.com/dog-gcrapp-trainingsprinzip-mit-biss.html. Stand: 20.07.2016

[30] Metabole Diät

[31] Gropper, S. und J. Smith: *Advanced Nutrition and Human Metabolism.* Cengage Learning Emea, International edition of 6th revised edition (2012)

[32] *Ernährungsmedizin: Nach dem Curriculum Ernährungsmedizin der Bundesärztekammer.* Thieme, 3., erw. Auflage (2004), S. 103

[33] https://www.ernaehrungs-umschau.de/fileadmin/Ernaehrungs-Umschau/pdfs/ pfd_2009/06_09/EU06_346_353.qxd.pdf. Stand: 01.08.2016

[34] Lambert, Charles P., Laura L. Frank und William J. Evans: *Macronutrient considerations for the sport of bodybuilding.* Sports Medicine 34.5 (2004), S. 317–327

[35] Lemon, Peter W.: *Beyond the zone: protein needs of active individuals.* Journal of the American College of Nutrition 19.5 (2000), S. 513–521

[36] Slater, Gary und Stuart M. Phillips: *Nutrition guidelines for strength sports: sprinting, weightlifting, throwing events, and bodybuilding.* Journal of Sports Sciences 29.1 (2011), S. 67–77

[37] Garthe, Ina, et al.: *Effect of two different weight-loss rates on body composition and strength and power-related performance in elite athletes.* International Journal of Sport Nutrition and Exercise Metabolism 21.2 (2011), S. 97

[38] Phillips, Stuart M.und Luc J. C. Van Loon: *Dietary protein for athletes: from requirements to optimum adaptation.* Journal of Sports Sciences 29.1 (2011), S. 29–38

[39] Mettler, Samuel, Nigel Mitchell und Kevin D. Tipton: *Increased protein intake reduces lean body mass loss during weight loss in athletes.* Medicine & Science in Sports & Exercise 42.2 (2010), S. 326–337

[40] Helms, Eric R., et al.: *A systematic review of dietary protein during caloric restriction in resistance trained lean athletes: a case for higher intakes.* International Journal of Sport Nutrition and Exercise Metabolism 24.2 (2014), S. 127–138

[41] vgl. [40]

[42] Elia, M. R. J. S., R. J. Stubbs und C. J. K. Henry: *Differences in fat, carbohydrate, and protein metabolism between lean and obese subjects undergoing total starvation.* Obesity Research 7.6 (1999), S. 597–604

[43] Butterfield, Gail E.: *Whole-body protein utilization in humans.* Medicine and Science

in Sports and Exercise 19.5 (1987): S. 157–165

[44] Mäestu, Jarek, et al.: *Anabolic and catabolic hormones and energy balance of the male bodybuilders during the preparation for the competition.* The Journal of Strength & Conditioning Research 24.4 (2010): S. 1074–1081

[45] vgl. [40]

[46] Antonio, Jose, et al.: *The effects of consuming a high protein diet (4.4 g/kg/d) on body composition in resistance-trained individuals.* Journal of the International Society of Sports Nutrition 11.1 (2014). S. 1

[47] Livesey, Geoffrey: *A perspective on food energy standards for nutrition labelling.* British Journal of Nutrition 85.03 (2001), S. 271–287

[48] Levine, James A. *Non-exercise activity thermogenesis (NEAT).* Nutrition Reviews 62.2 (2004), S. 82–97

[49] Halton, Thomas L.und Frank B. Hu: *The effects of high protein diets on thermogenesis, satiety and weight loss: a critical review.* Journal of the American College of Nutrition 23.5 (2004), S. 373–385

[50] Noakes, Manny, et al.: *Effect of an energy-restricted, high-protein, low-fat diet relative to a conventional high-carbohydrate, low-fat diet on weight loss, body composition, nutritional status, and markers of cardiovascular health in obese women.* The American Journal of Clinical Nutrition 81.6 (2005), S. 1298–1306

[51] Farnsworth, Emma, et al.: *Effect of a high-protein, energy-restricted diet on body composition, glycemic control, and lipid concentrations in overweight and obese hyperinsulinemic men and women.* The American Journal of Clinical Nutrition 78.1 (2003), S. 31–39

[52] Paddon-Jones, Douglas, et al.: *Protein, weight management, and satiety.* The American Journal of Clinical Nutrition 87.5 (2008), S. 1558–1561

[53] Hill, Andrew J.und John E. Blundell: *Macronutrients and satiety: the effects of a high-protein or high-carbohydrate meal on subjective motivation to eat and food preferences.* Nutrition and Behavior, USA (1986)

[54] Martin, William F., Lawrence E. Armstrong und Nancy R. Rodriguez: *Dietary protein intake and renal function.* Nutrition & Metabolism 2.1 (2005), S. 25

[55] Millward, D. Joe: *Optimal intakes of protein in the human diet.* Proceedings of the Nutrition Society 58.2 (1999), S. 403–413

[56] Poortmans, J. R., et al.: *Effect of short-term creatine supplementation on renal responses in men.* European Journal of Applied Physiology and Occupational Physiology 76.6 (1997), S. 566–567

[57] Antonio, Jose, et al.: *A high protein diet (3.4 g/kg/d) combined with a heavy resistance training program improves body composition in healthy trained men and women–a follow-up investigation.* Journal of the International Society of Sports Nutrition 12.1 (2015), S. 1

[58] Dawson-Hughes, Bess: *Calcium and protein in bone health.* Proceedings of the Nutrition Society 62.2 (2003), S. 505–509

[59] Bonjour, Jean-Philippe: *Dietary protein: an essential nutrient for bone health.* Journal of the American College of Nutrition 24.6 (2005), S. 526–536

[60] Massey, Linda K.: *Dietary animal and plant protein and human bone health: a whole foods approach.* The Journal of Nutrition 133.3 (2003), S. 862–865

Kapitel »Kohlenhydrate«

[1] Mergenthaler, Philipp, et al.: *Sugar for the brain: the role of glucose in physiological and pathological brain function.* Trends in Neurosciences 36.10 (2013), S. 587–597

[2] Van Amelsvoort, J. M. und Jan A. Weststrate: *Amylose-amylopectin ratio in a*

meal affects postprandial variables in male volunteers. The American Journal of Clinical Nutrition 55.3 (1992), S. 712–718

[3] Srichuwong, Sathaporn, et al.: *Starches from different botanical sources I: Contribution of amylopectin fine structure to thermal properties and enzyme digestibility.* Carbohydrate Polymers 60.4 (2005), S. 529–538

[4] Behall, Kay M., et al.: *Diets containing high amylose vs amylopectin starch: effects on metabolic variables in human subjects.* The American Journal of Clinical Nutrition 49.2 (1989), S. 337–344

[5] Brownlee, Iain A.: *The physiological roles of dietary fibre.* Food Hydrocolloids 25.2 (2011), S. 238–250

[6] Brown, Lisa, et al.: *Cholesterol-lowering effects of dietary fiber: a meta-analysis.* The American Journal of Clinical Nutrition 69.1 (1999), S. 30–42

[7] Sakata, Takashi: *Stimulatory effect of short-chain fatty acids on epithelial cell proliferation in the rat intestine: a possible explanation for trophic effects of fermentable fibre, gut microbes and luminal trophic factors.* British Journal of Nutrition 58.01 (1987), S. 95–103

[8] Kasper H.: *Ernährungsmedizin und Diätetik.* Urban & Fischer, 11. Auflage, München/Jena (2009)

[9] Schneeman, Barbara Olds: *Dietary fiber: physical and chemical properties, methods of analysis, and physiological effects.* Food Technology (1986)

[10] Lairon, D.: *Dietary fibres: effects on lipid metabolism and mechanisms of action.* European Journal of Clinical Nutrition (1996)

[11] Heyman, Melvin B.: *Lactose intolerance in infants, children, and adolescents.* Pediatrics 118.3 (2006), S. 1279–1286

[12] http://www.bgv-laktose.de/milchzucker.html. Stand: 05.08.2016

[13] Jentjens, Roy LPG, et al.: *Oxidation of combined ingestion of glucose and fructose during exercise.* Journal of Applied Physiology 96.4 (2004), S. 1277–1284

[14] Jentjens, Roy LPG, et al.: *Exogenous carbohydrate oxidation rates are elevated after combined ingestion of glucose and fructose during exercise in the heat.* Journal of Applied Physiology 100.3 (2006), S. 807–816

[15] Burke, Louise M., Gregory R. Collier und Mark Hargreaves: *Glycemic Index-A New Tool in Sport Nutrition?.* International Journal of Sport Nutrition 8 (1998), S. 401–415

[16] https://www.ernaehrungs-umschau.de/fileadmin/Ernaehrungs-Umschau/pdfs/pdf_2013/01_13/EU01_2013_M026_M038.2.pdf. Stand: 06.08.2016

[17] O'Brien, R. M., et al.: *Insulin-regulated gene expression.* Biochemical Society Transactions 29.4 (2001), S. 552–558

[18] Zorzano, A., M. Palacin und A. Guma: *Mechanisms regulating GLUT4 glucose transporter expression and glucose transport in skeletal muscle.* Acta Physiologica Scandinavica 183.1 (2005), S. 43–58

[19] *Karlsons Biochemie und Pathobiochemie.* Thieme, 15., vollst. überarb. u. neugestalt. Aufl. (2005)

[20] Holmes, B. und G. L. Dohm: *Regulation of GLUT4 gene expression during exercise.* Medicine and Science in Sports and Exercise 36.7 (2004), S. 1202–1206

[21] Ren, Jian-Ming, et al.: *Exercise induces rapid increases in GLUT4 expression, glucose transport capacity, and insulin-stimulated glycogen storage in muscle.* Journal of Biological Chemistry 269.20 (1994), S. 14396–14401

[22] Rose, Adam J. und Erik A. Richter: *Skeletal muscle glucose uptake during exercise: how is it regulated?.* Physiology 20.4 (2005), S. 260–270

[23] Kraus-Friedmann, Naomi: *Hormonal regulation of hepatic gluconeogenesis.* Physiological Reviews 64.1 (1984), S. 170–259

[24] Leveritt, Michael und Peter J. Abernethy: *Effects of Carbohydrate Restriction on Strength*

Performance. The Journal of Strength & Conditioning Research 13.1 (1999), S. 52–57

[25] Haff, G. Gregory, et al.: *Carbohydrate supplementation attenuates muscle glycogen loss during acute bouts of resistance exercise*. International Journal of Sport Nutrition and Exercise Metabolism 10.3 (2000), S. 326–339

[26] Macdougall, J. Duncan, et al.: *Muscle substrate utilization and lactate production during weightlifting*. Canadian Journal of Aapplied Physiology 24.3 (1999), S. 209–215

[27] Slater, Gary und Stuart M. Phillips: *Nutrition guidelines for strength sports: sprinting, weightlifting, throwing events, and bodybuilding*. Journal of Sports Sciences 29.1 (2011), S. 67–77

[28] Koopman, René, et al.: *Intramyocellular lipid and glycogen content are reduced following resistance exercise in untrained healthy males*. European Journal of Applied Physiology 96.5 (2006), S. 525–534

[29] A reduced ratio of dietary carbohydrate to protein improves body composition and blood lipid profiles during weight loss in adult women

[30] Halton, Thomas L. und Frank B. Hu: *The effects of high protein diets on thermogenesis, satiety and weight loss: a critical review*. Journal of the American College of Nutrition 23.5 (2004), S. 373–385

[31] Westerterp-Plantenga, Margriet S.: *Protein intake and energy balance*. Regulatory Peptides 149.1 (2008), S. 67–69

[32] Mettler, Samuel, Nigel Mitchell und Kevin D. Tipton: *Increased protein intake reduces lean body mass loss during weight loss in athletes*. Medicine & Science in Sports & Exercise 42.2 (2010), S. 326–337

[33] Pasiakos, Stefan M., et al.: *Effects of high-protein diets on fat-free mass and muscle protein synthesis following weight loss: a randomized controlled trial*. The FASEB Journal 27.9 (2013), S. 3837–3847

[34] Meckling, Kelly A., Caitriona O'Sullivan und Dayna Saari: *Comparison of a low-fat diet to a low-carbohydrate diet on weight loss, body composition, and risk factors for diabetes and cardiovascular disease in free-living, overweight men and women*. The Journal of Clinical Endocrinology & Metabolism 89.6 (2004), S. 2717–2723

[35] Horton, Tracy J., et al.: *Fat and carbohydrate overfeeding in humans: different effects on energy storage*. The American Journal of Clinical Nutrition 62.1 (1995), S. 19–29

[36] Acheson, Kevin J., et al.: *Carbohydrate metabolism and de novo lipogenesis in human obesity*. The American Journal of Clinical Nutrition 45.1 (1987), S. 78–85

[37] Acheson, K. J., et al.: *Nutritional influences on lipogenesis and thermogenesis after a carbohydrate meal*. American Journal of Physiology-Endocrinology and Metabolism 246.1 (1984), E 62–70

[38] Acheson, K. J., J. P. Flatt und E. Jequier: *Glycogen synthesis versus lipogenesis after a 500 gram carbohydrate meal in man*. Metabolism 31.12 (1982), S. 1234–1240

[39] Acheson, K. J., et al.: *Glycogen storage capacity and de novo lipogenesis during massive carbohydrate overfeeding in man*. The American Journal of Clinical Nutrition 48.2 (1988), S. 240–247

[40] Kulik, Justin R., et al.: *Supplemental carbohydrate ingestion does not improve performance of high-intensity resistance exercise*. The Journal of Strength & Conditioning Research 22.4 (2008), S. 1101–1107

[41] Thyfault, John P., et al.: *Effects of liquid carbohydrate ingestion on markers of anabolism following high-intensity resistance exercise*. The Journal of Strength & Conditioning Research 18.1 (2004), S. 174–179

[42] Børsheim, Elisabet, et al.: *Effect of carbohydrate intake on net muscle protein synthesis during recovery from resistance*

exercise. Journal of Applied Physiology 96.2 (2004), S. 674–678

[43] Howarth, Krista R., et al.: *Coingestion of protein with carbohydrate during recovery from endurance exercise stimulates skeletal muscle protein synthesis in humans.* Journal of Applied Physiology 106.4 (2009). S. 1394–1402

[44] Tipton, Kevin D., et al.: *Stimulation of net muscle protein synthesis by whey protein ingestion before and after exercise.* American Journal of Physiology-Endocrinology and Metabolism 292.1 (2007), E 71–76

[45] Miller, Sharon L., et al.: *Metabolic response to provision of mixed protein-carbohydrate supplementation during endurance exercise.* International Journal of Sport Nutrition and Exercise Metabolism 12 (2002), S. 384–397

[46] Wang, Xuemin und Christopher G. Proud: *The mTOR pathway in the control of protein synthesis.* Physiology 21.5 (2006), S. 362–369

[47] Dreyer, Hans C., et al.: *Leucine-enriched essential amino acid and carbohydrate ingestion following resistance exercise enhances mTOR signaling and protein synthesis in human muscle.* American Journal of Physiology-Endocrinology and Metabolism 294.2 (2008), E 392–400

[48] Rauch, Jacob T., et al.: *The effects of ketogenic dieting on skeletal muscle and fat mass.* Journal of the International Society of Sports Nutrition 11.1 (2014), S. 1

[49] Koch, Alexander J., et al.: *Minimal influence of carbohydrate ingestion on the immune response following acute resistance exercise.* International Journal of Sport Nutrition and Exercise Metabolism 11 (2001), S. 149–161

[50] Bishop, Nicolette C., et al.: *Pre-exercise carbohydrate status and immune responses to prolonged cycling: II. Effect on plasma cytokine concentration.* International Journal of Sport Nutrition and Exercise Metabolism 11.4 (2001), S. 503–512

[51] Bishop, Nicolette C., et al.: *Pre-exercise carbohydrate status and immune responses to prolonged cycling: I. Effect on neutrophil degranulation.* International Journal of Sport Nutrition and Exercise Metabolism 11.4 (2001), S. 490–502

[52] Nieman, David C., et al.: *Influence of carbohydrate ingestion on immune changes after 2 h of intensive resistance training.* Journal of Applied Physiology 96.4 (2004), S. 1292–1298

[53] Wilson, Jacob M., et al.: *The Effects of Ketogenic Dieting on Body Composition, Strength, Power, and Hormonal Profiles in Resistance Training Males.* The Journal of Strength & Conditioning Research (2017)

Kapitel »Fette«

[1] Siri-Tarino, Patty W., et al.: *Meta-analysis of prospective cohort studies evaluating the association of saturated fat with cardiovascular disease.* The American Journal of Clinical Nutrition, ajcn-27725 (2010)

[2] Lowery, Lonnie M.: *Dietary fat and sports nutrition: a primer.* Journal of Sports Science & Medicine 3.3 (2004), S. 106

[3] den Besten, Gijs, et al.: *The role of short-chain fatty acids in the interplay between diet, gut microbiota, and host energy metabolism.* Journal of Lipid Research 54.9 (2013), S. 2325–2340

[4] Ríos-Covián, David, et al.: *Intestinal short chain fatty acids and their link with diet and human health.* Frontiers in Microbiology 7 (2016)

[5] Kasai, Michio, et al.: *Effect of dietary medium-and long-chain triacylglycerols (MLCT) on accumulation of body fat in healthy humans.* Asia Pacific Journal of Clinical Nutrition 12.2 (2003), S. 151–160

[6] Aoyama, Tosiaki, Naohisa Nosaka und Michio Kasai: *Research on the nutritional characteristics of medium-chain fatty acids.* The Journal of Medical Investigation 54.3, 4 (2007), S. 385–388

[7] Hill, James O., et al.: *Thermogenesis in humans during overfeeding with medium-chain triglycerides.* Metabolism 38.7 (1989), S. 641–648

[8] Horowitz, Jeffrey F., et al.: *Preexercise medium-chain triglyceride ingestion does not alter muscle glycogen use during exercise.* Journal of Applied Physiology 88.1 (2000), S. 219–225

[9] Bach, Andrè C.und Virgen K. Babayan: *Medium-chain triglycerides: an update.* The American Journal of Clinical Nutrition 36.5 (1982), S. 950–962

[10] Jeukendrup, Asker E., et al.: *Effect of medium-chain triacylglycerol and carbohydrate ingestion during exercise on substrate utilization and subsequent cycling performance.* The American Journal of Clinical Nutrition 67.3 (1998), S. 397–404

[11] Heepe, F. und M. Wigand: *Lexikon Diätetische Indikationen – Spezielle Ernährungstherapie und Ernährungsprävention.* Springer Verlag, 4. Auflage, Berlin, Heidelberg, New York (2002)

[12] Hays, James H., et al.: *Effect of a high saturated fat and no-starch diet on serum lipid subfractions in patients with documented atherosclerotic cardiovascular disease.* Mayo Clinic Proceedings 78.11. Elsevier (2003)

[13] http://www.dgfett.de/material/fszus.php. Stand: 17.08.2016

[14] Volek, Jeff S., et al.: *Testosterone and cortisol in relationship to dietary nutrients and resistance exercise.* Journal of Applied Physiology 82.1 (1997), S. 49–54

[15] Bhasin, Shalender, et al.: *The effects of supraphysiologic doses of testosterone on muscle size and strength in normal men.* New England Journal of Medicine 335.1 (1996), S. 1–7

[16] Storer, Thomas W., et al.: *Testosterone dose-dependently increases maximal voluntary strength and leg power, but does not affect fatigability or specific tension.* The Journal of Clinical Endocrinology & Metabolism 88.4 (2003), S. 1478–1485

[17] Due, Anette, et al.: *Comparison of the effects on insulin resistance and glucose tolerance of 6-mo high-monounsaturated-fat, low-fat, and control diets.* The American Journal of Clinical Nutrition 87.4 (2008), S. 855–862

[18] Lovejoy, Jennifer C., et al.: *Effects of diets enriched in saturated (palmitic), monounsaturated (oleic), or trans (elaidic) fatty acids on insulin sensitivity and substrate oxidation in healthy adults.* Diabetes Care 25.8 (2002), S. 1283–1288

[19] Mozaffarian, Dariush, et al.: *Interplay between different polyunsaturated fatty acids and risk of coronary heart disease in men.* Circulation 111.2 (2005), S. 157–164

[20] Mattson, Fred H. und Scott M. Grundy: *Comparison of effects of dietary saturated, monounsaturated, and polyunsaturated fatty acids on plasma lipids and lipoproteins in man.* Journal of Lipid Research 26.2 (1985), S. 194–202

[21] vgl. [14]

[22] Fischer, Sonja und Michael Glei: *Health aspects of regular consumption of fish and omega-3-fatty acids.* Ernährungs Umschau 62.9 (2015), S. 140–151

[23] von Schacky, Clemens, et al.: *Low Omega-3 Index in 106 German elite winter endurance athletes: a pilot study.* International Journal of Sport Nutrition & Exercise Metabolism 24.5 (2014)

[24] Simopoulos, Artemis P.: *The importance of the ratio of omega-6/omega-3 essential fatty acids.* Biomedicine & Pharmacotherapy 56.8 (2002), S. 365–379

[25] Simopoulos, A. P.: *Evolutionary aspects of diet, the omega-6/omega-3 ratio and genetic variation: nutritional implications for chronic diseases.* Biomedicine & Pharmacotherapy 60.9 (2006), S. 502–507

[26] Vos, Eddie und Stephen C. Cunnane: *α-Linolenic acid, linoleic acid, coronary artery*

disease, and overall mortality. The American Journal of Clinical Nutrition 77.2 (2003), S. 521–522

[27] Pischon, Tobias, et al.: *Habitual dietary intake of n-3 and n-6 fatty acids in relation to inflammatory markers among US men and women.* Circulation 108.2 (2003), S. 155–160

[28] Simopoulos, Artemis P.: *Omega-3 fatty acids and athletics.* Current Sports Medicine Reports 6.4 (2007), S. 230–236

[29] Burdge, Graham C. und Stephen A. Wootton: *Conversion of α-linolenic acid to eicosapentaenoic, docosapentaenoic and docosahexaenoic acids in young women.* British Journal of Nutrition 88.04 (2002), S. 411–420

[30] De Lorgeril, M., et al.: *Alpha-linolenic acid in the prevention and treatment of coronary heart disease.* European Heart Journal Supplements 3.D (2001), D 26–32

[31] vgl. [14]

[32] Brouwer, Ingeborg A., Anne J. Wanders und Martijn B. Katan: *Effect of animal and industrial trans fatty acids on HDL and LDL cholesterol levels in humans–a quantitative review.* PloS ONE 5.3 (2010), e9434

[33] Mozaffarian, Dariush, et al.: *Trans fatty acids and cardiovascular disease.* New England Journal of Medicine 354.15 (2006), S. 1601–1613

[34] Slattery, Martha L., et al.: *Trans-fatty acids and colon cancer.* Nutrition and Cancer 39.2 (2001), S. 170–175

[35] de Souza, Russell J., et al.: *Intake of saturated and trans unsaturated fatty acids and risk of all cause mortality, cardiovascular disease, and type 2 diabetes: systematic review and meta-analysis of observational studies* (2015), h3978

[36] http://www.bfr.bund.de/cm/343/hoe-he-der-derzeitigen-trans-fettsaeureaufnah-me-in-deutschland-ist-gesundheitlich-unbe-denklich.pdf. Stand: 19.08.2016

[37] Hämäläinen, E., et al.: *Diet and serum sex hormones in healthy men.* Journal of Steroid Biochemistry 20.1 (1984), S. 459–464

Kapitel »Mikronährstoffe«

[1] http://deutsches-institut-mikronaehrstoff-medizin.de/mikronaehrstoffe/definition/. Stand: 28.09.2016

[2] ÖGE, SDG, DGE: *Referenzwerte für die Nährstoffzufuhr.* Umschau Buchverlag; 1. Aufl., 5. überarb. Nachdruck (2013)

[3] Maughan, Ron J.: *Role of micronutrients in sport and physical activity.* British Medical Bulletin 55.3 (1999), S. 683–690

[4] Filiberti, R.: *High-risk subjects for vitamin deficiency.* European Journal of Cancer Prevention 6.1 (1997), S. 37–42

[5] https://www.dge.de/uploads/media/DGE-Pressemeldung-aktuell-09-2012-Brauchen-wir-NEM-JS.pdf. Stand: 10.11.2017

[6] http://www.orthomolecular.org/resources/omns/v08n03.shtml. Stand: 10.11.2017

[7] Hathcock, J. N.: *Vitamins and minerals: efficacy and safety.* The American Journal of Clinical Nutrition 66.2 (1997), S. 427–437

[8] Hathcock, John N., et al.: *Evaluation of vitamin A toxicity.* The American Journal of Clinical Nutrition 52.2 (1990), S. 183–202

[9] Joshi, Devina, Jacqueline R. Center und John A. Eisman: *Vitamin D deficiency in adults.* Australian Prescriber 33.4 (2010), S. 103–106

[10] Cannell, John J., et al.: *Athletic performance and vitamin D.* Medicine & Science in Sports & Exercise 41.5 (2009), S. 1102–1110

[11] Souberbielle, Jean-Claude, et al.: *Vitamin D and musculoskeletal health, cardiovascular disease, autoimmunity and cancer: recommendations for clinical practice.* Autoimmunity Reviews 9.11 (2010), S. 709–715

[12] Knapen, Marjo HJ, Karly Hamulyák und Cees Vermeer: *The effect of vitamin K supplementation on circulating osteocalcin (bone*

Gla protein) and urinary calcium excretion. Annals of Internal Medicine 111.12 (1989), S. 1001–1005

[13] Heinonen, Olli P.und Demetrius Albanes: *The effect of vitamin E and beta carotene on the incidence of lung cancer and other cancers in male smokers.* The New England Journal of Medicine, USA (1994)

[14] Douglas, Robert M. und Harri Hemilä: *Vitamin C for preventing and treating the common cold.* PLoS Med 2.6 (2005), e168

[15] Boyera, N., I. Galey und B. A. Bernard: *Effect of vitamin C and its derivatives on collagen synthesis and cross-linking by normal human fibroblasts.* International Journal of Cosmetic Science 20.3 (1998), S. 151–158

[16] Tang, Benjamin MP, et al.: *Use of calcium or calcium in combination with vitamin D supplementation to prevent fractures and bone loss in people aged 50 years and older: a meta-analysis.* The Lancet 370.9588 (2007), S. 657–666

[17] Reid, Ian R., et al.: *Effect of calcium supplementation on bone loss in postmenopausal women.* New England Journal of Medicine 328.7 (1993), S. 460–464

[18] Kemmler, Wolfgang, et al.: *Benefits of 2 years of intense exercise on bone density, physical fitness, and blood lipids in early postmenopausal osteopenic women: results of the Erlangen Fitness Osteoporosis Prevention Study (EFOPS).* Archives of Internal Medicine 164.10 (2004), S. 1084–1091

[19] Cavanaugh, D. J. und C. E. Cann: *Brisk walking does not stop bone loss in postmenopausal women.* Bone 9.4 (1988), S. 201–204

[20] McDonald, Roger und Carl L. Keen: *Iron, zinc and magnesium nutrition and athletic performance.* Sports Medicine 5.3 (1988), S. 171–184

[21] Eby, George A. und Karen L. Eby: *Rapid recovery from major depression using magnesium treatment.* Medical Hypotheses 67.2 (2006), S. 362–370

[22] Wilborn, Colin D., et al.: *Effects of zinc magnesium aspartate (ZMA) supplementation on training adaptations and markers of anabolism and catabolism.* Journal of the International Society of Sports Nutrition 1.2 (2004), S. 12

[23] Abbasi, Behnood, et al.: *The effect of magnesium supplementation on primary insomnia in elderly: a double blind placebo-controlled clinical trial.* Journal of Research in Medical Sciences 17.12 (2012)

[24] Rude, Robert K.: *Physiology of magnesium metabolism and the important role of magnesium in potassium deficiency.* The American Journal of Cardiology 63.14 (1989), G 31–34

[25] Brilla, L. R. und V. Conte: *A novel zinc and magnesium formulation (ZMA) increases anabolic hormones and strength in athletes.* Sports Medicine, Training and Rehabilitation (in press), Abstract presented November 14 (1998)

[26] Watts, David L.: *The nutritional relationships of zinc.* Journal of Orthomolecular Medicine 3.2 (1988), S. 63–67

[27] Macknin, Michael L.: *Zinc lozenges for the common cold.* Cleveland Clinic Journal of Medicine 66.1 (1999), S. 27–32

[28] Osorio, R., et al.: *Zinc reduces collagen degradation in demineralized human dentin explants.* Journal of Dentistry 39.2 (2011), S. 148–153

[29] Kohrle, J., et al.: *Selenium, the thyroid, and the endocrine system.* Endocrine Reviews 26.7 (2005), S. 944–984

[30] Bulbulian, R., D. D. Pringle und M. S. Liddy: *Chromium Picolinate Supplementation In Male And Female Swimmers 664.* Medicine & Science in Sports & Exercise 28.5 (1996), S. 111

[31] Anderson, Richard A.: *Chromium and polyphenols from cinnamon improve insulin sensitivity.* Proceedings of the Nutrition Society 67.01 (2008), S. 48–53

Kapitel »Nährstoff-Timing und Häufigkeit der Mahlzeiten«

[1] Kerksick, Chad, et al.: *International Society of Sports Nutrition position stand: nutrient timing.* Journal of the International Society of Sports Nutrition 5.1 (2008), S. 1

[2] Ivy, John und Robert Portman. *Nutrient timing: The future of sports nutrition.* Basic Health Publications, Inc. (2004)

[3] Candow, Darren G. und Philip D. Chilibeck: *Timing of creatine or protein supplementation and resistance training in the elderly.* Applied Physiology, Nutrition, and Metabolism 33.1 (2007), S. 184–190

[4] Costill, David L., et al.: *Effects of repeated days of intensified training on muscle glycogen and swimming performance.* Medicine & Science in Sports & Exercise 20.3 (1988), S. 249–254

[5] Aulin, K. Piehl, K. Söderlund und E. Hultman: *Muscle glycogen resynthesis rate in humans after supplementation of drinks containing carbohydrates with low and high molecular masses.* European Journal of Applied Physiology 81.4 (2000), S. 346–351

[6] Nobukuni, Takahiro, et al.: *Amino acids mediate mTOR/raptor signaling through activation of class 3 phosphatidylinositol 3OH-kinase.* Proceedings of the National Academy of Sciences of the United States of America 102.40 (2005), S. 14238–14243

[7] Vander Haar, Emilie, et al.: *Insulin signalling to mTOR mediated by the Akt/PKB substrate PRAS40.* Nature Cell Biology 9.3 (2007), S. 316–323

[8] Goodman, Craig A., David L. Mayhew und Troy A. Hornberger: *Recent progress toward understanding the molecular mechanisms that regulate skeletal muscle mass.* Cellular Signalling 23.12 (2011), S. 1896–1906

[9] Wojtaszewski, Jørgen FP, et al.: *Regulation of 5' AMP-activated protein kinase activity and substrate utilization in exercising human skeletal muscle.* American Journal of Physiology-Endocrinology and Metabolism 284.4 (2003), E 813–822

[10] Robergs, Robert A., et al.: *Muscle glycogenolysis during differing intensities of weight-resistance exercise.* Journal of Applied Physiology 70.4 (1991), S. 1700–1706

[11] Rauch, Jacob T., et al.: *The effects of ketogenic dieting on skeletal muscle and fat mass.* Journal of the International Society of Sports Nutrition 11.1 (2014), S. 1

[12] Ivy, J. L.: *Glycogen resynthesis after exercise: effect of carbohydrate intake.* International Journal of Sports Medicine 19.2 (1998), S. 142–145

[13] Gelfand, Robert A. und Eugene J. Barrett: *Effect of physiologic hyperinsulinemia on skeletal muscle protein synthesis and breakdown in man.* Journal of Clinical Investigation 80.1 (1987), S. 1

[14] Greenhaff, Paul L., et al.: *Disassociation between the effects of amino acids and insulin on signaling, ubiquitin ligases, and protein turnover in human muscle.* American Journal of Physiology-Endocrinology and Metabolism 295.3 (2008), E 595–604

[15] Salehi, Albert, et al.: *The insulinogenic effect of whey protein is partially mediated by a direct effect of amino acids and GIP on β-cells.* Nutrition & Metabolism 9.1 (2012), S. 1

[16] Tipton, Kevin D., et al.: *Stimulation of net muscle protein synthesis by whey protein ingestion before and after exercise.* American Journal of Physiology-Endocrinology and Metabolism 292.1 (2007), E 71–76

[17] Power, O., A. Hallihan und P. Jakeman: *Human insulinotropic response to oral ingestion of native and hydrolysed whey protein.* Amino Acids 37.2 (2009), S. 333–339

[18] Tipton, K. D., et al.: *Nonessential amino acids are not necessary to stimulate net muscle protein synthesis in healthy volunteers.* The

Journal of Nutritional Biochemistry 10.2 (1999), S. 89–95

[19] Biolo, Gianni, et al.: *An abundant supply of amino acids enhances the metabolic effect of exercise on muscle protein.* American Journal of Physiology-Endocrinology and Metabolism 273.1 (1997), E 122–129

[20] Levenhagen, Deanna K., et al.: *Postexercise nutrient intake timing in humans is critical to recovery of leg glucose and protein homeostasis.* American Journal of Physiology-Endocrinology and Metabolism 280.6 (2001), E 982–993

[21] Rasmussen, Blake B., et al.: *An oral essential amino acid-carbohydrate supplement enhances muscle protein anabolism after resistance exercise.* Journal of Applied Physiology 88.2 (2000), S. 386–392

[22] Coffey, Vernon G., et al.: *Interaction of contractile activity and training history on mRNA abundance in skeletal muscle from trained athletes.* American Journal of Physiology-Endocrinology and Metabolism 290.5 (2006), E 849–855

[23] Timmons, James A.: *Variability in training-induced skeletal muscle adaptation.* Journal of Applied Physiology 110.3 (2011), S. 846–853

[24] Adams, Gregory R. und Marcas M. Bamman: *Characterization and regulation of mechanical loading-induced compensatory muscle hypertrophy.* Comprehensive Physiology (2012)

[25] Esmarck, B., et al.: *Timing of postexercise protein intake is important for muscle hypertrophy with resistance training in elderly humans.* The Journal of Physiology 535.1 (2001), S. 301–311

[26] Verdijk, Lex B., et al.: *Protein supplementation before and after exercise does not further augment skeletal muscle hypertrophy after resistance training in elderly men.* The American Journal of Clinical Nutrition 89.2 (2009), S. 608–616

[27] Cribb, Paul J. und Alan Hayes: *Effects of supplement-timing and resistance exercise on skeletal muscle hypertrophy.* Medicine & Science in Sports & Exercise 38.11 (2006), S. 1918–1925

[28] Damas, Felipe, et al.: *A review of resistance training-induced changes in skeletal muscle protein synthesis and their contribution to hypertrophy.* Sports Medicine 45.6 (2015), S. 801–807

[29] Aragon, Alan Albert und Brad Jon Schoenfeld: *Nutrient timing revisited: is there a post-exercise anabolic window?.* Journal of the International Society of Sports Nutrition 10.1 (2013), S 1

[30] Fabry, P., et al.: *The frequency of meals its relation to overweight, hypercholesterolaemia, and decreased glucose-tolerance.* The Lancet 284.7360 (1964), S. 614–615

[31] Ma, Yunsheng, et al.: *Association between eating patterns and obesity in a free-living US adult population.* American Journal of Epidemiology 158.1 (2003), S. 85–92

[32] Franko, D. L., et al.: *The relationship between meal frequency and body mass index in black and white adolescent girls: more is less.* International Journal of Obesity 32.1 (2008), S. 23–29

[33] Dreon, Darlene M., et al.: *Dietary fat: carbohydrate ratio and obesity in middle-aged men.* The American Journal of Clinical Nutrition 47.6 (1988), S. 995–1000

[34] Andersson, I. und S. Rössner: *Meal patterns in obese and normal weight men: the 'Gustaf' study.* European Journal of Clinical Nutrition 50.10 (1996), S. 639–646

[35] Duval, Karine, et al.: *Physical activity is a confounding factor of the relation between eating frequency and body composition.* The American Journal of Clinical Nutrition 88.5 (2008), S. 1200–1205

[36] Livingstone, M. B., et al.: *Accuracy of weighed dietary records in studies of diet and health.* BMJ 300.6726 (1990), S. 708–712

[37] Cameron, Jameason D., Marie-Josée Cyr und Eric Doucet: *Increased meal frequency does not promote greater weight loss in subjects who were prescribed an 8-week equi-energetic energy-restricted diet.* British Journal of Nutrition 103.08 (2010), S. 1098–1101

[38] Stote, Kim S., et al.: *A controlled trial of reduced meal frequency without caloric restriction in healthy, normal-weight, middle-aged adults.* The American Journal of Clinical Nutrition 85.4 (2007), S. 981–988

[39] Benardot, Dan, et al.: *Between-meal Energy Intake Effects On Body Composition, Performance And Total Caloric Consumption In Athletes: 1754 12: 15 PM-12: 30 PM.* Medicine & Science in Sports & Exercise 37.5 (2005), S. 339

[40] Iwao, S., K. Mori und Y. Sato: *Effects of meal frequency on body composition during weight control in boxers.* Scandinavian Journal of Medicine & Science in Sports 6.5 (1996), S. 265–272

[41] Tinsley, Grant M., et al.: *Time-restricted feeding in young men performing resistance training: A randomized controlled trial†.* European Journal of Sport Science (2016), S. 1–8

[42] http://flexikon.doccheck.com/de/Stoffwechsel. Stand: 12.10.2016

[43] Kinabo, J. L. und J. V. Durnin: *Effect of meal frequency on the thermic effect of food in women.* European Journal of Clinical Nutrition 44.5 (1990), S. 389–395

[44] Antonio, Jose, et al.: *The effects of consuming a high protein diet (4.4 g/kg/d) on body composition in resistance-trained individuals.* Journal of the International Society of Sports Nutrition 11.1 (2014), S. 1

[45] Tai, Mary M., Peter Castillo und F. Xavier Pi-Sunyer: *Meal size and frequency: effect on the thermic effect of food.* The American Journal of Clinical Nutrition 54.5 (1991), S: 783–787

[46] Smeets, Astrid J. und Margriet S. Westerterp-Plantenga: *Acute effects on metabolism and appetite profile of one meal difference in the lower range of meal frequency.* British Journal of Nutrition 99.06 (2008), S. 1316–1321

[47] Garrow, J. S., et al.: *The effect of meal frequency and protein concentration on the composition of the weight lost by obese subjects.* British Journal of Nutrition 45.01 (1981), S. 5–15

Kapitel »Nahrungsergänzungsmittel«

[1] Becque, M. Daniel, John D. Lochmann und Donald R. Melrose: *Effects of oral creatine supplementation on muscular strength and body compositioin.* Medicine and Science in Sports and Exercise 32.3 (2000), S. 654–658

[2] Volek, Jeff S., et al.: *Performance and muscle fiber adaptations to creatine supplementation and heavy resistance training.* Medicine and Science in Sports and Exercise 31 (1999), S. 1147–1156

[3] Persky, Adam M. und Gayle A. Brazeau: *Clinical pharmacology of the dietary supplement creatine monohydrate.* Pharmacological Reviews 53.2 (2001), S. 161–176

[4] Vandenberghe, K., et al.: *Long-term creatine intake is beneficial to muscle performance during resistance training.* Journal of Applied Physiology 83.6 (1997), S. 2055–2063

[5] Hultman, E., et al.: *Muscle creatine loading in men.* Journal of Applied Physiology 81.1 (1996), S. 232–237

[6] Kim, Hyo Jeong, et al.: *Studies on the safety of creatine supplementation.* Amino Acids 40.5 (2011), S. 1409–1418

[7] Buford, Thomas W., et al.: *International Society of Sports Nutrition position stand: creatine supplementation and exercise.* Journal of the International Society of Sports Nutrition 4.1 (2007) S. 1

[8] Spillane, Mike, et al.: *The effects of creatine ethyl ester supplementation combined with heavy resistance training on body composition, muscle performance, and serum and muscle creatine levels.* Journal of the International Society of Sports Nutrition 6.1 (2009), S. 1

[9] Jagim, Andrew R., et al.: *A buffered form of creatine does not promote greater changes in muscle creatine content, body composition, or training adaptations than creatine monohydrate.* Journal of the International Society of Sports Nutrition 9.1 (2012), S. 1

[10] Norton, Layne E. und Donald K. Layman: *Leucine regulates translation initiation of protein synthesis in skeletal muscle after exercise.* The Journal of Nutrition 136.2 (2006), S. 533–537

[11] Balage, Michèle und Dominique Dardevet: *Long-term effects of leucine supplementation on body composition.* Current Opinion in Clinical Nutrition & Metabolic Care 13.3 (2010), S. 265–270

[12] Louard, Rita J., Eugene J. Barrett und Robert A. Gelfand: *Effect of infused branched-chain amino acids on muscle and whole-body amino acid metabolism in man.* Clinical Science 79.5 (1990), S. 457–466

[13] Tipton, Kevin D., et al.: *Postexercise net protein synthesis in human muscle from orally administered amino acids.* American Journal of Physiology-Endocrinology and Metabolism 276.4 (1999), E 628–634

[14] Shimomura, Yoshiharu, et al.: *Exercise promotes BCAA catabolism: effects of BCAA supplementation on skeletal muscle during exercise.* The Journal of Nutrition 134.6 (2004), S. 1583–1587

[15] Gualano, A. B., et al.: *Branched-chain amino acids supplementation enhances exercise capacity and lipid oxidation during endurance exercise after muscle glycogen depletion.* The Journal of Sports Medicine and Physical Fitness 51.1 (2011), S. 82–88

[16] Dieter, Brad P., Brad Jon Schoenfeld und Alan A. Aragon: *The data do not seem to support a benefit to BCAA supplementation during periods of caloric restriction.* Journal of the International Society of Sports Nutrition 13.1 (2016), S. 1

[17] Stoppani, Jim, et al.: *Consuming a supplement containing branched-chain amino acids during a resistance-training program increases lean mass, muscle strength and fat loss.* Journal of the International Society of Sports Nutrition 6.1 (2009), S. 1

[18] Antonio, Jose, et al.: *The effects of high-dose glutamine ingestion on weightlifting performance.* The Journal of Strength & Conditioning Research 16.1 (2002), S. 157–160

[19] Gleeson, Michael: *Dosing and efficacy of glutamine supplementation in human exercise and sport training.* The Journal of Nutrition 138.10 (2008), S. 2045–2049

[20] Walsh, Neil P., et al.: *Glutamine, exercise and immune function.* Sports Medicine 26.3 (1998), S. 177–191

[21] Calder, P. C. und P. Yaqoob: *Glutamine and the immune system.* Amino Acids 17.3 (1999), S. 227–241

[22] Camilleri, Michael, et al.: *Intestinal barrier function in health and gastrointestinal disease.* Neurogastroenterology & Motility 24.6 (2012), S. 503–512

[23] Candow, Darren G., et al.: *Effect of glutamine supplementation combined with resistance training in young adults.* European Journal of Applied Physiology 86.2 (2001), S. 142–149

[24] Ivy, John L., et al.: *Improved cycling time-trial performance after ingestion of a caffeine energy drink.* International Journal of Sport Nutrition 19.1 (2009), S. 61

[25] Mc Naughton, Lars R., et al.: *The effects of caffeine ingestion on time trial cycling performance.* Journal of Sports Medicine and Physical Fitness 48.3 (2008), S. 320

[26] Green, J. Matthew, et al.: *Effects of caffeine on repetitions to failure and ratings of perceived*

exertion during resistance training. International Journal of Sports Physiology and Performance 2.3 (2007), S. 250

[27] Duncan, Michael J. und Samuel W. Oxford: *The effect of caffeine ingestion on mood state and bench press performance to failure.* The Journal of Strength & Conditioning Research 25.1 (2011), S. 178–185

[28] Carr, A., et al.: *Effect of caffeine supplementation on repeated sprint running performance.* Journal of Sports Medicine and Physical Fitness 48.4 (2008), S. 472

[29] Hendrix, C. Russell, et al.: *Acute effects of a caffeine-containing supplement on bench press and leg extension strength and time to exhaustion during cycle ergometry.* The Journal of Strength & Conditioning Research 24.3 (2010), S. 859–865

[30] Nawrot, Peter, et al.: *Effects of caffeine on human health.* Food Additives & Contaminants 20.1 (2003), S. 1–30

[31] Tarnopolsky, Mark A., et al.: *Physiological responses to caffeine during endurance running in habitual caffeine users.* Medicine and Science in Sports and Exercise 21.4 (1989), S. 418–424

[32] Westerterp-Plantenga, Margriet S., Manuela P. G. M. Lejeune und Eva M. R. Kovacs: *Body weight loss and weight maintenance in relation to habitual caffeine intake and green tea supplementation.* Obesity Research 13.7 (2005), S. 1195–1204

[33] Rogers, Peter J.: *Caffeine, mood and mental performance in everyday life.* Nutrition Bulletin 32.1 (2007), S. 84–89

[34] Harris, Roger C., et al.: *The absorption of orally supplied β-alanine and its effect on muscle carnosine synthesis in human vastus lateralis.* Amino Acids 30.3 (2006), S. 279–289

[35] Hobson, Ruth M., et al.: *Effects of β-alanine supplementation on exercise performance: a meta-analysis.* Amino Acids 43.1 (2012), S. 25–37

[36] Kern, Ben D. und Tracey L. Robinson: *Effects of β-alanine supplementation on performance and body composition in collegiate wrestlers and football players.* The Journal of Strength & Conditioning Research 25.7 (2011), S. 1804–1815

[37] Smith, Abbie E., et al.: *Effects of β-alanine supplementation and high-intensity interval training on endurance performance and body composition in men; a double-blind trial.* Journal of the International Society of Sports Nutrition 6.1 (2009), S. 1

[38] Walter, Ashley A., et al.: *Six weeks of high-intensity interval training with and without β-alanine supplementation for improving cardiovascular fitness in women.* The Journal of Strength & Conditioning Research 24.5 (2010), S. 1199–1207

Kapitel »Low Carb oder High Carb?«

[1] Abbott, W. G., et al.: *Short-term energy balance: relationship with protein, carbohydrate, and fat balances.* American Journal of Physiology-Endocrinology and Metabolism 255.3 (1988), E 332–337

[2] Phinney, Stephen D., et al.: *The human metabolic response to chronic ketosis without caloric restriction: preservation of submaximal exercise capability with reduced carbohydrate oxidation.* Metabolism 32.8 (1983), S. 769–776

[3] Torchon, Emmanuelle, et al.: *Fasting rapidly increases fatty acid oxidation in white adipose tissue (269.2).* The FASEB Journal 28.1 (2014)

[4] Wilson, Jacob M., et al.: *The Effects of Ketogenic Dieting on Body Composition, Strength, Power, and Hormonal Profiles in Resistance Training Males.* The Journal of Strength & Conditioning Research (2017)

[5] Layman, Donald K., et al.: *A reduced ratio of dietary carbohydrate to protein improves body composition and blood lipid profiles during*

weight loss in adult women. The Journal of Nutrition 133.2 (2003), S. 411–417

[6] Hall, Kevin D., et al.: *Energy expenditure and body composition changes after an isocaloric ketogenic diet in overweight and obese men.* The American Journal of Clinical Nutrition 104.2 (2016), S. 324–333

[7] Brüning, Jens C., et al.: *Role of brain insulin receptor in control of body weight and reproduction.* Science 289.5487 (2000), S. 2122–2125

[8] Holt, Susanne H. A., et al.: *A satiety index of common foods.* European Journal of Clinical Nutrition 49.9 (1995), S. 675–690

[9] Lissner, Lauren, et al.: *Dietary fat and the regulation of energy intake in human subjects.* The American Journal of Clinical Nutrition 46.6 (1987), S. 886–892

[10] Jönsson, Tommy, et al.: *A paleolithic diet is more satiating per calorie than a mediterranean-like diet in individuals with ischemic heart disease.* Nutrition & Metabolism 7.1 (2010), S. 85

[11] http://primal-state.de/bulletproof-coffee/. Stand: 10.06.201

[12] Paoli, Antonio, et al.: *Ketogenic diet does not affect strength performance in elite artistic gymnasts.* Journal of the International Society of Sports Nutrition 9.1 (2012), S. 34

[13] Antonio, Jose, et al.: *The effects of consuming a high protein diet (4.4 g/kg/d) on body composition in resistance-trained individuals.* Journal of the International Society of Sports Nutrition 11.1 (2014), S. 19

[14] Cianflone, Katherine, Magdalena Maslowska und Allan D. Sniderman: *Acylation stimulating protein (ASP), an adipocyte autocrine: new directions.* Seminars in Cell & Developmental Biology 10.1, Academic Press (1999)

[15] Blaxter, Kenneth: *Energy metabolism in animals and man.* CUP Archive (1989)

[16] Acheson, K. J., J. P. Flatt und E. Jequier: *Glycogen synthesis versus lipogenesis after a 500 gram carbohydrate meal in man.* Metabolism 31.12 (1982), S. 1234–1240

[17] http://www.metabolicdiet.com/dyn-nutrition-23-Getting-Started.php. Stand: 10.06.2017

[18] http://www.leangains.com/2010/04/leangains-guide.html. Stand: 10.06.2017

[19] Gesta, Stéphane, et al.: *In Vitro and in Vivo Impairment of α2-Adrenergic Receptor-Dependent Antilipolysis by Fatty Acids in Human Adipose Tissue.* Hormone and Metabolic Research 33.12 (2001), S. 701–707

Kapitel »Körperfettabbau und eingeschlafener Stoffwechsel«

[1] Dhurandhar, Emily J., et al.: *Predicting adult weight change in the real world: a systematic review and meta-analysis accounting for compensatory changes in energy intake or expenditure.* International Journal of Obesity 39.8 (2015), S. 1181–1187

[2] Leibel, Rudolph L., Michael Rosenbaum und Jules Hirsch: *Changes in energy expenditure resulting from altered body weight.* New England Journal of Medicine 332.10 (1995), S. 621–628

[3] Schwartz, Alexander, et al.: *Greater than predicted decrease in resting energy expenditure and weight loss: results from a systematic review.* Obesity 20.11 (2012), S. 2307–2310

[4] Nelson, Karl M., et al.: *Prediction of resting energy expenditure from fat-free mass and fat mass.* The American Journal of Clinical Nutrition 56.5 (1992), S. 848–856

[5] Chomentowski, Peter, et al.: *Moderate exercise attenuates the loss of skeletal muscle mass that occurs with intentional caloric restriction-induced weight loss in older, overweight to obese adults.* The Journals of Gerontology Series A: Biological Sciences and Medical Sciences 64.5 (2009), S. 575–580

[6] Carbone, John W., James P. McClung und Stefan M. Pasiakos: *Skeletal muscle responses*

to negative energy balance: effects of dietary protein. Advances in Nutrition: An International Review Journal 3.2 (2012), S. 119–126

[7] Bickel, C. Scott, James M. Cross und Marcas M. Bamman: Exercise dosing to retain resistance training adaptations in young and older adults. Medicine and Science in Sports and Exercise 43.7 (2011), S. 1177–1187

[8] Pasiakos, Stefan M., et al.: Effects of high-protein diets on fat-free mass and muscle protein synthesis following weight loss: a randomized controlled trial. The FASEB Journal 27.9 (2013), S. 3837–3847

[9] Rosenbaum, Michael, et al.: Long-term persistence of adaptive thermogenesis in subjects who have maintained a reduced body weight. The American Journal of Clinical Nutrition 88.4 (2008), S. 906–912

[10] Müller, Manfred James, et al.: Metabolic adaptation to caloric restriction and subsequent refeeding: the Minnesota Starvation Experiment revisited. The American Journal of Clinical Nutrition 102.4 (2015), S. 807–819

[11] Pontzer, Herman, et al.: Constrained total energy expenditure and metabolic adaptation to physical activity in adult humans. Current Biology 26.3 (2016), S. 410–417

[12] Foster, Gary D., et al.: The energy cost of walking before and after significant weight loss. Medicine and Science in Sports and Exercise 27.6 (1995), S. 888–894

[13] Doucet, Eric, et al.: Greater than predicted decrease in energy expenditure during exercise after body weight loss in obese men. Clinical Science 105.1 (2003), S. 89–96

[14] Redman, Leanne M., et al.: Metabolic and behavioral compensations in response to caloric restriction: implications for the maintenance of weight loss. PLoS ONE 4.2 (2009), e4377

[15] Del Corral, Pedro, et al.: Effect of dietary adherence with or without exercise on weight loss: a mechanistic approach to a global problem. The Journal of Clinical Endocrinology & Metabolism 94.5 (2009), S. 1602–1607

[16] Racette, Susan B., et al.: Exercise enhances dietary compliance during moderate energy restriction in obese women. The American Journal of Clinical Nutrition 62.2 (1995), S. 345–349

[17] Nackers, Lisa M., Kathryn M. Ross und Michael G. Perri: The association between rate of initial weight loss and long-term success in obesity treatment: does slow and steady win the race?. International Journal of Behavioral Medicine 17.3 (2010), S. 161–167

[18] Doucet, Eric, et al.: Evidence for the existence of adaptive thermogenesis during weight loss. British Journal of Nutrition 85.06 (2001), S. 715–723

[19] Gilbert, Jo-Anne, et al.: Relationship between diet-induced changes in body fat and appetite sensations in women. Appetite 52.3 (2009), S. 809–812

[20] Cameron, Jameason D., et al.: The effects of prolonged caloric restriction leading to weight-loss on food hedonics and reinforcement. Physiology & Behavior 94.3 (2008), S. 474–480

[21] Fairburn, Christopher G. und Paul J. Harrison: Eating disorders. The Lancet 361.9355 (2003), S. 407–416

[22] Levin, F., et al.: Ghrelin stimulates gastric emptying and hunger in normal-weight humans. The Journal of Clinical Endocrinology & Metabolism 91.9 (2006), S. 3296–3302

[23] Mars, Monica, et al.: Fasting leptin and appetite responses induced by a 4-day 65%-energy-restricted diet. International Journal of Obesity 30.1 (2006), S. 122–128

[24] Rosenbaum, Michael, et al.: Low dose leptin administration reverses effects of sustained weight-reduction on energy expenditure and circulating concentrations of thyroid hormones. The Journal of Clinical Endocrinology & Metabolism 87.5 (2002), S. 2391–2391

[25] Scarpace, P. J., et al.: Leptin increases uncoupling protein expression and energy expenditure. American Journal of Physiology-En-

docrinology and Metabolism 273.1 (1997), E 226–230

[26] Wang, Jiali, et al.: *Overfeeding rapidly induces leptin and insulin resistance.*" Diabetes 50.12 (2001), S. 2786–2791

[27] Gjedsted, Jakob, et al.: *Effects of a 3-day fast on regional lipid and glucose metabolism in human skeletal muscle and adipose tissue.* Acta Physiologica 191.3 (2007), S. 205–216

[28] Kolaczynski, Jerzy W., et al.: *Response of leptin to short-term and prolonged overfeeding in humans.* The Journal of Clinical Endocrinology & Metabolism 81.11 (1996), S. 4162–4165

[29] Levy, James R. und Wayne Stevens: *The effects of insulin, glucose, and pyruvate on the kinetics of leptin secretion.* Endocrinology 142.8 (2001), S. 3558–3562

[30] Hackney, Anthony C., et al.: *Relationship between caloric intake, body composition, and physical activity to leptin, thyroid hormones, and cortisol in adolescents.* The Japanese Journal of Physiology 53.6 (2003), S. 475–479

Kapitel »Feintuning für die Peak Week«

[1] http://www.anaesthesiamcq.com/FluidBook/fl2_1.php. Stand: 09.06.2017

[2] Epstein, Murray: *Renal effects of head-out water immersion in man: implications for an understanding of volume homeostasis.* Physiological Reviews 58.3 (1978), S. 529–581

[3] Olsson, Karl-Erik und Bengt Saltin: *Variation in total body water with muscle glycogen changes in man.* Acta Physiologica 80.1 (1970), S. 11–18

[4] Sacks, Frank M., et al.: *Effects on blood pressure of reduced dietary sodium and the Dietary Approaches to Stop Hypertension (DASH) diet.* New England Journal of Medicine 344.1 (2001), S. 3–10

[5] Rogacz, Suzanne, Gordon H. Williams und Norman K. Hollenberg: *Time course of enhanced adrenal responsiveness to angiotensin on a low salt diet.* Hypertension 15.4 (1990), S. 376–380

[6] Laragh, John H. und Jean E. Sealey: *Renin–angiotensin–aldosterone system and the renal regulation of sodium, potassium, and blood pressure homeostasis.* Comprehensive Physiology (1992)

[7] Dyer, Jane, Patrick J. Barker und Soraya P. Shirazi-Beechey: *Nutrient regulation of the intestinal Na+/glucose co-transporter (SGLT1) gene expression.* Biochemical and Biophysical Research Communications 230.3 (1997), S. 624–629

[8] Sherman, W. M., et al.: *Effect of exercise-diet manipulation on muscle glycogen and its subsequent utilization during performance.* International Journal of Sports Medicine 2.02 (1981), S. 114–118

[9] Cartee, Gregory D., et al.: *Prolonged increase in insulin-stimulated glucose transport in muscle after exercise.* American Journal of Physiology-Endocrinology and Metabolism 256.4 (1989), E 494–499

[10] Acheson, K. J., et al.: *Glycogen storage capacity and de novo lipogenesis during massive carbohydrate overfeeding in man.* The American Journal of Clinical Nutrition 48.2 (1988), S. 240–247

[11] Nelson, Arnold G., et al.: *Muscle glycogen supercompensation is enhanced by prior creatine supplementation.* Medicine and Science in Sports and Exercise 33.7 (2001), S. 1096–1100

[12] Powers, Michael E., et al.: *Creatine supplementation increases total body water without altering fluid distribution.* Journal of Athletic Training 38.1 (2003), S. 44

[13] https://www.bodybuilding.com/fun/drjoe12.htm. Stand: 09.06.2017

[14] Conlee, Robert K., Russell M. Lawler und Patrick E. Ross: *Effects of glucose or fruc-*

tose feeding on glycogen repletion in muscle and liver after exercise or fasting. Annals of Nutrition and Metabolism 31.2 (1987), S. 126–132

[15] MacDougall, J. D., G. R. Ward und J. R. Sutton: *Muscle glycogen repletion after high-intensity intermittent exercise.* Journal of Applied Physiology 42.2 (1977), S. 129–132

[16] Piehl Aulin, Karin, K. Söderlund und E. Hultman: *Muscle glycogen resynthesis rate in humans after supplementation of drinks containing carbohydrates with low and high molecular masses.* European Journal of Applied Physiology 81.4 (2000), S. 346–351

[17] Jentjens, Roy LPG, et al.: *Addition of protein and amino acids to carbohydrates does not enhance postexercise muscle glycogen synthesis.* Journal of Applied Physiology 91.2 (2001), S. 839–846

Sachregister

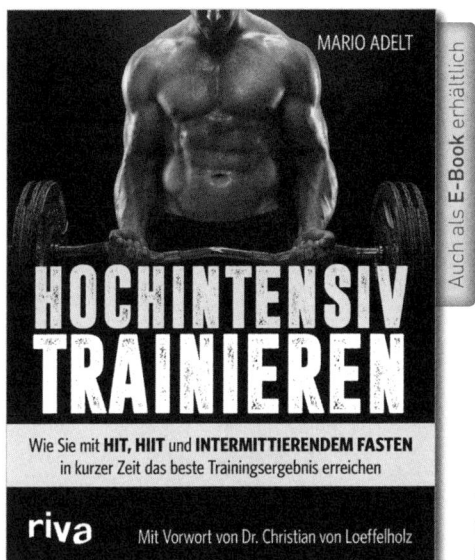

160 Seiten
19,99 € (D) | 20,60 € (A)
ISBN 978-3-7423-0262-5

Mario Adelt

Hochintensiv trainieren

Wie Sie mit HIT, HIIT und
intermittierendem Fasten
in kurzer Zeit das beste
Trainingsergebnis erreichen

Wozu mehrmals pro Woche stundenlang im Studio Krafttraining machen, wenn zwei Einheiten à 20 Minuten mit der HIT-Methode die gleichen oder sogar bessere Ergebnisse bringen? HIT steht für High-Intensity-Training und stellt die Regeln der alten Trainingslehre auf den Kopf. Während früher nach dem Motto »Mehr ist besser« trainiert wurde, gilt bei HIT: »Härter ist besser.« In diesem Buch beweist der Autor, wie mit HIT und HIIT, dem hochintensiven Intervalltraining zur Verbesserung der Ausdauer, am effizientesten Muskeln auf- und Fett abgebaut werden. Er zeigt geeignete Übungen mit dem eigenen Körpergewicht, mit Hanteln und an Maschinen, wie die häufigsten Fehler vermieden werden können und stellt unterschiedliche Intensitätstechniken sowie eine optimale Programmgestaltung vor. Zudem beantwortet er alle wichtigen Fragen zur Ernährung rund um HIT, etwa zur bestmöglichen Nahrungszusammensetzung, zur Sinnhaftigkeit von Nahrungsergänzungsmitteln oder zu den Auswirkungen von intermittierendem Fasten auf das Trainingsergebnis.

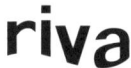

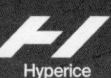 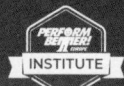   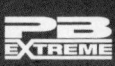 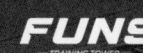 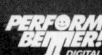
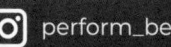